全国中国特色社会主义政治经济学研究中心（福建师范大学）学者文库

主编 李建平

基本医疗卫生服务均等化：
减贫效应及其实现路径研究

EQUALIZATION OF BASIC MEDICAL
AND HEALTH SERVICES:
A STUDY ON POVERTY REDUCTION EFFECT
AND REALIZATION PATH

邹文杰 ◎ 著

中国财经出版传媒集团

经济科学出版社
Economic Science Press

图书在版编目（CIP）数据

基本医疗卫生服务均等化：减贫效应及其实现路径研究/
邹文杰著 . —北京：经济科学出版社，2020.11
（全国中国特色社会主义政治经济学研究中心（福建
师范大学）学者文库）
ISBN 978 - 7 - 5218 - 2032 - 4

Ⅰ.①基…　Ⅱ.①邹…　Ⅲ.①医疗卫生服务 - 研究 -
中国　Ⅳ.①R199.2

中国版本图书馆 CIP 数据核字（2020）第 215202 号

责任编辑：孙丽丽　纪小小
责任校对：王肖楠
责任印制：范　艳　张佳裕

基本医疗卫生服务均等化：减贫效应及其实现路径研究

邹文杰　著

经济科学出版社出版、发行　新华书店经销
社址：北京市海淀区阜成路甲 28 号　邮编：100142
总编部电话：010 - 88191217　发行部电话：010 - 88191522
网址：www. esp. com. cn
电子邮箱：esp@ esp. com. cn
天猫网店：经济科学出版社旗舰店
网址：http://jjkxcbs. tmall. com
北京季蜂印刷有限公司印装
710×1000　16 开　17.75 印张　330000 字
2021 年 3 月第 1 版　2021 年 3 月第 1 次印刷
ISBN 978 - 7 - 5218 - 2032 - 4　定价：76.00 元
（图书出现印装问题，本社负责调换。电话：010 - 88191510）
（版权所有　侵权必究　打击盗版　举报热线：010 - 88191661
QQ：2242791300　营销中心电话：010 - 88191537
电子邮箱：dbts@ esp. com. cn）

总　序[*]

在 2017 年春暖花开之际，从北京传来喜讯，中共中央宣传部批准福建师范大学经济学院为重点支持建设的全国中国特色社会主义政治经济学研究中心。中心的主要任务是组织相关专家学者，坚持以马克思主义政治经济学基本原理为指导，深入分析中国经济和世界经济面临的新情况和新问题，深刻总结改革开放以来中国发展社会主义市场经济的实践经验，研究经济建设实践中所面临的重大理论和现实问题，为推动构建中国特色社会主义政治经济学理论体系提供学理基础，培养研究力量，为中央决策提供参考，更好地服务于经济社会发展大局。于是，全国中国特色社会主义政治经济学研究中心（福建师范大学）学者文库也就应运而生了。

中国特色社会主义政治经济学这一概念是习近平总书记在 2015 年 12 月 21 日中央经济工作会议上第一次提出的，随即传遍神州大地。恩格斯曾指出："一门科学提出的每一种新见解都包含这门科学的术语的革命。"① 中国特色社会主义政治经济学的产生标志着马克思主义政治经济学的发展进入了一个新阶段。我曾把马克思主义政治经济学150 多年发展所经历的三个阶段分别称为 1.0 版、2.0 版和 3.0 版。1.0 版是马克思主义政治经济学的原生形态，是马克思在批判英国古典政治经济学的基础上创立的科学的政治经济学理论体系；2.0 版是马克思主义政治经济学的次生形态，是列宁、斯大林等人对 1.0 版的

＊ 总序作者：李建平，福建师范大学原校长、全国中国特色社会主义政治经济学研究中心（福建师范大学）主任。

① 马克思. 资本论（第 1 卷）［M］. 北京：人民出版社，2004：32.

坚持和发展；3.0 版的马克思主义政治经济学是当代中国马克思主义政治经济学，它发端于中华人民共和国成立后的 20 世纪 50 ~ 70 年代，形成于 1978 年党的十一届三中全会后开始的 40 年波澜壮阔的改革开放过程，特别是党的十八大后迈向新时代的雄伟进程。正如习近平所指出的："当代中国的伟大社会变革，不是简单套用马克思主义经典作家设想的模板，不是其他国家社会主义实践的再版，也不是国外现代化发展的翻版，不可能找到现成的教科书。"① 我国的马克思主义政治经济学"应该以我们正在做的事情为中心，从我国改革发展的实践中挖掘新材料、发现新问题、提出新观点、构建新理论。"② 中国特色社会主义政治经济学就是具有鲜明特色的当代中国马克思主义政治经济学。

中国特色社会主义政治经济学究竟包含哪些主要内容？近年来学术理论界进行了深入的研究，但看法并不完全一致。大体来说，包括以下 12 个方面：新中国完成社会主义革命、确定社会主义基本经济制度、推进社会主义经济建设的理论；社会主义初级阶段理论；社会主义本质理论；社会主义初级阶段基本经济制度理论；社会主义初级阶段分配制度理论；经济体制改革理论；社会主义市场经济理论；使市场在资源配置中起决定性作用和更好发挥政府作用的理论；新发展理念的理论；社会主义对外开放理论；经济全球化和人类命运共同体理论；坚持以人民为中心的根本立场和加强共产党对经济工作的集中统一领导的理论。对以上各种理论的探讨，将是本文库的主要任务。但是应该看到，中国特色社会主义政治经济学和其他事物一样，有一个产生和发展过程。所以，对中华人民共和国成立七十年来的经济发展史和马克思主义经济思想史的研究，也是本文库所关注的。从 2011 年开始，当代中国马克思主义经济学家的经济思想研究进入了我们的视野，宋涛、刘国光、卫兴华、张薰华、陈征、吴宣恭等老一辈经济学家，他们有坚定的信仰、不懈的追求、深厚的造诣、丰硕的研究成果，为中国特色社会主义政治经济学做出了不可磨灭的

---

① 李建平. 构建中国特色社会主义政治经济学的三个重要理论问题 [N]. 福建日报（理论周刊）. 2017 - 01 - 17.

② 习近平. 在哲学社会科学工作座谈会上的讲话 [M]. 北京：人民出版社，2016：21 - 22.

贡献，他们的经济思想也是当代和留给后人的一份宝贵的精神财富，应予阐释发扬。

　　全国中国特色社会主义政治经济学研究中心（福建师范大学）的成长过程几乎和改革开放同步，经历了 40 年的风雨征程：福建师范大学政教系 1979 年开始招收第一批政治经济学研究生，标志着学科建设的正式起航。以后相继获得：政治经济学硕士学位授权点（1985 年）、政治经济学博士学位授权点（1993 年），政治经济学成为福建省"211 工程"重点建设学科（1995 年）、国家经济学人才培养基地（1998 年，全国仅 13 所高校）、理论经济学博士后科研流动站（1999 年）、经济思想史博士学位授权点（2003 年）、理论经济学一级学科博士学位授权点（2005 年）、全国中国特色社会主义政治经济学研究中心（2017 年，全国仅七个中心）。在这期间，1994 年政教系更名为经济法律学院，2003 年经济法律学院一分为三，经济学院是其中之一。40 载的沐雨栉风、筚路蓝缕，福建师范大学理论经济学经过几代人的艰苦拼搏，终于从无到有、从小到大、从弱到强，成为一个屹立东南、在全国有较大影响的学科，成就了一段传奇。人们试图破解其中成功的奥秘，也许能总结出许多条，但最关键的因素是，在 40 年的漫长岁月变迁中，我们不忘初心，始终如一地坚持马克思主义的正确方向，真正做到了咬定青山不放松，任尔东西南北风。因为我们深知，"在我国，不坚持以马克思主义为指导，哲学社会科学就会失去灵魂、迷失方向，最终也不能发挥应有作用。"① 在这里，我们要特别感谢中国人民大学经济学院等国内同行的长期关爱和大力支持！因此，必须旗帜鲜明地坚持以马克思主义为指导，使文库成为学习、研究、宣传、应用中国特色社会主义政治经济学的一个重要阵地，这就是文库的"灵魂"和"方向"，宗旨和依归！

　　是为序。

李建平
2019 年 3 月 11 日

---

① 习近平. 在哲学社会科学工作座谈会上的讲话［M］. 北京：人民出版社，2016：9.

前　言

　　基本公共服务均等化是保障公民基本权利和改善民生的基本手段，是实现脱贫攻坚和全面建成小康社会的必然要求。推进我国基本公共服务均等化，确保贫困群体均等地享受基本公共服务，是实现脱贫攻坚和全面建成小康社会目标的必由之路。当前，基本医疗卫生服务是我国基本公共服务领域中的"短板"，医药卫生事业发展水平与人民群众健康需求及经济社会协调发展不相适应的矛盾还比较突出，医疗卫生资源配置不合理，基本医疗卫生服务区域差异、城乡差异显著，"看病难，看病贵"的问题还没有得到有效的解决。因此，探讨如何提升基本医疗卫生服务水平，实现基本医疗卫生服务均等化，确保全体居民都能享受基本医疗卫生服务，有效发挥基本医疗卫生服务的减贫效应，不仅具有重要的理论意义，而且具有极强的实践意义。

　　本书应用政治经济学、公共经济学、福利经济学、计量经济学等基本理论和研究工具，围绕基本医疗卫生服务均等化"是什么""如何安排""现状怎样""有何功能""有何经验""如何实现""如何保障"的基本思路展开研究。主要内容和重要观点包括：（1）系统剖析我国现阶段基本医疗卫生服务不均等的制度因素。在梳理我国基本医疗卫生供给制度变迁的基础上，从定性和定量两个层面评价我国现行基本医疗卫生制度框架，提出我国基本医疗卫生制度不合理是造成我国基本医疗卫生服务城乡差异和区域差异的主要原因，而区域经济发展不均衡、城乡二元结构体制、公共财政制度不健全是我国基本医疗卫生服务非均衡发展的制度性障碍。（2）提出基本医疗卫生服务具有空间溢出效应。结合基本医疗卫生服务的特征，提出基本医疗卫生服务在地理空间上具有依赖性与溢出效应。通过规范和实证相结合的分析方法，验证了一个地区的基本医疗卫生服务会影响其相邻地区，城镇化水平、人口聚集度等因素是决定基本医疗卫生服务溢出空间距离和程度的主要因素。（3）揭示基本医疗卫生服务均等化减贫效应及其门槛特征。系统阐述基本医疗卫生服务具有医疗负担减轻效应和人力资本累积效应，揭示基本医疗卫生服务的减贫机理。应用空间计量模型，检验基本医疗卫生服务均等化的减贫效应及其门槛特征，发现公共卫生支出强度、政府转移支付力度、人口聚集度是影响基本医疗卫生服务均等化减贫效应的主要因素。（4）系统阐述基本医疗卫生服务均等化的实现路径。在总结发达国家基本医疗卫生服务均等化供给模式的基础上，归纳实现基本医疗卫生服务均等化的一般规律，从供给价值导向、供给主体、供给体系及供给机制四个维度阐述基本医疗卫生服务均等化的实现路径。

随着经济社会的发展，人民群众对基本医疗卫生服务均等化的要求不断提高。我国脱贫攻坚战取得了全面胜利，如何实现基本医疗卫生服务均等化，尤其是避免"因病致贫"和"因病返贫"；针对新冠肺炎疫情暴露出的短板和不足，如何合理地供给与配置医疗资源，推进公共卫生服务与医疗服务高效协同，提升应对重大疫情能力。这些现实问题呼吁更多的学者研究关注基本医疗卫生服务均等化，不断丰富基本医疗卫生服务理论库。

目录
CONTENTS

导　　论

第一节　研究背景

随着我国经济社会的持续发展，人们对公共服务的诉求日益增强。党和政府十分关注和重视民生问题，积极推进公共服务型政府建设，不断加强公共服务的供给力度。从中共十六届五中全会提出公共服务均等化概念以来，党的历次重要会议均明确提出要实现基本公共服务均等化。中共十六届六中全会明确要完善公共财政制度，逐步实现基本公共服务均等化；党的十七大报告提出缩小区域发展差距，必须注重实现基本公共服务均等化；党的十八大报告制定了我国基本公共服务均等化的时间表，提出到2020年实现基本公共服务均等化；十九大报告认为，实现基本公共服务均等化是基本实现社会主义现代化的目标之一，应该进一步完善我国的公共服务体系。

基本公共服务均等化是保障公民基本权利和改善民生的基本手段，是实现脱贫攻坚和全面建成小康社会的必然要求。推进我国基本公共服务均等化，确保贫困群体均等地享受基本公共服务，是实现脱贫攻坚和全面建成小康社会目标的必由之路。随着我国经济社会的不断发展，政府对公共服务的投入持续加大，教育、卫生、文化等公共服务设施不断改善，国家基本公共服务覆盖范围也不断扩大。但是，目前我国基本公共服务供给与人民群体对公共服务需求之间的矛盾依然突出，基本公共服务供给的数量和质量与我国既定的"全覆盖""均等化"公共服务建设目标还存在一定的差距。

马克思曾经说过，"健康是人的第一权利，是人类生存的第一个前提，也就是一切历史的第一个前提"①。为社会成员提供基本医疗卫生服务，确保民众在健康水平上的公平是政府应尽职责。当前，基本医疗卫生服务是我国基本公共服务领域中的"短板"，区域差异、城乡差异显著，"看病难，看病贵"的问题还没有得到有效解决，"因病致贫"和"因病返贫"的现象依然普遍存在。因此，探讨如何提升基本医疗卫生服务水平，实现基本医疗卫生服务均等化，确保全体居民都能享受基本医疗卫生服务，有效发挥基本医疗卫生服务的减贫效应，不仅具有重要的理论意义，而且具有极强的实践意义。

第二节　研究意义

一、理论价值

目前，我国理论界对基本公共服务均等化展开了广泛的研究，积累了大量的文献，但基本上都是以一般性公共服务为研究对象，对于公共服务的具体领域，研究相对薄弱，尤其是对基本医疗卫生服务均等化领域研究还不系统全面，从而导致我国基本医疗卫生服务均等化实践缺少必要的理论支撑。本书在界定基本医疗卫生服务均等化内涵的基础上，全面梳理我国基本医疗卫生服务供给的制度变迁及基本医疗卫生制度体系，结合现阶段基本医疗卫生制度运行中存在的问题，剖析我国基本医疗卫生供给的制度障碍，客观评价我国基本医疗卫生服务的公平性及均等化水平，阐明基本医疗卫生服务的减贫效应，并总结相关国家经验和国内典型地区的实践探索，探讨实现基本医疗卫生服务均等化的路径和制度保障，对我国建设新型基本医疗卫生服务体系、推动经济持续健康发展具有重要的理论意义。

二、实践意义

我国高度重视基本医疗卫生事业，近年来，政府对医疗卫生事业的财政支出稳步提升，基本医疗保障制度覆盖人口逐步扩大，人民健康状况持续改善。但总体而言，人民群众不断增长的健康需求和我国基本医疗卫生服务供给不平衡、不

---

① 马克思恩格斯选集：第 1 卷 ［M］. 北京：人民出版社，1972：30.

充分的矛盾还比较突出，医疗卫生资源配置不合理，保障水平较低，尤其是基本医疗卫生服务非均等化现象还客观存在。有效解决基本医疗卫生服务城乡差距和区域差距问题，避免"因病致贫"和"因病返贫"，是摆在我们面前的一项重要任务。本书全面系统地探讨我国基本医疗卫生服务均等化的减贫效应及实现路径问题，对我国基本医疗卫生服务均等化实践具有重要的指导意义。

第三节　研究方法、研究内容和技术路线

一、研究思路

本书围绕回答基本医疗卫生服务均等化"是什么""如何安排""现状怎样""有何功能""有何借鉴经验""如何实现""如何保障"的基本思路展开研究，力求全面系统地剖析基本医疗卫生服务区域差异和城乡差异的制度原因，探讨实现我国基本医疗卫生服务均等化的实现路径。

二、研究方法

1. 制度分析法

本书从制度经济学基本原理出发，提出制度安排对基本医疗卫生服务均等化的决定性作用，应用基本医疗卫生服务均等化的制度分析研究框架，考察新中国成立以来我国基本医疗卫生服务供给的制度变迁，进而从历史和现实两个视角，全面分析我国基本医疗卫生服务非均等的制度因素，剖析我国基本医疗卫生服务均等化的制度障碍，最后从制度优化层面对实现基本医疗卫生服务均等化提出建议。

2. 规范分析法

本书以规范定性研究为主，界定基本医疗卫生服务均等化等概念，逻辑推理基本医疗卫生服务均等化的减贫效应，运用历史分析法考察我国基本医疗卫生服务体制的变迁进程，比较分析法总结发达国家基本医疗卫生服务均等化的经验，定性阐述基本医疗卫生服务均等化的实现路径和制度保障。

3. 实证分析法

本书借助相关统计年鉴，对我国基本医疗卫生服务供给城乡差异和区域差异进行分析，对我国基本医疗卫生服务公平性进行评价，构建面板数据模型和空间计量经济模型，对我国基本医疗卫生服务均等化水平、影响因素、门槛特征、减贫效应等分别进行定量分析。

三、主要研究内容

导论：主要阐明本书的研究背景和意义，介绍本书的研究思路、研究内容与研究方法以及技术路线，指出主要创新点和不足之处，提出研究展望。

第一章：国内外研究评述。从基本医疗卫生服务、公共服务均等化、减贫扶贫等角度梳理评述国内外相关研究文献。

第二章：相关概念辨析和理论基础。界定公共服务、基本医疗卫生服务、基本医疗卫生服务均等化等核心概念，从马克思主义、公共经济理论、福利经济理论、公平正义理论等追溯基本医疗卫生服务均等化的理论依据，为后续研究奠定理论基础。

第三章：我国基本医疗卫生服务供给制度评析。将我国基本医疗卫生服务制度划分为艰难起步、改革摸索、改革发展和提升完善四个阶段，分析我国基本医疗卫生服务制度的变迁轨迹；阐述当前我国公共卫生服务、基本医疗卫生服务、基本药品供应保障和基本医疗保险等制度安排；剖析我国基本医疗卫生服务制度的运行效果，从区域经济发展不均衡、城乡体制性约束、公共财政制度不健全等视角揭示我国基本医疗卫生服务非均等化的制度性因素；结合相关统计数据，从区域和城乡两个层面分析我国基本医疗卫生服务供给水平差异和供给效率差异，并从基本医疗卫生筹资、资源配置、服务利用和服务结果等视角评价我国基本医疗卫生服务公平性，揭示现阶段我国基本医疗卫生服务非均衡发展特征。

第四章：我国基本医疗卫生服务均等化评价。结合基本医疗卫生服务的特点，选取离散指数法测算2003～2018年我国基本医疗卫生服务均等化水平；构建空间计量模型分析公共卫生支出强度、政府转移支付力度、人口聚集度等因素对基本医疗卫生服务均等化的影响程度；检验公共卫生支出强度、人口聚集度对基本医疗卫生服务均等化影响的门槛特征；运用 Geweke 因果关系分解检验我国城镇化与基本医疗卫生服务均等化之间的因果关系，探讨城镇化与基本医疗卫生服务均等化两者间的内在联系。

第五章：基本医疗卫生服务均等化的减贫效应。从逻辑上阐明基本医疗卫生服务具有医疗负担减轻效应和人力资本累积效应，揭示基本医疗卫生服务的减贫机理；应用空间计量模型，借助我国省际面板数据，考察基本医疗卫生服务水平与贫困率之间的相关性，检验基本医疗卫生服务的减贫效应；构建面板平滑转换模型，考察城镇化水平、老龄化程度等因素对基本医疗卫生服务减贫效应的影响。

第六章：基本医疗卫生服务均等化的经验借鉴。梳理美国、日本、英国、德国等发达国家，以及俄罗斯、印度、巴西等金砖国家的基本医疗卫生服务实践，归纳总结基本医疗卫生服务均等化的一般规律；结合我国陕西神木、福建三明等地基本医疗卫生服务均等化探索，总结典型地区基本医疗卫生服务均等化的经验。

第七章：我国基本医疗卫生服务均等化的实现路径。结合我国当前经济社会发展水平和基本医疗卫生服务均等化的基本规律，阐述实现基本医疗卫生服务均等化的路径：坚持均等化的价值导向，确保基本医疗卫生服务供给公平；构建政府主导的多元化供给机制，提升基本医疗卫生服务供给质量；健全基本医疗卫生服务体系，提升医疗卫生资源可及性；优化"三医联动"机制，提高供给制度运行效率。

第八章：实现基本医疗卫生服务均等化的制度保障。要实现基本医疗卫生服务供给公平，有效提升基本医疗卫生服务供给质量，提升基本医疗卫生资源可及性以及提高供给制度运行效率，必须要有相应的制度保障。提出完善公共卫生防疫体系、健全基本医疗卫生服务均等化评估制度、完善财政转移支付制度、强化基本医疗卫生服务均等化的激励与约束机制、健全基本医疗卫生服务均等化实现的法律制度体系等来保障实现基本医疗卫生服务均等化。

四、研究技术路线

根据研究思路、研究内容及研究方法，本书的研究技术路线设计如图0-1所示。

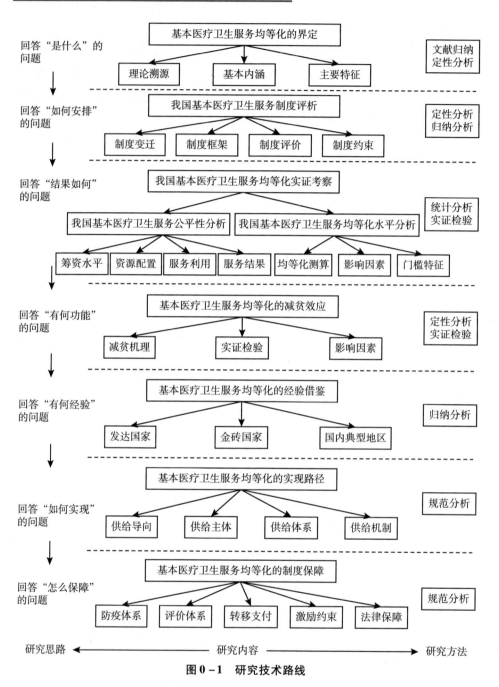

图 0-1　研究技术路线

第四节　主要创新、研究不足与研究展望

一、主要创新

本书的创新主要体现在以下几个方面。

首先，系统剖析我国现阶段基本医疗卫生服务不均等的制度因素。在梳理我国基本医疗卫生供给制度变迁的基础上，从定性和定量两个层面评价我国现行基本医疗卫生制度框架，提出我国基本医疗卫生服务城乡差异和区域差异是基本医疗卫生制度不合理造成的，区域经济发展不均衡、城乡二元结构体制、公共财政制度不健全是我国基本医疗卫生服务非均衡发展的制度性障碍。

其次，认为基本医疗卫生服务具有空间溢出效应。结合基本医疗卫生服务的特征，论证基本医疗卫生服务在地理空间上具有依赖性与溢出效应。通过规范和实证相结合的分析方法，验证了一个地区的基本医疗卫生服务会影响其相邻地区，城镇化水平、人口聚集度等因素是决定基本医疗卫生服务溢出空间距离和程度的主要因素。

再次，揭示基本医疗卫生服务均等化的减贫效应及其门槛特征。系统阐述基本医疗卫生服务具有医疗负担减轻效应和人力资本累积效应，揭示基本医疗卫生服务的减贫机理。应用空间计量模型，检验基本医疗卫生服务均等化的减贫效应及其门槛特征，发现基本医疗卫生服务均等化的减贫效应受制于公共卫生支出强度、政府转移支付力度、人口聚集度等因素。

最后，阐述基本医疗卫生服务均等化的实现路径。在总结发达国家基本医疗卫生服务均等化供给模式的基础上，归纳实现基本医疗卫生服务均等化的一般规律，从供给价值导向、供给主体、供给体系及供给机制四个维度阐述基本医疗卫生服务均等化的实现路径。

二、研究不足

第一，基本医疗卫生服务均等化是一个十分复杂的过程，要实现基本医疗卫生服务均等化，既要尊重公共服务均等化的一般规律，又要充分考虑医疗卫生服

务的特殊性。本书主要基于基本医疗卫生服务是我国基本公共服务均等化"短板"这个事实，侧重于从制度层面剖析造成基本医疗卫生服务非均等发展的原因，以及如何通过制度设计优化实现基本医疗卫生服务均等化，没有从微观层面探讨如何实现基本医疗卫生服务均等化问题。

第二，本书从逻辑上揭示了基本医疗卫生服务均等化具有减贫效应，并实证检验了基本医疗卫生服务均等化减贫效应的影响因素及门槛特征，但仍没有系统地提出"因病致贫"和"因病返贫"的解决方案。实施医疗卫生服务精准扶贫，避免"因病致贫"和"因病返贫"的制度安排是笔者下一步拟研究的新课题。

第三，对于健康、医疗卫生领域的研究，现有文献的主要数据来源有国家卫生服务调查（始于1993年，每五年一次）、北京大学国家发展研究院的中国健康与养老追踪调查等。但第六次国家卫生服务调查结果尚未公布，第五次国家卫生服务调查数据陈旧（2013年的调查结果）；中国健康与养老追踪调查样本数偏少，无法全面反映全国整体情况。考虑到本书主要从区域差异和城乡差异两个层面分析基本医疗卫生服务均等化问题，遂选择使用《中国统计年鉴》《中国卫生与计划生育统计年鉴》《中国卫生健康统计年鉴》以及各省市相关统计数据。这些统计数据只能代表区域的整体水平，不能完全反映基本医疗卫生服务的微观情况。

三、研究展望

（1）全面建成小康社会后的基本医疗卫生服务均等化问题。基本医疗卫生服务均等化是一个动态的过程。随着经济社会的发展，对基本医疗卫生服务均等化的要求不断提高。我国脱贫攻坚战取得了全面胜利，如何实现基本医疗卫生服务均等化，尤其是避免"因病致贫"和"因病返贫"，不仅是实践层面的问题，更是学术界要探讨解决的理论问题。

（2）重大突发公共卫生事件下的医疗资源供给与配置模式。新冠肺炎疫情暴露出我国医疗服务和医疗保障体系还不够完善。在当前医疗资源供给与配置区域不平衡和城乡不平衡的现实背景下，如何合理地供给与配置医疗资源，既要满足人民群众日益增长的基本医疗卫生服务需求，又要满足重大突发公共卫生应急需求，无疑是个亟待解决的理论问题。

（3）公共卫生安全和公共防疫体系建设问题。新冠肺炎疫情是一次重大突发公共卫生事件，对我国医疗卫生体系特别是公共卫生安全提出重大挑战。我国当前公共卫生安全和疾病防控体系与经济发展不相适应。公共卫生安全和公共防疫体系是实施"健康中国"战略的根本前提，也是实现基本医疗卫生服务均等化的内在要求。中共中央、国务院已经对公共卫生安全和公共防疫体系提出了明确的要求和部署，但要健全完善仍是一个长期摸索的过程，需要实践界和理论界的共同努力。

第一章

国内外研究评述

理论界的相关研究为开展基本医疗卫生服务均等化研究奠定了坚实基础。本章主要从基本医疗卫生服务、公共服务均等化、减贫扶贫等角度梳理国内外相关研究文献。

第一节 基本医疗卫生服务研究综述

健康是人类生存和发展的基础，是人们对生活最基本的诉求，也是人们最基本、最基础的权利。维护和保障人民的健康权是维护社会公平的起点，加大对健康的资金投入不仅是个体行为，更是国家和政府维护经济和社会发展不可推卸的公共事务。政治学、经济学、社会学等学科很早就开始关注健康公平和医疗卫生资源配置的合理性和必要性问题。早在 20 世纪 20 年代，公共品理论、福利经济学理论、超福利主义理论等都对这些问题做出了相关阐述。

20 世纪 60 年代以来，国内外学者主要围绕医疗卫生资源配置、基本医疗卫生服务公平性评价以及基本医疗卫生服务均等化制度安排等方面展开研究。

一、医疗卫生资源配置研究

医疗卫生可以被定义为一个国家的医疗卫生组织使用各种卫生资源向国民提供疾病预防、治疗、保健和康复服务的过程。医疗卫生资源的范围涵盖了国家所有保障和提高人民健康的人员、组织和系统。医疗卫生具有五个特性：对所有人开放、质量考量、外部效应、经济性以及病人和医护人员的满意。医疗卫生资源的配置在很大程度上受到国家性质的影响，而不同的国家之间，其卫生的公平性存在很大的差距。大卫·史密斯（1998）对社会民主国家以及社会主义国家内部的医疗卫生资源进行研究，发现其医疗卫生资源的配置空间以及地域差距很小，由此认为在人们健康权利的获得和维护方面，政府的性质起到非常重要的作用。他认为医疗卫生服务市场具有不完全竞争的特点，医生和患者之间所存在的最大问题莫过于在医患关系之中广泛存在的信息不对称现象。由于医生的专业性，医生掌握患者的大量信息，而患者由于专业知识限制对医疗消费的信息掌握较少，医生就有可能劝说患者购买相较于必要服务更多或更少的服务，患者的决策完全在医生的掌握之中，被医生支配。许等（Hsu et al.，2008）认为医疗资源是稀缺性资源，决策者在配置医疗资源时需要考虑众多因素，并在这些因素中做到权衡利弊，而在这些因素中较为突出的就是医疗资源分配的伦理问题，也就是配置效率（人口健康的最大化）、配置公平（人口健康差异的最小化）和配置效用（利益最大化）这三个问题。浅根（Asane，2009）对加纳的医疗卫生系统进行研究，发现人力资源的可得性、利用资金的能力、捐助者参与保健部门的能力、促进公平的承诺等因素都对医疗卫生资源配置产生重要影响。森（Sen，2012）通过分析印度的数据，发现城市和经济发达地区占据了大量的医疗资源，城镇居民和经济发达地区居民更容易获得医疗资源，并享有医疗资源带来的福利，农村地区的医疗资源较少，农村居民能够享有的医疗资源也较为匮乏。大卫（David，2013）研究了坦桑尼亚的农村医疗卫生服务，发现医疗卫生服务的价格和质量会影响医疗卫生服务需求。塞尔等（Cert et al.，2016）以11个欧洲国家的311个城市为样本，总结归纳医疗资源配置的规律，发现民主国家、基督教民主主义国家、自由主义国家在医疗资源配置原则上存在很大差异，就算是在同一个国家，不同城市的医疗资源分布也存在很大差距，医疗资源配置不公平是一个普遍性的现象，不仅在不同的国家发生，而且在不同的地区存在。

我国医疗卫生资源配置结构和布局不合理是国内学者的共识。胡善联（2003）认为，长期以来我国医疗卫生资源是畸形的"倒金字塔"配置状态，医疗资源主要配置在城市，并且过分集中于城市大医疗，而基层卫生机构硬件设施差、卫生人才水平低、服务能力弱。张文礼等（2009）研究发现，城乡之间的医疗卫生费用总额差距较大，农村居民的健康水平明显低于城市居民的健康水平，其原因主要是城乡之间在医疗卫生费用总额、医疗床位、医疗人员等方面存在较大差异。张奇林、杨亮（2012）应用基尼系数比较2006～2010年我国省际、区域和城乡政府卫生支出的差异及变化趋势，发现我国地区不均衡性、城乡差异和区域空间呈现出的差异程度不断扩大，人均卫生支出也显示出城市增长高于农村的趋势。

张仲芳（2013）应用泰尔指数计算法，从不同维度测算了我国财政卫生支出的区域和城乡之间不均衡状况与程度。研究结果显示，用国内生产总值占比指标来衡量，西部省份间财政卫生支出的差异很大，经济发展水平决定了各级政府卫生支出的水平和居民医疗卫生服务的水平；以人均财政支出指标来衡量，东部省份之间的差异比西部省份更大；以地方财政支出分布匹配程度来衡量，所有省份之间的财政卫生支出均存在明显的差异。庄玮等（2015）观测了我国城乡居民的就诊率和住院率，发现无论是就诊率还是住院率，城镇地区都显著高于农村地区。杨林、李思赞（2016）从逻辑上梳理了医疗资源投入、医疗产出和医疗收益之间的内在关系，并构建结构方程模型分析影响我国城乡医疗资源非均衡配置的主要因素。温连奎、杨莉和孙黎（2016）分别采用基尼系数和泰尔指数，揭示了我国省际政府卫生支出的变化规律，发现公共卫生服务均等化政策的实施改变了我国政府卫生支出长期以来东高、中低、西较低的格局，全国政府卫生支出的整体公平性有所提升，河北、山东、广东等地方政府卫生投入力度相对不足，并建议加大这些省份的政府公共卫生投入。

二、基本医疗卫生服务公平性研究

国外文献对基本医疗卫生服务的公平性分析主要集中在卫生服务利用公平、健康公平、筹资公平。格斯塔夫（Agstaff，2000）从横向和纵向两个维度提出基本医疗卫生资源分配的公平性标准，横向公平是指有同样收入的个人或家庭支付同样数额的卫生保健费用，纵向公平就是对于个人和家庭根据其收入多寡而采取相应的支付标准，即支付能力高的人需要支付较多，而支付能力低的人可以适当少付。斯蒂芬（Stephen，2005）使用英国医院的数据研究卫生服务利用的公平性，发现对卫生服务利用公平最重要的影响因素是收入、职业、种族以及教育，并且不同群体间的卫生服务利用水平差异较大。沃拉尔（Wdoorlaer，2015）使用亚太经合组织成员的卫生费用数据，对各国政府卫生供给公平进行研究，发现在诸多手段中只有税收是较为公平的，自费是公平性最低的筹资手段。戈特沙尔克（Gottsehalk，2016）对私人保险筹资、社会保险筹资以及税收筹资三种医疗卫生筹资系统进行比较分析，发现美国的私人保险筹资系统公平性最低，收入水平较低阶层之中，卫生保健费用公平性最高。

健康权是人权的基本内容，是人们生活中不可或缺的权利，影响着人们对未来的规划和对机遇的把握。保障人们的健康权利、促进社会公平就需要推动医疗卫生资源公平分配和医疗卫生事业的可持续发展。国内研究主要着力于如何构建内生性和外生性的医疗卫生资源配置体系，分析医疗卫生资源投入与产出机制，探索供需均衡的实现特征，并据此提出资源配置的方法和标准。吴成丕（2003）应用阿特金森指数和基尼系数分析山东威海卫生服务利用和筹资的公平性及影响因素。结果发现，改革对于威海市卫生服务利用和筹资的公平性同时具有显著的影响，筹资再分配效应加剧了威海市收入不平等的情况。胡琳琳（2005）根据我国第三次国家卫生服务调查中获得的收入和自评健康数据，测量我国县区的健康指数，发现我国地区间的健康不平等程度存在着较大差异，收入不平等和健康不平等显著相关，但仅从收入不平等角度无法完全解释健康不平等的存在，说明收入不平等并不是引起健康不平等的唯一因素。刘广彬（2008）基于中国健康和营养的调查数据，应用有序 Probit 模型衡量我国居民的健康不平等程度，发现我国居民健康不平等问题较为严重，在城乡之间更为突出。孟庆跃（2011）研究发现，公共财政功能、公共财政投入方式和政府对公共卫生服务机构的筹资范围、基层和公共卫生服务机构的激励机制是影响有效卫生筹资公平和效率的四个主要因素。应晓华（2014）认为医疗卫生的不公平性体现在省市之间的卫生服务筹资分布和家庭卫生筹资两个方面，并利用 2012 年江苏、甘肃和重庆的相关调查数据对这三个地区医疗卫生的公平性进行实证分析。结果表明：总体来看，医疗卫生的公平性相较于 2000 年有了较大提高；从地区来看，地区间的不平等状况依然突出，东西部差距尤为明显；以家庭为个体来看，现有的卫生筹资体系存在逐步退化的趋势，具有显著的水平不公平和垂直不公平特征，且水平不公平特征更为突出，"因病返贫""因病致贫"问题严重。周钦等（2016）利用国务院入户调查数据，对城镇居民的基本医疗保险状况和参保个人收益的公平性进行深入研究。研究发现，低收入和高收入参保人群之间所得收益差距巨大，低收入人群健康水平较差，高收入人群优势明显。这说明，政府在均等化补偿制度下贸然提供公平性医疗保险，不仅对促进公平无益，反而提高了不公平的程度。祁华金、黄利华和郭寿南等（2018）认为，随着经济发展水平的提高，我国城乡基本医疗卫生资源配置状况逐步改善，基本医疗卫生资源配置公平性不断提升，但一个地区的经济发展水平与基本医疗卫生资源配置的公平性不存在正相关性。雷光和（2019）从相对公平和绝对公平入手，对我国卫生系统的健康、卫生筹资、可及性的公平性进行了评价，发现从国际、省际和城乡三个层面比较，卫生资源配置的公平性都有很大的提升空间。林长云（2019）综合使用多种分析方法，研究我国 31 个省市及不同区域之间经济社会发展、健康需要、政府卫生资金投入的空间分布，测算政府卫生资金投入和健康产出的公平性，并探究影响政府卫生资金空间分布和公平性差异的主要因素，提出要建立政策保障，不断完善、强化相关的监测和考核机制，确保区域政府卫生资金投入的公平性。

综上所述，我国基本医疗卫生服务不公平主要体现在三个方面：其一，城乡和地区间的基本医疗卫生服务分配不均衡问题严重，城市地区经济条件和基础设施较为完备，其医疗卫生服务资源和医疗卫生服务水平都明显优于农村；东部地区医疗卫生服务资源和医疗卫生服务水平都明显优于西部地区。其二，政府在卫生费用分担机制中所起到的作用越来越小，在减少医疗卫生费用支付方面，居民对政府的依赖性有所减弱。其三，医疗保障制度的户籍、身份差异对基本医疗卫生服务的公平性具有重要影响。

三、基本医疗卫生服务均等化制度安排

国外学者对于基本医疗卫生服务的研究，主要集中在两个方面：一是公共卫生服务均等化保障制度的设计。弗农（Vernon，2012）认为，面对巨大的财政支出压力，发展中国家可以通过财政分权的方式平衡超大城市和二、三线城市的财政能力，促进财政资源有效整合与合理配置，推动区域的均衡发展，从而实现公共卫生服务均等化。二是推进公共服务均等化筹资制度建设。阿塔里纳（Atharina，2016）提出应得与可获得公平论，指出政府应该通过财政转移支付制度为基本公共服务匮乏的群体提供公共资源，特别是那些无法保障基本的教育和医疗卫生的低收入群体。

与国外学者相比，国内学者对基本医疗卫生服务均等化的研究主要聚焦于制度优化，认为转移支付制度、市场机制、公共财政体制、政府管理制度、医疗保障制度等方面的进一步优化是实现基本医疗卫生服务均等化最重要的方式。大多数国内学者的研究中都提到了转移支付制度（杨宜勇等，2008；解垩，2009；孙德超，2012；高萍，2015），他们认为我国地区间的公共卫生和基本医疗卫生服务存在很大的差距，通过转移支付来推进基本医疗卫生服务均等化是最有效的途径。杨宜勇（2008）认为要实现均等化，首先要在基本政策研究与发展、卫生医疗宏观管理、全国性公共卫生干预措施、医务人员培训、健康教育和支持重大基础科学研究、建立重大医疗卫生项目、国家卫生和医疗机构基金等领域明确中央和地方政府的事权与支出责任。此外，由于中央政府有强大的转移支付能力，落后地区的医疗卫生补贴应该由中央政府来主导。在实现财政资源的合理配置方面，政府不仅要增加财政投入，还要在此基础上，继续扩大医疗卫生保障制度的覆盖面，加强医疗保障制度的转移支付功能，促进财政资源的合理分配。解垩（2009）认为，以往政府官员的政绩评价过度重视国内生产总值（GDP），这种

不合理的政绩评价机制使得官员过于重视经济效益，在发展社会医疗和公共事业方面的积极性严重不足，使得经济增长和生态环境的不协调问题、经济增长和社会发展的不协调问题日益突出。严雅娜（2016）认为，要进一步完善财政制度和财政体制，应坚持财政体制改革的总方向不变，科学划分各级政府的事权和基本卫生公共服务支出的责任。此外，应该将公共医疗卫生项目纳入政府的绩效考核体系，使之与基本公共卫生服务均等化发展相适应，提高地方政府对公共事业的重视程度。孙德超（2012）认为，要实现基本医疗卫生服务均等化，让社会资本能够参与基本医疗卫生服务供给，壮大、丰富医疗卫生服务的供给主体，改变当前政府一元化的基本医疗卫生服务供给方式。公共服务市场化能够拓宽大众享受医疗卫生服务的渠道，同时利用市场机制使大众得到更多数量、更高质量的医疗卫生服务，进而促进公共服务均等化。高萍（2015）对影响区域基本卫生服务供给的因素进行分析，发现城镇化率、人均消费支出等对区域基本卫生服务供给具有明显的正向影响，人口密度对区域基本卫生服务供给具有显著的反向影响，并据此提出确保均衡城乡财政收入，完善农村基本医疗卫生投入机制，提高对农村基本医疗卫生财政的支持力度，提高公共卫生支出的配置效率等建议。叶俊（2016）对中部地区的公共服务均等化水平进行研究，结果表明：城镇化的推进显著提高了中部地区公共服务的均等化水平，非农业人口比例的增长对促进中部地区卫生事业均衡发展作用明显高于城镇率。因此，政府应该增加财政投入，提高自身公共财政转移支付能力和卫生投入效率，促进经费供给机制多元化建设，合理配置医疗卫生资源，提高人才供给与卫生技术人员配置的均等化程度，扩大受众范围。王相启（2018）提出，应充分考虑我国基本医疗卫生城乡差异、区域差异、具体服务项目差异，明确各级政府卫生经费投入的责任，持续提高卫生经费投入力度，优化各级政府卫生费用的支出结构，健全、完善政府卫生资金投入的绩效考核机制。

尽管基本医疗卫生服务均等化问题引起了众多学者的关注，但目前的文献还有不足之处。第一，缺少原创性研究，基本医疗卫生服务均等化理论尚未形成一个完整的体系。目前国内对基本医疗卫生服务的研究主要是对国外学者研究成果和观点的借鉴，原创性的理论研究极少，尤其是在基本医疗卫生服务均等化实现机制方面的研究还比较欠缺。第二，基本医疗卫生服务均等化的减贫效应未引起理论界应有的关注。我国"看病难，看病贵"的问题还没有完全解决，"因病致贫"和"因病返贫"的现象依旧频繁出现，但鲜有文献能从基本医疗卫生服务均等化的角度进行研究。另外，针对基本医疗卫生服务均等化对减贫的传导机制及影响程度的研究尚处于起步阶段，相关理论还有待完善。

第二节　基本公共服务均等化研究综述

理论界围绕基本公共服务均等化展开了深入的研究，这些研究文献对基本医疗卫生服务均等化研究有重要的启示意义。

一、西方基本公共服务均等化研究

长期以来，公共服务一直属于政府的职能范畴。基本公共服务均等化思想早在古典经济学的理论主张中就已经萌芽。古典自由主义鼻祖亚当·斯密认为，在一个国家经济发展过程中，资源主要依靠市场来配置，公共服务的供给主体必须是政府。古典经济学的另一位代表人物约翰穆勒，以灯塔为例解释了政府应该提供公共服务的原因。福利经济学派的学者提出，国家不但有保卫领土安全的职责，还有通过公共事业来提高国民的生活质量的责任。庇古创造性地将国家干预收入分配和社会福利结合起来进行研究，对于社会福利最大化提出了两种实现方式：其一是以国民收入的增加带动社会福利的增加，使之随着国民收入的增加逐步增长；其二是以收入分配的调整来增加社会的福利，随着国民收入越发的平均，社会福利也会随着国民收入平均化程度的发展逐步增长。帕累托等在庇古福利经济学的基础上进一步提出补偿原则思想，认为政府的每一个政策调整都会引起市场价格波动，使得社会上有些人获利而有些人遭到损失，若一部分人情况的改善不仅不侵害他人权利，还可以弥补其他人的损失，并且弥补这些损失之后仍可以留有剩余，那么社会总福利会因此而增加。根据社会福利补偿原则的思想，在受益者和受损者之间进行分配，那么政府就应该通过对个人所得税征收政策的制定来实行这种分配，提高受益者的税负来补偿那些受损者。福利经济学的补偿原则为政府财政支出结构调整、基本公共服务均等化的推进打下了坚实的理论基础。

国外学者对基本公共服务均等化给予高度关注。近年来，基本公共服务均等化的文献主要讨论基本公共服务均等化如何衡量、基本公共服务应该如何供给以及政府的基本公共服务均等化制度安排如何优化等问题。

1. 有关基本公共服务均等化水平测度的研究

国外学者对基本公共服务均等化测量主要采用以下几个指标：第一，公共服务比重或比例指标。霍金斯（Hawkins，1982）对白种人和黑种人的公共服务分配进行比较分析，采用不同社区公共服务量所占的比重来衡量基本公共服务均等化水平。研究结果表明，白种人和黑种人之间的公共服务分配存在系统性的不平等，白种人的公共服务可及性较黑种人优越，黑种人和白种人之间存在明显差距。鲍威尔（Powell，2002）认为，不同地区之间的公共服务支出需要充分满足当地需求才可以算是均等，当地需求或增或减，公共服务的支出也要跟随变化，以在各个时间段都可以充分满足当地的需求。第二，公共服务人均指标。人均公共服务量、人均地方支出等是公共服务人均指标中最常见的，但是这些指标要满足相当的条件约束才可以进行正确的测度，至少需要满足测度空间均等和地域公正。麦克拉弗蒂（Mclafferty，2015）认为，因为城市的空间结构限制了低收入人群对公共服务的可达性，特别是在公共服务的获取方面可能需要跨越一段距离支付交通成本、时间成本等，高收入的人群可以较为轻松地获得这些服务，因为他们有较强的机动性，也就是说公共服务设施区位因素对于高收入群体来说影响较小。

一些机构测度基本公共卫生服务均等化水平。如欧盟建立了涵盖社会政治影响、背景、教育过程、教育产出四个层面的指标来测度义务教育的公平性。

2. 有关基本公共服务供给模式的研究

国外学者认为公共服务的供给存在政府供给和多元供给两种模式。（1）政府供给。亚当·斯密认为，建立、维持公共机构和公共工程是国家的基本职责，因为这些项目和机构大多数投入大并且回报很慢，其他人会因为利益较少而不考虑参与其中，所以政府必须承担起这一部分工程的责任。萨缪尔森（Samuelson，2014）提出公共产品必须由政府来提供，是由于存在市场失灵现象，私人资本往往被投入到最容易获利的地方，而不是公共服务方面。（2）多元供给。豪斯曼（Hansmann，2008）认为第三方部门具有非营利性特征，通过第三方部门提供公共产品和服务，理论上效率与公平能够实现。经济社会的发展会不断提升民众的公共服务需求，由此导致政府部门的工作量越来越大，机构也变得臃肿，从而使得公共服务质量不断下降。还有学者认为很有必要将竞争引入公共服务领域，以此来增强日益下降的公共服务质量。斯蒂格利茨（1996）发现，通过在公共部门中引入社会竞争，使不同机构分散地提供公共服务，这样不但能够提高公共服务的供给效率，而且能够满足公众对公共服务数量和种类的需求。雷蒙特（Reymont，2016）主张政府和私营部门要合作发力建立长期的合作关系，也就是基本公共服务供给的 PPP 模式，私营部门按照政府给出的公共物品质量要求提供公共物品，之后私营部门根据提供的数量和质量向政府收取一定的费用。关于到底选择何种供给模式，纳尔逊（Nelson，2009）认为公共服务由政府还是私人部门提供或者两者联合提供，与该地区的人口统计特征有关。登哈特（Denhardt，2014）提出，公民在公共产品提供中应该有更多发表意见的机会，要努力形成公共产品供给中多个主体互动的局面。

3. 有关实现基本公共服务均等化制度安排的研究

很多学者关注政府应该如何设计和安排基本公共服务均等化制度问题。大部分研究结论认为，完善政府转移支付制度是解决基本公共服务非均等化的必要手段，不断优化政府转移支付制度是实现基本公共服务均等化的制度保障。鲍德威（Boadway，1982）在布坎南研究的基础上，提出财政均衡横向均衡模型，认为每个人都应获得平等的财政待遇，联邦政府转移支付制度可以达到财力均衡配置的目的。哈特（Hart，2004）对澳大利亚的财政转移支付制度进行研究，发现澳大利亚的财政转移支付制度具有客观、规范的特征，且遵循财政均等化的原则，有利于公共服务均等化。贝里瓦尔（Bergvall，2014）通过实证研究发现，中央通过转移支付的手段能缩小地区间的财政能力差距。埃格（Egger，2016）认为，转移支付制度能够平衡地区间的公共服务水平，进而维护地区经济社会稳定。

但是也有学者认为，转移支付制度的作用是有限的，转移支付项目和税收返还有着它们各自的局限性。转移支付虽然在其他方面效果显著，但是在面对区域间财力差距的时候力不从心，而税收返还恰恰在面对区域财力差距问题的时候能发挥良好作用。维奥莱塔（Violeta，2012）发现西班牙在财务体系改革过程中，利用补偿基金与合作基金的方式实现了不同地区财力的均等化。吉尔特（Geert，2016）发现，比利时通过赋予地方政府更多征税权来调整政府间的收入分配方式。部分国家通过把公共服务的事权写入法律条文以达到实现公共服务均等化的目的。布洛克利格（Blochliger，2012）发现，意大利法案中把各级政府在公共服务层面的支出责任以法律条文的方式明确，明晰中央政府和地方政府权责，由中央政府负责公民最为基础的公共服务，而其他公共服务则由地方政府提供。拉斐拉（Raffaele，2014）认为，联邦政府通过未来扩大联邦政府向州政府的转移支付规模，可以在各州之间实现公共服务的均等化，如实现医疗保健和社会保障均等化。

二、国内基本公共服务均等化研究

国内学者研究基本公共服务均等化问题主要围绕概念、现状评估及原因、效应、制度设计等展开。

1. 基本公共服务均等化内涵界定研究

我国理论界对基本公共服务的内涵和外延研究主要围绕以下几个视角展开：一是强调基本公共服务的需求导向。邱霈恩（2007）对公共服务的范围进行了划分，认为公共服务是那些满足了公民最基本需求的服务，例如公民的教育、文化、环境的服务。公共服务有政府负责性、公共负担性、基本权益性以及普惠性特点。基本公共服务的实质就是在政府的财政力量所能达到的最大限度内向公民提供最好的、免费的官方服务，这些服务覆盖广泛，主要是基本的民生和社会公平等方面，以此来确保收益为全体公民共同享有，发展的成果为全体公民共同享有。刘尚希（2008）认为基本公共服务就是满足最低层次需要的公共服务。最低层次的意思就是满足人们最基本的需求，和马斯洛需求理论中的基本需求非常相似。最基本的消费需求存在同质性，认为"基本"是固定的、绝对的思想是错误的，"基本"会随着时代以及其他条件的发展而改变。曾红颖（2016）认为基本公共服务是这个社会普遍认可的，能满足公民基本需求的，忽略个体性别、职业、民族或者地位差异，国家全体公民都可以平等的获得、可及的公共服务，这些公共服务具有非竞争性、非排他性、市场供应不足等特征。二是强调公共服务的权利本位。魏福成、胡洪曙（2015）认为基本公共服务理应由政府提供，因为它对于维护全体公民的生存权和发展权有着重大意义，并且对于整个经济的可持续健康发展也有非常重要的促进作用。三是强调基本公共服务的范围。陈昌盛等（2008）认为，基本公共服务是在特定的时期里公共服务应该包含的最小边界和范围，具体来说应该包含义务教育、社会保障、公共卫生、公共安全等。丁元竹（2018）认为，基础教育、公共卫生和基本医疗以及养老保险这些领域都包含在公共范围内。

江明融（2006）认为，基本公共服务均等化指的是政府提供给人民的均等的公共产品和公共服务，涵盖了人们基础的需求，无论民众的社会阶层如何都有权利平等地享有公共产品与公共服务，公共服务均等化可以通过财政投入、成本分担、收益分享来实现，并达到效率与公平的统一。迟福林（2008）明确了基本公共服务均等化的目标和任务，他认为基本公共服务均等化是一种制度安排，这一制度安排是为了保证全国公民都能享有水平基本相同的基本公共服务，并将全体公民所享有的基本卫生公共服务的差距尽量缩小到可以接受的范围之内，从而实现发展成果全民共享的目标。曹爱军（2014）认为基本公共服务是由政府提供给全体公民的，为了保障公民的基本生存和发展权的公共服务，能够反映社会公平正义以及平等。

2. 对我国基本公共服务供给不均等现状及原因的研究

已有研究主要从地区之间和城乡之间两个视角分析了我国基本公共服务不均等化的现状。南锐等（2010）比较了我国各省基本公共服务均等化水平，发现我国基本公共服务水平整体较低，将各省基本公共服务均等化水平划分成一般、较低、较高三个层次。林阳衍等（2014）使用我国198个地级市的数据，从区域、省内和城乡三个维度对基本公共服务均等化水平进行系统分析，发现2004~2012年我国基本公共服务的总体水平呈现上升趋势且上升趋势较为平稳，但基本公共服务均等化水平由西向东逐级递增。熊兴等（2018）对我国287个市域的基本公共服务均等化水平进行评估，结果发现我国基本医疗卫生均等化在空间上的分布与我国人口密度的"胡焕庸线"大体状况一致，整体差异依然没有偏离合理性。

基本公共服务不均等问题还反映在供给与需求不均衡上，供求不均等的现象在农村尤为突出，比城市严重很多。尹栾玉（2016）认为，需求与供给的不匹配程度的加深所带来的矛盾已经成为深层次的社会矛盾，上级部门硬性的指标使得地方政府在制定政策时束手束脚，无法反映群众迫切的需求，让政府和公众之间产生较大的信息不匹配。由于政府和公众之间缺少交流，政府无法充分听取和接受公众的意见，进而导致公众需求与政府供给不匹配，不利于公共服务供给效率的提升，公众对于公共服务满意度不断下降。

对于基本公共服务非均等化的原因，学者从以下几个方面进行分析：第一，财政分权体制的影响。吕炜（2009）提出，我国现行财政分权体制是分税制，这种税制旨在提升政府的财政收入，使得GDP在官员考核的标准中处于过于重要的地位，地方政府总是在GDP和其他的目标中权衡利弊，最终将经济增长过程中所获得的大多数收益，投入到能够继续提供经济增长并且转化效率较高的领域，将更少的精力和财政资源分配到基本公共服务供给上，从而导致基本公共服务的供给减少。郭小聪、代凯（2013）认为基本公共卫生服务非均等化是体制原因，是现有的财政分权体制所带来的不可避免的结果。政府往往依据自身的财政能力提供力所能及的基本卫生公共服务，但是不同地区政府的财政能力有着很大的差距，财政投入的重点也因地区之间的具体差异有所不同，这些都是导致区域间基本公共服务供给不平等的重要原因。第二，政府管理机制不完善。管廷莲（2016）认为，医疗卫生服务不均等的原因是我国政府官员绩效考核制度不完善。GDP在我国政府官员绩效考核制度中所占比重太大，而公共服务绩效所占比例过小，而且在政府官员方面缺乏问责制度，地方政府推动公共服务均等化的积极性不高，公共服务只能获得很少一部分的财政投入。第三，公共财政体制不健全。

官永彬（2014）考察了 30 个省份 2007～2012 年的民生类公共服务的供给情况，从基础教育、医疗卫生、社会保障和环境保护等因素入手，分析公共服务供给效率。研究发现，地方政府公共服务供给效率比较低，但供给效率逐步得到改善的趋势很明显。提高公共服务供给效率的有效手段是加强体制创新，提高公众参与热情。体制创新可以提高现有的财政分权体制的合意性，将公众引入并且参与公共服务事业，发挥公众的监督力量和建议力量。安体富、任强（2017）认为财政转移支付制度能够平衡地区之间的财力差距，但是因为制度问题以及规模问题依然较为突出，使得这种制度的均等化作用未能充分发挥，从而导致地区间基本公共服务不均等。第四，城乡二元结构的制度安排。李程宇、王蓉（2011）认为，我国经济发展的一个明显特征就是城乡二元制社会经济结构，城市和农村人口在经济和社会方面存在明显差距，城市人口在经济和社会方面的优势明显，进而导致了城乡在公共服务方面也有显著差异。

3. 对基本公共服务均等化效应的研究

学者们结合社会学、管理学、政治学、经济学的研究，分析我国现阶段政府逐步推进基本公共服务均等化的重要意义。结合社会学的研究，朱涛（2010）认为，基本公共服务均等化的重要意义体现在缩小城乡发展差距、促进社会公平公正以及建设社会主义和谐社会。艾丽（2012）认为，随着近年来人民生活水平不断提高，人们对公共服务的需求也迅速增长。而实现基本公共服务均等化是现代政府追求的重要行政目标，追求这一目标有助于建立服务型政府，增强政府对群众服务的水平。虞崇胜、张星（2014）认为，政府在证实自身合法性时产生了公共服务，而基本公共服务均等化是新时期政治合法性的重要基础和新生要素，对政权的合法存续意义重大。董哗璐（2015）以马克思主义公平理论为切入点，对我国当代的基本公共服务均等化的意义进行阐述，明确了基本公共服务均等化的价值取向和政府责任。认为我国相关研究在很多方面都显示了马克思注重公平理论的指导地位，特别是在保障人权、实现人的自由全面发展、缩小地区和城乡差距等方面。基本卫生公共服务均等化要实现以人为本，并以此作为行动的价值导向，突出成果共享的核心理念，以人的尊严为最终归宿。因此，要加快推动政府的转型进程，加快对公共财政制度的完善。张恒龙等（2017）提出，各个地区公共产品服务的供给水平对财力转移的促进作用是不对称的，向经济不发达地区进行财力转移来提高公共产品的供给水平，所产生的效果明显好于经济发达地区，基本公共服务实现均等化有利于提高资源利用效率，提升人民的幸福感，增强社会福利。

4. 对基本公共服务均等化制度设计的研究

国内学者为了解决我国基本公共服务不均衡的问题，对基本公共服务均等化的制度保障进行了大量的研究，包括建立多元参与机制、健全政府管理机制、完善公共财政体制等。倪红日、张亮（2012）指出要合理划分中央政府与地方政府职责，稳步推动分税制度改革，实现基本公共服务均等化的目标。不管是中央政府还是地方政府，其职权的划分都应有清晰的定位，政府之间要做到各司其职。李伟等（2014）认为应该持续推进转移支付制度的完善，要提高一般性的转移支付比重，进一步加强对转移支付调用资金的监管。尹栾玉（2016）认为，随着社会发展新要求日新月异，传统的公共服务供给方式已经跟不上变化，我国未来公共服务制度的完善会面临诸多挑战，其中最突出的无疑是如何正确划定政府责任边界并监督各级政府高效履行职责。此外，基本公共服务的供给主体要随着社会的发展而改变，供给主体从原本的"一元主体"向"协同供给"转变，社会、政府和市场在公共服务供给层面的合作主要就是"协同供给"。

第三节　减贫扶贫研究综述

一、贫困内涵和标准研究

随着时代背景和社会环境的变化，学者探究贫困问题的角度也不断改变，对贫困内涵的认识总体上经历了一个从物质、收入层面到能力、权利、文化、制度层面的深化过程。学者朗特里（1901）是最早研究贫困问题的学者，他认为一个家庭的贫困意味着这个家庭的收入很低，低至最基本的生存需要都不能完全满足。后继的学者在研究贫困的时候都会受到这一定义的影响。萨缪尔森（1952）提出贫困是一种没有足够收入的状态。这种贫困的界定从家庭收入和经济情况的角度思考，称为收入贫困，也就是物质贫困，而收入贫困又可以分为收入的绝对贫困和收入的相对贫困。英国社会学家阿尔柯克（1993）认为，当维持基本生存水平的需求都无法被满足的状态存在时，就意味着绝对贫困的产生，在绝对贫困的状态下，贫困人群连延续生命的必须物质资料都难以获得。经济学家阿马蒂亚·森（1973）扩展并深化了对贫困内涵的认识。他认为贫困不仅仅外在地表现在收入上，往往还伴随着基本能力的丧失。汉维曼（Hanveman，1988）认为，贫困的持续是由于成年人在充分运用了包括智力和体力在内的一切能力之后，依然只能获得社会贫困线以下的净收入。另一些学者将贫困形成的原因归结为资源因素，认为造成贫困的原因是社会中部分成员缺少达到最低生活标准的资源，这种资源包括自然资源和社会资源。托达罗（1990）是自然资源贫乏论的代表人物，他认为贫困与这个国家所在地的气候有关，气候会直接或间接给所在国带来特殊困难，热带或亚热带地区的国家经济增长较为缓慢，而温带地区发达国家较为集中，其经济增长往往更快。

20世纪90年代，我国学者和权威机构从物质和收入的角度来界定贫困，认为贫困是一种收入或消费不足以致难以维持生存的状态。胡代光和高鸿业（1996）从个人和家庭的收入与生存所需必需品的关系界定贫困，他们认为当收入难以满足对生存必需品的需要并且导致生活水平处在一般标准之下的时候，就代表着贫困问题的出现。汪三贵（1994）认为在导致贫困的诸多原因之中，生活资料的缺乏是其中影响最大的。这是因为，生活资料的缺少会对劳动力每日的体能恢复造成影响，大大降低劳动力质量，从而影响经济收入的提高，形成恶性循环，使贫困群体长期处于贫困的状态。学者康晓光（1995）发现，陷入贫困状态的人通常会因为长时间难以得到基本的物质生活资料而失去良好的发展机会，使其长期无法达到社会公认的生活标准，越来越难摆脱贫困的生活状态。董辅礽（1996）提出贫困不仅仅反映在物质层面，而且还体现在精神层面，贫困人口的"等""靠""要"思想精神状态依然存在，精神的缺乏使人缺乏精神力量，主要表现为志向和主观能动性的缺乏。

随着时代的发展，学者们开始从多元的视角解读贫困，内涵被不断扩大。李刚等（2009）认为贫困是一种缺乏权利的状态。由于自身处于贫困状态，贫困者的地位通常较低，缺少参与公共决策和社会事项的机会，无法对影响他们生活的重大决策发表意见，无法表达相应的诉求，更无法融入主流社会。胡鞍钢（2012）提出贫困不仅仅是收入的匮乏，而且还体现在福利、能力以及权力的丧失，它是一个综合的现象。关信平（2018）指出，收入低下并非导致个人或者家庭贫困的唯一原因。贫困是由诸多原因共同造成的一个结果，收入低下只是其中最为直接的一个原因。我国进入小康社会之后贫困不再体现为吃不饱、穿不暖，而主要表现在部分人群的收入和消费水平相对低下造成其生活质量相对低下的现象。

国内外学者从不同的角度出发界定贫困的概念，对贫困内涵的认识日益丰富，但对贫困的定义尚未统一。总体来看，国内外学者对贫困内涵达成了一定的共识：首先，贫困具有欠缺性，表现为收入或物质条件不足、权益不到位等。其次，贫困具有多元性，包括任何与我们生活相关领域中必备条件的不足。再次，贫困具有社会性，贫困往往体现在特定的社会中，由那个特定社会所规定。最后，贫困具有动态性，贫困的影响因素较多，需要在特定的社会历史条件下去认识它的内涵。

学者们对贫困的界定标准也进行了大量研究。首先是对贫困线的认识。马俊贤（2001）认为贫困线是在特定的时间和地点，人们为了维持基本生活需要而购买的商品和服务的最低支出。王俊文（2007）认为贫困线可以按照两种方法分类：一是分为绝对贫困线和相对贫困线；二是分为生存线、温饱线和发展线。汪三贵等（2018）指出，我国当前的农村贫困标准测算包含了多个方面：一是"两不愁、三保障"；二是农民对小康的期待；三是国家的基本国情，测算过程具有科学性，因为准确的数据得出的结论科学合理，有利于本轮脱贫攻坚。

国内外学者更注重从经济层面对贫困标准进行衡量，这是最容易也是最直观的。但是随着时代的进步，人们对贫困的认识不断深化，贫困的内涵不断丰富，现在的研究从不同角度制定衡量贫困的标准。

二、我国减贫扶贫实践评价研究

目前，我国减贫扶贫实践评价研究主要集中在减贫扶贫资金使用和扶贫模式上。蔡昉等（2001）研究指出，中国政府财政扶贫资金、扶贫信贷资金和"以工代赈"资金的投入使中国贫困人口大幅度减少。但扶贫减贫资金使用效率不高，扶贫减贫资金的效果未能得到充分发挥，资金在分配和使用中还存在着其他问题，其中重工轻农、投放结构"扭曲"问题最为突出。朱乾宇（2004）探讨了我国政府扶贫基金及其不同形式的扶贫绩效，发现政府扶贫资金的投入不但能够增加农业总产值，而且能减少贫困人口，其展现出来的积极效应较为明显；相同的扶贫资金可能由于投入形式的不同产生不同的扶贫绩效，而相对于贴息贷款和发展基金，以工代赈更能帮助贫困人口摆脱贫困。龚霄侠（2009）在研究后指出，我国的西部少数民族聚居区是贫困人口聚集程度最高并且贫困的发生率最高的地方。改革开放以来，政府在西部积极推行一系列反贫政策，西部地区多元化的反贫困模式取得了良好的成效，农村贫困状况得到缓解，贫困地区公共服务质量不断提高。赖力（2009）指出，以农户为主体、以社区为基础的参与式扶贫，能够让农民通过赋权的方式参与项目的决策，充分调动农民脱贫的积极性和自信心。在此基础上，农民的能力也会在参与过程中逐步提高，自我发展意识也会随着信心的增强而增强。参与式扶贫不仅使农民在经济上受益，提高了农民的生活水平，最重要的是为扶贫项目和贫困社区的可持续发展奠定了坚实的基础。刘俊生（2017）认为，参与式扶贫只是强调扶贫对象的参与，注重形式上的权力倒置，忽视了不同贫困地区的差异性。而如果不能意识到不同地区的文化差异对扶贫的重要性，则无法从具体扶贫实践出发，避免"久扶不脱贫"问题的出现。与参与式扶贫相比，协同式扶贫在扶贫过程中能够实现识别、帮扶和管理的精准化，只有采用协同式精准扶贫，才有实现贫困治理绩效最大化的可能。邹文杰、冯琳洁（2015）使用面板模型研究财政的减贫效应及其门槛特征，并借此分析我国财政支农与减贫效应之间的关系。研究结果表明，我国财政支农具有显著的减贫作用，财政支农与贫困发生率在空间上呈现非均衡的分布，财政支农减贫效应呈现显著的空间异质性。对于门槛特征的检验结果显示，随着农民人均收入的提高，财政支农的减贫弹性会出现先增加后减少的变化规律。据此，中央政府在配置财政支农资金时，应充分考虑财政减贫的空间异质性和门槛特征，辐射能力强的省份和收入水平低的省份要适当加强资金支持。同时要督促、鼓励地方政府加大财政支农力度，进而最大限度地发挥财政支农资金的减贫效应。

从评价指标来看，学者们研究的侧重点并不相同，根据侧重点所建立的减贫扶贫评价指标体系也因此有所不同。王荣党（2006）通过定性与定量结合的方法，建立了中国农村区域性反贫困效果的评价指标体系，指标包括经济发展速度、发展水平、经济结构、经济规模、经济效益和基础设施等。陈小丽（2015）对少数民族区域的扶贫效果进行分析，并对少数民族地区的扶贫绩效进行定量研究，据此构建了三级指标体系，体系主要指标包括四个方面，分别是扶贫投入、扶贫效果、经济发展水平、社会发展水平。王志章、王静（2018）选用层次分析法，从经济效益、社会效益、文化效益、生态效益等层面对云南文山壮族苗族自治州的旅游扶贫绩效进行评价。

从评价方法来看，学者为评价减贫扶贫绩效，主要采用了因子分析、模糊分析、数据包络分析、双差分匹配、层次分析等方法。宋卫信（2004）对脱贫和扶贫绩效的重要影响因子进行聚类分析，评价了甘肃贫困县的扶贫绩效。王姮和汪三贵（2010）使用双差分匹配法，研究江西省扶贫项目的实施效果，总结贫困住户的经济和社会指标的变化规律。陈爱雪、刘艳（2017）选取江西省扶贫办公室所做的调查数据，运用层次分析法构建精准扶贫绩效评价体系分析扶贫问题。邹文杰等（2019）基于2007～2017年省级面板数据，构建面板平滑转换模型来考察我国财政支农支出与贫困程度之间的关系，并进一步分析财政支农减贫的结构效应和门槛特征。实证结果表明：社会性支农支出、生产性支农支出、专项扶贫支出在不同程度上都抑制了贫困的发生，但不同支农方式的减贫效果存在差异，社会系支农对于减贫的效果最为显著，而生产性支农的减贫效果相对较弱。专项扶贫、生产性支农、社会性支农都具有门槛特征，其中当生产性支农支出达到门槛值 0.097 时，会相对弱化生产性支农对贫困的影响；当社会性支农支出和专项扶贫支出越过门槛值时，减贫效果增强。财政支出的减贫效应在不同的地区之间也存在着较大的差异，大部分省份的财政支出结构都没有达到最好的配置，还有很大的优化空间，不同省份因为实际情况的不同，导致财政支农支出结构的优化途径因此有很大的差异。

三、减贫扶贫模式与实现途径研究

法国经济学家佩鲁克斯（Perroux，1955）提出发展极理论，有些地区不仅经济弱势而且资源匮乏，这些地区应该充分利用聚集效应进行发展，即将富有创新力的企业和部门聚集在一起，当这些企业聚集形成规模的时候，中心能够对周围地区产生辐射和吸引，在促进自身发展的同时还可以推动其他地区经济的发展。巴西政府制定了"发展级"反贫困战略，集中力量在贫困地区投入大量的资源，推动"发展极"或增长点形成，从而产生极化和辐射效应带动周围不发达地区经济增长。美国经济学家保罗·斯特雷坦（Paul Steretein，1978）提出了满足基本需求模式，斯里兰卡和印度都采用的这一模式来解决贫困问题。印度政府为满足贫困人口的基本需要提出相应政策，要在一定时期之内保障贫困人口可以享有最低生活标准。这类策略实施后一定程度上缓解了印度的贫困。欧美国家大多使用"社会保障方式"模式，面对贫困者生活水平低下的情况，政府通过收入再分配的方式，为贫困者提供食品、衣服、基本医疗和基础教育等补助来维持他们的基本生活。

国内学者对于扶贫模式的界定分为狭义和广义两种概念，广义的扶贫模式包含甚广，囊括了扶贫战略之下所有的扶贫行为以及其包含的所有活动。袭娜（2010）认为，完整的扶贫模式由四个部分构成：战略选择、扶贫资源传递、扶贫资源接收，可以概括为决策、传递、接受、监控四个系统。陈凌建（2009）总结出我国贫困地区扶贫模式包含产业扶贫模式、科学扶贫模式、参与式扶贫模式、"乡村银行"的小额信贷模式、"公司＋农户"模式、异地开发模式、乡村旅游扶贫模式等。谢君君（2012）引入教育扶贫的概念，教育扶贫模式就是对贫困地区进行教育资助并加大对于教育的投入，通过教育给予贫困人口脱贫的知识和技能，然后摆脱贫困的一种有效方式，其本质是"授人以渔"。国内外已经对教育扶贫方面进行了大量的研究，该理论在研究中不断深入和发展，经历了从

"贫困文化理论"、资源要素理论、人力素质贫困理论到系统贫困理论的过程。目前，对于教育扶贫的研究都是以扶贫开发理论为基础，以教育的扶贫功能为切入点。刘宇翔（2015）认为，在欠发达地区主要是通过农民合作社开展扶贫工作，因为合作社的本质就是将贫困的群众联合起来。此外，该研究还阐述了欠发达地区贫困农民合作以及扶贫模式的运营方式、功能、特点，分析了扶贫的内生动力和外在能量和两者的耦合关系，并据此提出对欠发达地区的农民实施政府牵头、社会联动的扶贫模式。张玉强（2017）对于秦巴山区、大别山区、武陵山区等地区的扶贫开发模式进行研究，认为精准扶贫理念在连片的贫困地区更加急需。在考虑地区差异性的前提下可以采取易地搬迁精准扶贫、旅游精准扶贫、金融精准扶贫等扶贫模式，这些模式对于连片的贫困地区的扶贫效果显著。

对于实现减贫扶贫的途径，国外学者的研究成果主要包括两个方面：一是宏观经济增长；二是推动结构转换。很多学者认为，国家宏观经济增长是减少贫困甚至消灭贫困的重要动力来源。经济增长会带来"涓滴效应"和"扩散效应"，具体表现在经济增长为政府带了更多的收入，政府可以调动更多的财政资源为国家带来福利。促进结构转换观点的代表人物是刘易斯和钱纳里。刘易斯（1954）提出发展中国家最为典型的特征就是二元的经济结构，即传统的农业部门占据巨大的比重，现代城市工业部门所占比重很小，农村的劳动力储备依然十分可观，而城市恰好能提供就业岗位消化这些劳动力。为减少国家的贫困人口必须转变二元经济结构，将更多的农村剩余劳动力转移到城市工作，提高他们的收入水平，从而脱离贫困。钱纳里（1987）认为，在经济增长中"资本—劳动"的替代弹性是不变的，据此可以按照人均收入水平把一个国家人口的40%、40%、20%编为收入低、中、高三组。他认为很多国家经济增长的结果是使富人越富穷人越穷，因此需要通过实行税收、财政支出等收入再分配政策提高40%的穷人的生活水平，调整居民收入层级。

国内学者对减贫扶贫路径的研究可以概括为以下几个方面：（1）非政府组织与减贫扶贫。沈小波等（2003）指出发展中国家的反贫困模式有两种：一种是由政府主导的，另一种是由市场主导的。在中国，一般都是由政府主导反贫困策略的实施，而且往往都是采取投入大量物资资本的措施。政府扶贫会出现财力不足、财政资金效率不佳、滋生官僚腐败等问题。相比之下，非政府组织由于不受体制约束，工作方式更为灵活且效率更高，其在扶贫中的作用应该受到重视（郑功成，2002；钮莹蔺，2007）。李文政（2009）认为非政府组织在扶贫工作中具有机制灵活、效率高以及深入基层、贴近群众等优势，应鼓励非政府组织参与到扶贫工作中来。政府和其他主体相辅相成，扶贫格局虽然依然以政府为主，但国内外非政府组织、私营部门、群众团体等也都要纳入扶贫体系。（2）教育在人力资本的提升、收入的增加以及贫困的改善方面起到至关重要的作用。花永兰（2016）提出，对不同地区不同人群进行反贫困技术培训时，要充分考虑具体情况，相关教学方法以及教学内容要符合实情，才能真正提高农村劳动力素质，达到脱贫的目的。（3）基本公共服务与减贫扶贫。导致贫困的原因是多样的，不仅仅是收入，还有不同区域之间公共服务水平的差异。高志敏、王宪锋（2008）指出，社会保障制度是保护弱势群体的制度，不仅可以在市场经济的潮流中保护好弱势群体不受冲击，还可以对这些弱势群体施以援手。合理完善的社会保障体系能够减少农村新生贫困人口的出现，并有利于社会稳定。林柏强（2005）指出，公共投资包括研发、灌溉、公路、电力等。其中，研发、教育和公路是增加 GDP 最重要的因素，基础教育对减少贫困人口和促进农村经济增长的影响最大。黄海燕（2010）提出要完善公共财政体制，持续加大对偏远农村的扶持力度，扩大对偏远农村基础设施、医疗卫生以及其他公共物品的投入，加快实现基本公共服务均等化的目标，要为农民谋福利，增加创收条件。左停等（2018）指出，基本公共服务能够很好地帮助贫困人口，它可以改善贫困人口的基本条件，为贫困人口的未来发展搭建一个良好的平台。

四、财政支农减贫研究

对于财政支农支出减贫作用的研究，国内外学者都有所涉及但观点存在差异，主要有两种观点：一种观点认为，以财政支农减贫的效果非常显著。王（Wong，1998）选取我国 1985～1992 年各个县域财政支农作为研究样本，发现财政支农支出对于提高农民纯收入方面作用明显，甚至能够促进农民的纯收入以每年 2.28% 的速度增长。林伯强（2005）分析我国农村各类公共支出的支出效应，以及公共投资在推动农村经济增长上的作用，发现公共投资不但能促进农村经济的增长，在促进地区均等和脱贫事业上也能起到正向作用。吕炜、刘畅（2008）制定了减贫制度创新的基本分析框架，并通过实证研究分析公共投资以及社会性支出对减贫效果的影响程度。其研究结果表明，提高教育投入和其他社会性支出水平的方式无法立即产生减贫作用，但在一定时期后会有巨大的减贫效果，即提高教育和各项社会性支出水平在减贫方面存在滞后性和巨大潜力。秦建军、武拉平（2011）研究短期内财政投入的增加对农村减贫效果的影响，发现短期和长期财政支农对农民的支持效果存在差异。在短期，扩大财政支农对减少农村贫困的效果更显著；在长期，财政支农的减贫效果并不突出且趋于平稳。储德银、赵飞（2013）分析我国1995~2000年的财政分权制度，并将政府转移支付作为门限变量建立半回归模型，研究财政分权对农村贫困的影响。研究发现：在预算水平内，无论是支出还是收入的分权，或多或少都可以减少农村贫困，其中支出分权在解决农村贫困问题上更为突出有效。另一种观点认为，财政支农无法达到减少贫困的目标，我国的财政支农政策仍旧存在问题，需要进行改进和调整。范（Fan，2003）通过研究发现，单纯依靠财政支农支出无法快速、持续地增加农民收入，他认为出现这种结果并不是财政支农支出政策本身的问题，而是由于在财政支农过程中的财政资金配置效率低，较多的投入仅仅能获得较差的效果。王倩（2010）发现，农民纯收入并不是随着财政支农比例的增长而增长，反而是随着财政支农比例的增长而下降。也就是说，原本应该与农民纯收入增长成正比的财政支农比例反而呈现反比，这主要是因为我国的财政支农落后于农业生产发展，而且财政支农结构的安排不够合理。张克中等（2010）采用改革以来的省际面板数据，对分税制改革前后的财政分权程度与贫困的关系进行研究，发现大多数省份加大财政分权力度能够有效缓解贫困问题，但在北京、上海和天津三个地区，财政分权程度的提高反而加剧了贫困。王志涛、王艳杰（2012）利用我国1991~2010年的统计数据，分析公共投资的减贫作用。结果表明，政府的医疗卫生支出可以有效减少贫困，主要原因是政府支农支出的增加会减少农村居民的医疗卫生支出。高远东（2013）利用我国省级面板数据测算财政、金融支农政策的直接效应，发现财政支农的相关政策未能有效抑制农村贫困的发生，某一省份财政支农政策的实施一定程度上会降低邻省财政政策的减贫效果。邹文杰等（2019）认为应优化财政支出结构，更好地发挥财政支农减贫效果。首先，持续加大财政支农支出规模。政府通过财政支出的方式可以促进公共资源更加有效率、公平的惠及贫困群体。为了实现持续的农村减贫效果，需要加大财政支农支出规模，使财政支农支出既能通过经济增长实现减贫，又能通过扶贫救助实现直接减贫。其次，调整财政支农支出结构。不仅要增加财政支农支出总量，更应该注重调整财政支农支出结构，大幅度提高农村教育支出、农村医疗支出等社会性支农支出。当前，我国的反贫困已进入重要的战略转折期，要注重以推进教育、医疗卫生等基本公共服务均等化为重点，全面解决包括相对贫困、能力贫困及机会贫困在内的发展型贫困。最后，制定因地制宜的财政政策。财政支农支出的减贫效应存在省际差异，各省在安排财政支出时不应简单地参考以往经验，应结合自身实际情况，及时调整财政支农支出结构。财政支农支出的减贫效果很大程度上取决于财政支农支出结构，合理的支农支出结构能显著提升其减贫效果。

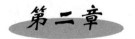

相关概念辨析和理论基础

本章辨析界定公共服务、基本医疗卫生服务、基本医疗卫生服务均等化等相关概念，从马克思主义公平理论、公共经济理论、福利经济理论等探寻基本医疗卫生服务均等化的理论依据，为后续研究奠定理论基础。

第一节 相关概念

一、公共服务

当前，政府和理论界对公共服务的理解有广义和狭义两个不同层面。现代市场经济中将广义的公共服务概念与公共服务型政府，即与政府的服务性质相联系，包括能满足公民生存和发展直接公共需求的服务，以及能维持政治稳定、国土安全、经济秩序和社会和谐等间接公共需求的服务。政府工作都可以看作是广义的公共服务，并与公共服务在我国的发展历程相一致。1998 年，九届人大一次会议第一次把政府职能转变定位于公共服务，全国逐步开展对公共服务型政府的探讨。2005 年《国务院工作规则》的重新修订，"公共服务均等化"重大命题由此特别提出，开始将公共服务与公共财政紧密结合。2017 年党的十九大报告再次提出，充分发挥再分配作用，促进基本公共服务均等化，推动全体人民实现共同富裕。这里的公共服务包含政府行使职能的价值判断，其目的是满足公民多样化的需求、实现社会公平。从狭义的方面，公共服务是依托政府、社会等相关部门，为社会居民开放的直接公共需求的服务，一般包括国民教育机制、医疗卫生体制、就业扶持和社会保障体系等。针对社会弱势群体，有学者认为，不受严格限制的公共服务范畴也能够囊括向特殊群体提供的社会福利服务。萨缪尔森认为，公共服务具有非排他性和非竞争性特征，若将其交与市场实行，容易导致市场失灵，市场的自发性不能实现公共服务的有效供给，故其与私人产品不相同，公共服务的高效供给应该建立在政府充分掌握公众集体意愿的基础之上，主要由政府进行统筹规划，实现以政府为主导的科学供给，从社会集体利益和人均需求的角度出发最终实现社会总福利和社会人均福利的最大化。我国学术界对公共服务内涵和外延的研究可以大致分为三类：第一类是从公共服务的价值理念来定义公共服务。韩小威、尹栾玉（2006）从"物品性质"和"行为方式"两个维度出发，认为应遵循物品性质维度的思维逻辑来理解公共服务，"公共产品"和"公共服务"由于在概念上的类似以及在界线上的模糊，可以将其两者进行互换。对比"物品性质"和"行为方式"这两个维度，她们提出了公共利益最大化的公共服务概念，即公共服务是以实现公共利益最大化为目标，以公众多样化的需求来进行各类物品的有效提供，其物品包括有形物品也包括无形物品。陈庆云（2011）基于社会公平增进与公共利益分配的视角，来界定公共服务的概念，认为公共服务建立在增进社会公平与促进社会公共利益公平分配的活动导向之上，不以商业营利或者说不以追求利润最大化为目标。第二类是从政府职能来定义公共服务。如汪锦军（2009）认为公共服务是面向全体公民关乎社会公共利益的各种服务，按照公共服务的内容可划分为民生领域和公用事业领域，应由政府统一推动各类公共服务的实施。马庆钰（2014）认为纯粹性和混合性的公共物品、生产弱竞争性和消费弱选择性的私人物品都是导致市场失灵的部分因素，而政府应在此类物品中承担起生产与供给的职责来弥补市场失灵。第三类是从社会公共需求角度出发定义公共服务。如李军鹏（2012）认为，公共服务是以满足社会公共需要同时促进公民平等享受为目的的政府提供行为。陈振明（2014）认为，公共服务是政府可以掌控市场触及不到的领域，通过其行政的权威和决策的理性进行科学资源调配，以社会慈善和公平正义等特定的公共价值为指引，完善各项公共政策回应社会需求，使最大多数的人得到最大的福利。

公共服务的实质是满足社会成员公共需求的服务，其内涵的宽泛性和分类的多样性，使得公共服务体系结构庞大且复杂。加上经济社会的不断发展和公民生活水平的不断提高，社会公共需求亦随之不断变化。因此，公共服务的内容及范围亦具有动态性和实时性。公共服务自身的综合性使得各类理论工作者和政府机构对公共服务的边界研究均有不同的理解。公共服务具有不同的类型及分类标准，以满足多样化的社会公共需求：一是以公共服务的性质为标准的分类。公共服务从性质标准维度出发，可以分为由政府承担主导责任而提供的基本公共服务和混合性以及市场可触及性的非基本公共服务。如世界发展报告认为，政府提供的"纯粹的公共物品"，包括国防安全与社会维稳、法律制定与秩序维护、宏观经济管理及发展、公共医疗卫生健康、公众基础教育事业、环境保护与防污整治、社会保险和社会福利等，可统一划分为基本公共服务范畴；而社会基础设施建设和公用事业发展等由于具有市场的可参与性则归类于混合公共产品领域。与此类似，汪锦军（2002）从公共服务的公共特征、面向全民的全面供给和基本人权的确切保障三个维度出发，也将公共服务的项目分类划分为基础类项目群和非基础类项目群。其中，囊括医疗卫生、教育文体、社会保障等项目在内的基础类公共服务的有效实施需要政府担负主导责任，进行科学统筹规划持续推进；而包含公交运营、传播媒体和各类合作社等在内的非基础类公共服务应进行市场化改革和社会化建设，不仅可以充分发挥市场资源配置的高效作用，同时可以帮助政府有力降低经济负担，减少财政开支。二是以政府职能为标准的分类。李军鹏（2008）从公共服务发展性质和实践任务出发，将公共服务根据其维护任务、经济任务和社会任务进行项目分类，一般性行政管理、法律制度与司法行政、国防安全建设等项目划分为维护性公共服务；股本投资、价格补贴、固定资产投资等纳入经济性公共服务；文体教育、基本医疗卫生、社会福利和社会保障等项目归类于社会性公共服务。陈国权（2012）根据公共服务的项目涵盖和用途职能范围，将其分为经济性、政治性、社会性和文化性四大类。产品质量监督、市场价格监管等可划入经济性项目，社会治安管理、法律司法保护等可归入政治性项目、公共设施管理、社会保障建设等可划分为社会性项目，义务教育和知识宣传等可以分入文化性项目。马庆钰（2010）从政府职责的定义出发，国防外交、政治行政体制改革、法律的运行与完善等可分为纯粹性公共物品；市民图书馆、公众博物馆、公共交通和基础设施建设等为混合性公共物品；而民航运输、电信通讯、广播电视等在内的项目则分为生产弱竞争性和消费弱选择性的公共产品服务。三是以消费空间为标准的分类。以布雷顿为代表的学者从公共产品服务的消费空间视角将其分为地方性公共服务、全国性公共服务和全球性公共服务，后来根据其理论体系的不断完善，发展出区域性公共服务这一命题。沈荣华（2013）根据公共服务的中央政府职责和地方政府职责视角把消费空间分为三大类：国防外交、社会保障和铁路航空等项目统一交由中央政府负责；地方性的公共设施建设、城市住房保障、道路交通运输、社会维稳治安等由地方政府负责；包括医疗卫生、文体教育、社会福利、环境保护等在内的中央与地方职权叠合的部分需要由中央政府和地方政府共同合理分担。四是以公共服务需求为标准的分类。王海龙（2010）在综合公共服务七类标准的基础上，创新性地提出"二维动态"标准公共服务。将公共服务的分类标准分为保障性和发展性。其中，发展性公共服务相较于保障性公共服务，在经济社会动态发展和公众不断提高的社会公共需求相适应的层次之中更宽泛、更利好。

在笔者看来，公共产品和公共服务在概念上是一致的，政府在公共产品中承担供给者的职能，而公众在公共产品中扮演享用者的角色，公众在接受政府提供的公共产品的同时也就等同于公众在进行公共服务的共同消费。公共服务是一个国家或组织的公共服务，其性质不应该被理解为物品本身所具有的物理特性，而应该理解为不同制度安排下的供给方式。在实践中，应根据公共服务的不同性质以及综合考虑现实经济社会发展状况和公众不同的社会需求，推动公共服务的供给模式多元化和供给手段科学化。

二、基本医疗卫生服务

"基本医疗卫生服务"这一概念可以追溯到温斯洛（Winslow，1920）首次提出用于公共卫生健康改善的五类干预措施：健康教育、环境卫生、传染病控制、医院的早期诊断治疗和保证每个人能够享有健康的生活水平。在基本医疗卫生服务的内涵划定和服务范围方面，我国学术理论界存在诸多不同角度的探讨。程谦（2003）认为公众在经济上能够承受的成本低廉、在身心上有力促进健康并且与经济社会发展相适应的医疗卫生服务，就是基本医疗卫生服务。陈竺（2008）认为，我国基本医疗卫生服务包括公共卫生服务和医疗卫生服务两大领域，其中公共卫生服务包括妇幼保健、疾病的控制和预防等，而医疗卫生服务包括疾病诊断、重症治疗、健康恢复等。杨永梅（2009）提出，基本医疗卫生服务是以满足居民健康需求为导向，使用政府财政投入及其他公共资源而形成的切实保障居民健康的医疗卫生服务。关于基本医疗卫生服务的界定虽然讨论不一，学术界的学者们对于其研究重点和侧重方面都有不同，但大部分学者都认同基本医疗卫生服务是基本公共服务中的重要组成部分且占据重要地位。

笔者将基本医疗卫生服务界定为，政府在综合考虑经济社会现状和未来发展的基础上，从满足居民最基本的健康需求和切实保障居民卫生健康的角度出发，向全社会提供医疗卫生资源和医疗卫生救助的公共服务。基本医疗卫生服务包括临床医疗服务和公共卫生服务两个组成部分。公共卫生服务通过公共传染病的预防、公共卫生的维护与卫生资源的改善来提高人民群众的总体健康水平，并且确保公共卫生环境能够不断优化。临床医疗服务主要是针对各种人体疾病，尤其是对危害患者身心健康、对患者造成生命威胁的病症进行综合诊断和有效治疗，使病患身心重新回到正常的健康状态的服务过程。基本医疗卫生服务包含多方面的内容，其在特征上集中表现为以下几点：

首先，具有共享性。以满足社会大众卫生健康需求为目标的基本医疗卫生服务，不仅惠及全民，确保全体社会成员得到基本医疗卫生服务保障，而且具有强大的外部效应与区域溢出效应，发达地区的高质量基本医疗卫生服务亦能带动经济欠发达地区的基本医疗卫生服务的发展。我国的法律要求及公民的权利保障，使得社会成员在偏好禀赋、经济状况、身体健康等方面均存在差异的情况下也能平等的获得享受基本医疗卫生服务的机会，并且在这相同的公平机会下，获得同等数量和同等质量的医疗卫生服务。

其次，具有非排他性。基本医疗卫生服务在政府的提供和公众的享用过程中所产生的总体利益被社会成员所共享，而非由某个群体或某种个人单独享用，由此表现为基本医疗卫生服务的非排他性。不能因为社会成员在社会地位、身份象征、经济情况、职业现状、民族背景和宗教信仰方面的不同而影响其平等享用政府提供的卫生计划免疫、传染病监测、公共卫生安全事件预防与控制等服务的机会。同时，居民不得通过任何途径来阻止甚至侵犯社会其他成员获得同样的卫生服务待遇和健康权益。

再次，具有无选择性。政府根据现实经济社会发展状况和社会公众卫生健康水平向社会提供基本医疗卫生服务，其产生的社会福利和公众效益由所有社会成员所共享，社会成员作为基本医疗卫生服务的接受者一般来说没有进行社会效益选择的余地。切实保障社会成员的生命健康、维护好广大社会民众的切身利益，是政府的重要职责，也是政府有效提供基本医疗卫生服务的基础所在。为了让基本医疗卫生服务产生更大的公众效益和社会福利，政府往往使用强制性的政策制度和灵活性的实施手段将基本医疗卫生服务有效落实。

最后，具有非竞争性。基本医疗卫生服务作为一项公共服务的子项目存在，自然具有公共服务所特有的非竞争性。非竞争性是指一个消费者对一种商品的消费不会减少其他消费者对该商品的使用，即不同的消费主体在同一消费商品面前不存在主体之间的利益冲突。个人消费或群体享用基本医疗卫生服务的同时并不会影响甚至阻止其他个人或群体的使用，不同个人和群体在享受政府提供的基本医疗卫生服务时不存在相互竞争的关系。随着经济水平的提高、制度不断完善和财政支出改革，政府在基本医疗卫生服务供给的覆盖面广度和实施力度持续加强，所产生的社会福利、公众效益和群众健康满意度、生活幸福指数亦稳步提升。

三、基本医疗卫生服务均等化

"均等"与平等、正义（公正）、公平等紧密相连。相对而言，平等倾向于权利与义务的表达，尤其是在法律制度的表现形式下，其平等的权利与义务使得法律制度体系行之有效；正义（公正）针对制度设计、规则评判、实施手段和服务效果要坚持正义（公正）化，同时在涉及人的尊严价值体现、自由全面发展的层面上具有更进一步的精神追求；而公平则强调针对人们的思想和行为按照法律准绳、道德规劝、政策制度等来进行再调节和再规范。西方的学术理论中，"均等化"的思想起源较早且研究相对丰富，在英国新自由主义、费边社会主义、凯恩斯经济学、福利经济学、新剑桥学派和德国新历史学派等诸多西方经济学流派中都有"均等化"思想的踪影，而在这众多的经济学派中，新剑桥学派和福利经济学对于"均等化"的表达和阐述较为鲜明。这两派都较多地把均等与收入或财富的分配联系起来，着重关注的是结果的不均等，通常被反对者称为"经济平等主义"或结果主义。此后众多学者在财政学的研究中，逐渐将财政转移支付与均等化紧密结合，由此衍生出财政均等化这一重大命题。建立在财政支出基础之上实施的基本医疗卫生服务，其基本医疗卫生服务均等化的相关研究亦成为学术热点。"均等化"放弃了传统的绝对平等相同无差，指的是经过统筹协调和各方调整达到的平衡化、均衡化状态。现实社会中完全的均衡、绝对的相等总是难以实现，均等化表达的是以实现社会公平与正义（公正）为导向的一种相对均衡。随着国家经济社会发展水平与人民生活水平的提升，公众群体对于公共卫生健康的要求也随之不断变化，政府提供的基本公共服务处于动态发展和逐步优化的状态，由此基本医疗卫生服务均等化在内容范围、实施手段、制度标准和评估体系方面亦不断调整和完善。

在国内大部分学者的理论研究和文献表述中，基本医疗卫生服务均等化应包括机会的均等和结果的均等两个方面（安体富等，2007；常修泽，2007；高萍，2015）。陈竺（2008）认为，"人人享有基本医疗卫生服务"是我国医疗卫生改革的战略目标，全体国民范围内的"人人享有"指的是每一位中华人民共和国公民不论性别、年龄、收入、职业和家庭状况等方面的差异都能通过平等的享受机会来获得同质同量的医疗卫生服务。杨永梅（2009）认为，公众群体、城乡区域之间基本医疗卫生的服务水平和供给质量应协调推进、发展大致相当，政府根据区域内经济社会发展和居民保障标准为公众争取均等的机会和结果，并且具有充分的选择自由来享用基本医疗卫生服务，共同组成基本医疗卫生服务均等化。孙德超（2018）认为基本医疗卫生服务均等化主要包含以下五类公平：（1）可及性公平。享受医疗卫生服务的任何公民，其在基本医疗卫生资源的可及性上都应具有同样的获取机会，然后进行同等数量和质量的享用；（2）相对公平。均等化不等同于传统的绝对公平，社会公众的差异性普遍存在，均等化的建立不是在消除个体异质性的基础之上，而是尊重个体共性和异质性共存的相对公平；（3）资金投入公平。医疗卫生财政的投入并非是指财政资金的统一具体金额，而是各级政府应根据区域内经济社会发展情况和当地医疗卫生需求状况进行科学财政支付，在财政投入的支出比例、结构上相对均衡；（4）筹资公平。在社会中不同经济地位的群众对于医疗卫生的筹资工作应有不同的责任与义务，处于经济地位弱势的群体应该较少承担甚至免于承担医疗卫生服务支出责任。（5）资源分配公平。医疗卫生的公共属性决定其资源的分配应由政府统筹科学分配，政府应确保在资源分配过程中坚持公平与效率的原则，促进医疗卫生资源配置高效和结构优化。

笔者认为，基本医疗卫生服务均等化指的是全体公民在其享用基本医疗卫生服务的过程中具有享用底线、享用机会、享用结果的均等。政府在基本医疗卫生服务的供给过程中，不仅应确保服务水平的大致相当，还要保证其制度安排具有"一视同仁"的效果，即公民在享用上具有均等的机会。基本医疗卫生服务均等化并不代表全体公众享有完全同质同量、毫无个体差异的医疗卫生服务，而是要在基本医疗卫生筹资活动的公平性、资源配置的公平性、可及范围的公平性和结果效用的公平性的整体中得以实现。首先是基本医疗卫生筹资活动公平。购买和享受医疗卫生服务的筹集资金不应在全体社会成员中以统一金额和平均分担支付进行筹集，而是要综合考虑社会中的不同收入现状、不同家庭背景和不同健康需求来进行个人支付能力的差异甄别，同一金额、相等责任的支付应在同等支付能力的群体之内施行。其次是基本医疗卫生资源配置公平，基本医疗卫生资源的高效整合和合理配置，不仅可以在传染病防治等公共卫生安全事件上发挥关键作用，还可以在公民疾病诊治等医疗卫生服务层次上发挥重要效果，满足居民卫生健康多样化需求。再次是基本医疗卫生可及范围公平。方便及时、易得可及、覆盖度广和均可承受的基本医疗卫生服务对社会公众至关重要，社会成员在财富实力、地域差异、社会地位方面存在差异，但具有相同基本医疗卫生服务需求的个体都应在其享用过程中确保公平。最后是基本医疗卫生结果公平。生命健康权是公众居民最基本的权利，而保证每一位社会成员对于生命健康权都能平等的享有就是基本医疗卫生服务均等化的本质。其效用结果的公平特征，表现为健康指标结构的公平衡量，人均寿命的长短、疾病死亡率、妇幼保健水平等综合构成医疗卫生的投入结果指标体系，从而对基本医疗卫生服务均等化进行有效的实施结果衡量。

第二节 马克思主义公平理论

一、马克思主义经典作家的公平观

在马克思主义经典作家的相关论述中，能找到基本医疗卫生服务均等化的理论依据。

首先，马克思社会公共产品理论对政府在基本医疗卫生服务均等化进程中的职责进行了探讨。马克思认为，若生产资料属于公有制，则社会的劳动总产品在分配过程中需要进行一系列扣除和调整，来达到社会再生产和社会成员公共消费的满足。"如果将'劳动所得'看作是劳动的产品，那社会总产品便可以理解为集体的劳动所得。在这里面扣除部分内容：一是用于弥补已经消费掉的生产资料的那一部分。二是用于扩大生产的那一部分。三是用于应对自然灾害、突发事故等一系列不可抗情况的后备和保险基金……总产品中剩余部分用作消费资料。在将这部分分配给个人之前，还需要从中扣除：一是和生产之间不存在直接关系的一般管理费用……二是用以满足集体需求的部分，如教育设施、交通设施……三是属于政府进行贫困救济部分，其包括为保障丧失劳动能力群体的生活所特有设立的基金。"[①] 这说明马克思在进行社会扣除理论集中表述的同时，也对公共产品本质、分配与社会存在发展的内在联系进行了相关阐述。公共产品的供给应与经济社会发展水平相适应，以满足社会共同利益需求为导向，在分配过程中，需充分考虑社会存在和发展的共同利益的社会需求，然后再综合考虑个体的消费需要和发展需求。在马克思主义理论框架中，公共需求应当和社会产品分配中的个人需求相互对应，"在任何社会生产中，总是能够区分两个部分，一个部分的产品直接由生产者及其家属用于个人的消费，另一个部分则始终是剩余劳动的那个部分的产品，总是用来满足一般的社会需要，而不问这种剩余怎样分配，也不问谁执行这种社会需要的代表的职能"[②]。上述阐述可以总结为，马克思是从公

---

① 马克思思格斯选集：第3卷 [M]. 北京：人民出版社，1995：92.
② 马克思思格斯选集：第3卷 [M]. 北京：人民出版社，1995：106.

共产品的整体供给和存在目的的角度出发，以满足社会存在和发展的共同利益需求为目的的公共产品，其特殊性在个人禀赋、偏好和消费差异上能够得以体现。部分社会成员在医疗、教育、文化等方面的需求是难以单纯通过按劳分配原则来满足的，不同个体的经济地位、社会背景和健康状况总是存在差异。恩格斯认为，"某种经济的社会的职能总能构成一切政治权力的基础"①。政府应该充分发挥其行政作用和政策效果，利用其社会职能实施公共服务高质量供给。

因此，政府需要执行公共事务管理职能，运用公共权力对资源进行再分配，维护社会成员生存和发展的基本权利，满足社会成员的公共需求，关注和保障社会弱势群体的合法权益，有效降低因社会不公而导致的"相对剥夺感"。由于基本医疗卫生服务作为一种公共产品，完全的交由市场运营会导致基本医疗卫生服务的市场失灵，在没有政府的主导负责下仅凭市场机制的作用不能有效实现医疗卫生资源的合理配置。方便及时、公平高效的基本医疗卫生服务必须依靠政府的权威性和行政权力来主导执行。

其次，马克思、恩格斯在对杜林平等观的唯心主义先验论予以批判的基础上形成了社会发展的公平理论，进而对基本医疗卫生服务均等化的价值取向进行了阐述。"平等的观念，本身是一种历史的产物，这一观念的形成，需要一定的历史条件，而这种历史条件本身又以长期的以往的历史为前提。"②公平应建立在某一特定历史阶段和特定社会阶层基础之上，超越某种历史阶段和忽视人的发展阶层将掉入唯心主义的陷阱，从而违背了历史唯物主义和辩证唯物主义的思想，得不到正确的现实经济关系与主体利益关系的观念评判。马克思在《共产党宣言》中提出"要实现所有人的自由发展就先要实现每个人的自由发展"，"自由人联合社会"的实现需要依靠社会的公平正义。马克思的公平正义观从生产方式与生产力的关系出发，认为社会的制度与生产方式是否相适应是社会公共服务公平与正义的评判标准。"当一种生产方式处在自身发展的上升阶段的时候，甚至在和这种生产方式相适应的分配方式下吃了亏的那些人也会欢迎这种生产方式。"③生产方式提高使社会财富增加，则这个社会的每个人都能获得发展机会，即便是处于不利境遇的人也一样可以公平享有社会发展成果。

从马克思的相关论述中可以看出，马克思主义公平正义思想的终极目标是实现人的全面发展。社会公平的重要作用就是使得社会拥有一个和谐稳定、井然有

---

① 马克思恩格斯选集：第3卷［M］．北京：人民出版社，1995：222.

② 马克思恩格斯选集：第20卷［M］．北京：人民出版社，1995：258.

③ 马克思恩格斯选集：第3卷［M］．北京：人民出版社，1995：491.

序的环境与秩序，确保每个社会成员的个人生存和发展权利得到充分体现。因此，政府要创造条件满足广大人民的发展需求，切实保障公民的合法权益，维护社会成员的人格尊严。现阶段，我国医疗卫生改革全面深化，以"人人享有基本医疗卫生服务"为目标导向，加强城乡居民的服务覆盖面广度和供给力度建设，完善服务指标体系和促进制度结构优化，强化政府服务型的主导职能和财政及政策投入，重点对社会特殊弱势群体进行特别关照和政策倾斜，让改革发展成果惠及全体人民。

最后，基本医疗卫生服务均等化的实现路径在马克思主义发展观中得到相关论述。《德意志意识形态》中提到，"因此第一个历史活动就是生产满足这些需要的资料，即生产物质生活本身，这是人们从几千年前直到今天单是为了维持生活就必须每日每时从事的历史活动，是一切历史的基本条件"。"通过社会生产，不仅可能保证一切社会成员有富足的和一天比一天充裕的物质生活，而且还可能保证他们的体力和智力获得充分的自由的发展和运用。"在马克思看来，社会在不同的矛盾运动中得以发展，而推动矛盾运动的决定性力量源于社会生产力，因此大力发展生产力可以很好地实现物质文明建设，进而达到公平分配，为人人共享改革发展成果、实现人的全面自由发展奠定坚实的物质基础。

二、中国共产党历代领导集体的公平观

坚持和发展社会公平正义，切实保障广大人民的共同利益是中国共产党一直以来工作的重中之重。社会公平观理论体系在中国共产党历代领导集体中有着不同角度的认识和实现方法，历代领导集体都在继承前一代领导集体的公平观理论体系的基础上进行更深层次的创新和发展，并随着我国国情和世界发展状况的动态变化而不断进行优化与完善。

1. 以毛泽东同志为核心的党的第一代中央领导集体的公平观

在新中国成立初期，以毛泽东为核心的党领导集体结合我国现实国情、群众生活水平和国际环境状况，提出将"平等"作为治国理政的核心理念。以毛泽东同志为核心的党的第一代中央领导集体认为，实现社会公平的主要目标是达到共同富裕，合理的政治制度和经济制度是实现社会公平的重要保障，权利公平、机会公平和分配公平是社会公平思想的重要组成部分。

首先是权利公平，权利的公平是实现一切公平的基础。权利公平要求广大人民群众不能因为性别年龄、职业收入和社会地位等方面的差异而在政治经济、医

疗教育、社会保障等体系受到不公平的权利对待表现，基本权利的公平享有是社会公平的首要表现。政治上，早在抗战时期，毛泽东就创造性地提出了要"保证一切抗日人民（地主、资本家、农民、工人等）的人权，政权，财权及言论、出版、集会、结社、信仰、居住、迁徙之自由权"[①]。后又针对传统的男尊女卑思想提出了一系列保障女性基本权利、有效提高女性社会地位和促进男女平等的重要理论，如"妇女要同男子一样，有自由，有平等……女子有办事之权，开会之权，讲话之权"[②]。经济上，毛泽东认为广大人民在生存发展、工作劳动等领域应该公平的享有基本权利。早在 1922 年 5 月中国共产党成立之初时，毛泽东在湖南《大公报》上刊文呼吁对于劳工的生存权、劳动权和劳动收益权三项权利的切实保障。新中国成立初期，国家经济处于恢复发展之时，毛泽东创新性地提出人民当家作主、劳动者依法享有管理国家的权利，包括依法管理、监督企业等，"没有这种权利，劳动者的工作权、休息权、受教育权等等权利，就没有保证"[③]。文化教育上，毛泽东认为人民依法享有创造、享受文化的自由和接受教育的权利。人民群众是历史的创造者，同时也是社会文化的创造者，自然有权利依法享受自身创造出的文化成果。同时，人民群众在教育培养上的受教育权应平等享用，不能因为阶级背景、社会地位等影响甚至剥夺公民的受教育权。

在权利公平的基础上还要保障机会的公平。一是男女机会的公平。自古以来的男尊女卑思想都是激化社会矛盾的重要因素，阻碍社会的发展。而男女平等的社会地位和社会待遇将很好地促进社会进步，保障女性在工作教育、参政行权、言论表达等方面的权利与男性平等，是促进男女机会公平的重要举措和集中表现。二是群众与干部机会的公平。干部坚持从群众中来，到群众中去的工作方法和思想路线。与群众之间只有职业之分，没有高低贵贱之别，广大党员干部不能脱离群众，人民群众在获得机会方面和领导干部应该是相等的。三是代际之间的机会公平。论资排辈、上尊下卑的封建等级思想使得资历老、辈分高的人群比年轻人群更具机会优势，导致社会机会获取不公平，阻碍社会进步。解决代际机会公平问题，应拓宽言论发声渠道，充分发挥年轻群体的思想活力，反对封建迂腐、老朽落后的思想文化和社会风俗，从而促进社会健康发展。四是反对特权。不同社会阶层应该享有相同的机会权利，不论是官是富，在政治、经济、文化、教育、医疗等方面都不该享有特权。新中国成立初期，毛泽东提出将干部子弟学

---

① 陕甘宁边区文化协会第一次代表大会宣言 [R]. 宁夏回族自治区档案馆藏，1940：1 - 68 - 15.
② 毛泽东文集：第二卷 [M]. 北京：人民出版社，1993：128.
③ 毛泽东读社会主义政治经济学批注与谈话 [M]. 中华人民共和国国史学会印，1997：25.

校统一废除，干部子弟与群众子弟应平等接受教育，共同享受新中国的进步发展红利，坚决破除干部特权、官僚问题带给社会的矛盾与弊端。

在实现共同富裕的奋斗道路上，保障分配公平是社会资源配置、维护社会公平的核心，实现权利公平和机会公平的同时，不能落下分配公平的推进。毛泽东坚决反对平均主义，平均主义在太平天国运动时期就有深刻的历史教训。毛泽东认为"各尽所能、按劳分配"的分配原则才是维护社会公平、促进社会发展的正确分配方式。平均主义会助长滥竽充数、不劳而获的气焰，按劳分配、得其应得才能充分激发生产积极性和社会活力。20世纪40年代，毛泽东创造性地提出了平均地权与节制资本的新民主主义社会的发展模式。新中国成立初期，由于我国还处于经济社会恢复发展时期，个人在生产资料和劳动力水平上的差距较大，极易出现贫富分化的现象，国家投入大量精力，通过土地改革等方式使这一问题得以妥善解决。50年代末，平均主义思潮受到鼓吹，在社会文化思潮中再次泛起，刮起了一股以"一平二调"为主要内容的"共产风"，严重扰乱了社会经济秩序和农村经济工作。毛泽东对此严厉批评并重申："我们也必须首先检查和纠正自己的两种倾向，即平均主义倾向和过分集中倾向。所谓平均主义倾向，即否认各个生产队和各个个人的收入应当有所差别。而否认这种差别，就是否认按劳分配、多劳多得的社会主义原则。所谓过分集中倾向，即否认生产队的所有制。"[①]追求平均主义和过分集中主义都会对社会造成不可逆的不良影响，两种主义倾向均违背了马克思主义的价值法则和等价交换法则，与我们共同富裕的目标相背驰，极易造成社会分配结果不公平与社会矛盾的激化。只有确保公平的分配制度和分配手段，实现分配的过程公平，才能保证最终结果达到公平。高效合理且两者相互适应的政治制度和经济制度是实现社会公平的重要保障和基础，是达到共同富裕目标的有力保证。通过相关政策、法律法规明确人民在权利、机会和分配上的公平权益，使人民的公平权益享受政治法律的保护，有依有据，有章可循。

以毛泽东为核心的中国共产党领导集体的公平思想，在医疗卫生领域也有涉及，其相关表述主要体现在医疗卫生服务对象问题和资源分配问题。毛泽东认为，人民群众是医疗卫生服务的对象，要"面向工农兵"提供医疗卫生服务，"把医疗卫生工作的重点放到农村去"。从中可以看出，广大基层群众和农村群体是当时医疗卫生服务的主要对象。医疗卫生工作的重心在基层和农村逐步展开，大批城市医务人员奔赴农村、基层地区与边疆偏远地区，全国卫生工作中的人力物资、财政和其他重点医疗卫生资源向农村、基层逐步转移。20世纪60年代末，

---

① 毛泽东文集：第二卷［M］. 北京：人民出版社，1993：113.

我国的农村公共卫生事业取得重大进展，县、公社、生产大队三级医疗卫生机构在大部分农村区域层层矗立，城市卫生部门组织医疗队纷纷下乡参与农村防病治病，并培养了大量"赤脚医生"，有力地形成了基本农村医疗卫生网。农村医疗队伍在建设中不断壮大，到70年代末，我国国民卫生健康状况和卫生健康发展效果大幅提升，预期寿命等健康指标较早步入发达国家的水平行列。以毛泽东为核心的中国共产党第一代领导集体在医疗卫生建设工作中有力推动了我国医疗卫生的公平性建设，是我国基本医疗卫生均等化的思想雏形与初步探索。

2. 以邓小平同志为核心的党的第二代中央领导集体的公平观

以邓小平同志为核心的党的第二代中央领导集体，领导全国各族人民进行了伟大的社会主义现代化建设和改革开放，坚持对马克思主义公平思想和中国共产党公平思想的智慧结晶的继承与发展，并系统性地形成了中国共产党的社会公平思想理论体系。以邓小平同志为核心的党的第二代中央领导集体的社会公平观可概括为起点公平、分配公平和结果公平。

首先是起点公平。邓小平所说的起点公平指的是，每个人在享受社会生活和追求发展时的基本权益应该是公平的，不管是政治参与、经济活动，还是公共服务和发展机会等方面，群众的基本权益不应该遭到损害。邓小平认为，实现社会公平的第一步就得依靠起点公平，个人的发展追求应该建立在公平的起点上，倘若起点的公平性都无法得到保证，那在日后的发展过程中的差异性和不公平性将会越发明显，差距的鸿沟越拉越大，结果的公平性也就不复存在，更不用谈共同富裕的有效实现。群众在辛勤劳动中致富，劳动是人生存和发展的基本，从而在个人发展中实现人的价值，权益的公平获取应该建立在保证群众起点公平的基础之上。当大多数人通过劳动获得财富生产，资料和财产不再成为人们追求发展和富裕的主要依据之时，阶级固化的局面将被打破，社会财富也将从少部分极富群体流向贫困群体，贫富差距逐步缩小。马克思对资本主义生产资料私人占有的观点对邓小平起点公平的思想具有重要的启示作用。根据马克思的观点，起点的不公平表现为无产阶级与资产阶级的社会对立和财富不对等，生产资料私有制使社会的大部分生产资料归资本主义所有，而无产阶级不得不用自己的劳动力去承担资产阶级的剥削来换取自身的生存，这种起点上的不公平是资本主义社会矛盾激化的重要所在。因而，实现起点公平就必须要坚持贯彻马克思思想，坚决反对生产资料私有化的资本主义，推动社会主义生产资料公有制的发展与完善。

其次是分配公平。分配公平是指劳动者通过同质同量的劳动而获得的劳动成果，不会因其政治地位和经济地位上的差异而不同。邓小平的分配公平观点，主要形成于坚持和发展社会主义公有制经济的条件下，坚持以按劳分配为主体、多种分配形式并存的分配原则，反对平均主义和过度集中主义，共同保障广大人民群众利益的分配公平。在资本主义社会，由于其生产资料私有制的经济制度，在分配方式上存在公平性的丧失，资本家和劳动者的社会地位、经济地位严重对立，劳动者的剩余价值被资本家无情的占有，社会阶层的固化、贫富两极分化使得资本主义社会矛盾越发激化。因此，邓小平明确提出："贯彻落实按劳分配的社会主义原则，按劳分配就是按劳动的数量和质量进行分配，按照多劳多得，少劳少得的原则分配社会财富和劳动成果。"① 邓小平认为，在坚持以按劳分配为主体的同时，多种分配形式并存的分配制度也对社会公众利益同样重要。比如鼓励某个公众群体或者某个地区进行多劳多得率先步入富裕行列，但是先富并不代表在富裕行列一骑绝尘不对社会公众利益进行有效回馈，帮助其他的劳动者也步入富裕的行列。对一部分先富裕起来的个人，通过征收所得税等方式适当限制。利用税收等再分配手段，不仅可以有效地防止社会贫富差距逐渐扩大，还能利用税收收入进行社会利益的再促进。而平均主义否定了按劳分配，应当坚决抵制。邓小平认为，平均主义只是一种表面且虚伪的"公平"，个体劳动的差异性客观存在，追求平均主义只会浇灭劳动者积极劳动创造财富的士气，创造人人懒惰、人人贫困的社会困境，并且其对劳动是分配的标准尺度进行了根本上的否认。无论从事何种劳动，无论付出多少劳动，都得到相同的结果，那些诚实的劳动者无法根据自己对社会的实际贡献获得相应的报酬，这样的结果对于那些诚实的劳动者是极不公平的。

最后是结果公平。结合我国国情，在社会主义发展初级阶段，首先要求社会成员在劳动经济上分配收入相对平等，利用我国的分配方式和再分配调节的科学手段将贫富差距控制在一定的范围内并着力缩小，保障公民劳动结果的公平；等社会生产力发展水平达到一定高度，争取全体人民共同富裕得以实现，充分实现结果公平。结果公平最终体现于共同富裕。邓小平认为实现结果公平必须在大力解放和发展社会生产力的基础之上，实现社会财富的不断积累和生产物质的不断创造。邓小平还指出，某种群体和某个地区的率先富裕是社会财富积累和物质创造的重要途径，不仅能够示范致富引领作用，还有利于政府将社会财富和资源进行协调再分配，用于对贫困地区、弱势群体的财政援助和政策扶持。单单凭靠物质财富的积累来实现结果公平还远远不够，还必须要落实好公平的规则作为保障。民主化、制度化和法制化的优化建设就是对于规则公平同时要推进公平规则

---

① 邓小平文选：第二卷［M］. 北京：人民出版社，1994.

建设性的有力阐述。社会主义现代化建设需要民主来保障。推动民主化建设就要推进人民当家作主，同时还要认识到民主集中制的重要性。制度是实现规则公平的保障，而且规则有了制度的支撑才具有现实的意义。法制化建设是规则公平的基础保障。有了法律法规的依据才能起到真正的威慑作用，如果没有法律依据，就难以对违反、破坏规则的行为进行惩戒。因此，公平的规则必须依靠法制。

总体而言，在对社会公平的认识上，前两代中国共产党领导集体都将共同富裕作为社会公平的目标，强调保障人民的基本权利和社会公平。以邓小平为核心的中国共产党领导集体对中国共产党第一代领导集体的智慧结晶进行了继承和发展，在社会公平理论中的阐述覆盖面更广、理论更加深刻、细节更加突出，但受当时国情和改革开放浪潮的影响，其对于社会公平的观点基本主要集中在经济层面，没有突出强调医疗卫生等公共服务的公平。

3. 以江泽民同志为核心的党的第三代中央领导集体的公平观

以江泽民同志为核心的党的第三代中央领导集体有效地结合了我国发展国情和世界环境发展的变化，在中国共产党领导集体的公平思想上进行了进一步丰富和完善，对起点公平、分配公平和结果公平有了更加系统性和与时俱进的理解。

中国共产党领导集体对于起点公平的理解也包含权利公平和机会公平，但其内涵更加丰富，具体体现在政治、经济、文化（包括教育、医疗卫生、体育等公共服务）和代际四个层面。在政治层面，江泽民不但和党的前两代领导集体一样，认识到要保障个体之间享有公平的政治权利，更强调要确保不同群体尤其是各民族之间在政治上的公平。我国幅员辽阔、人口众多，且民族众多。由于历史条件等方面的差异，不同民族在人口数量、经济发展水平、文化受教育程度上都具有客观性的差距，但作为中华人民共和国的公民集体，都应该享有相同的权益，公平的享受新中国经济社会发展及改革的成果和伟绩。在经济层面，保障个体之间和不同群体之间拥有平等的劳动权利。不论在哪种性质的企业，在什么工作岗位上，他们的合法劳动权益和劳动成果都应该受到尊重，得到法律保护。在文化建设上，江泽民认为人民在文化、教育、卫生、体育上的权利要受到切实保障，从根本上保障全民族的思想道德和科学文化水平的有力提高。加强建设亲民、便民、利民的文化服务体系，文化教育、卫生体育等资源要有意识地向困难群体和困难地区倾斜。在代际方面，江泽民更加强调宏观发展和可持续发展问题，而不是代际之间社会资源掌握的公平问题。

实现社会公平，关键还在于分配的公平。改革开放使得我国经济实力、政治建设和国际地位得到空前发展和提升，但社会的平均主义和贫富差距过大等弊端仍然存在。党中央综合分析其原因，认为由封建思想传代下来的小农经济平均主义观、低弱的生产力、欠缺公平的市场竞争机制以及具有缺陷的收入调节体系是平均主义的根源。而收入差距悬殊是由于收入分配有效调控的力度明显不足、法律不健全给了少数人违法乱纪或钻政策空子的机会。同时提出，"平均主义和收入差距过大也是相互影响的。我们要克服平均主义，但分配差距过大恰恰妨碍了收入差距的合理拉开。因为收入差距过大会破坏社会公平……"①。江泽民在"以按劳分配为主体，多种分配方式并存"的思想观点上创新性地提出要"确立劳动、资本、技术和管理等生产要素按贡献参与分配的原则，完善按劳分配为主体、多种分配方式并存的分配制度，坚持效率优先、兼顾公平"②。这一认识不但从分配制度考虑，还强调分配要素在公平分配中的地位，同时明确了效率和公平的先后关系，对公平分配的认识更加细致和全面。在宏观分配问题上，提出要统筹城乡发展和实施西部大开发战略，促进城乡之间、区域之间的分配公平。优化城乡就业结构和进行产业结构合理调整，加快工业化和城市化的建设推进，创造更多就业岗位让更多劳动人口可以勤劳致富，并通过城市化的建设将农村人口转移到城市地区，促进农民的就业稳定和收入提升。同时推出"扶贫攻坚计划"等扶持政策，解决"三农"问题。在区域公平方面，经济发达地区带动经济欠发达地区的发展，特殊政策向落后区域倾斜，切实缩小区域间发展差距，推动东中西部协调发展。

在分配公平的认识问题上，江泽民认为其依然是实现结果公平的核心内容，但需要有经济建设和体制建设的全面保障。经济的高质量发展为实现共同富裕的目标奠定坚实的物质基础。江泽民提出发展是党执政兴国的第一要务，并指出："坚持贯彻党的富民政策，在发展经济的基础上，努力增加城乡居民的收入，不断改善人们的吃、穿、住、行、用的条件。"③ 另外，要强化体制建设支撑。一是要健全社会调节机制。由市场进行自发性的社会调节容易导致市场失灵和社会的不公，政府应在初次分配和再分配过程中更加合理地发挥其宏观调控作用，切实运用科学的方式解决好国家与地区、社会与个人、企业与员工之间的利益分配问题。针对农村和欠发达地区的建设促进应充分发挥行政干预、经济援助和政策扶持等运作效应，统筹城乡间、区域间协调发展；切实保障居民劳动就业的基本

---

① 江泽民文选：第一卷［M］. 北京：人民出版社，2006：162.

② 中共十六大. 全面建设小康社会，开创中国特色社会主义事业新局面［R］. 北京：人民出版社，2002：264.

③ 江泽民文选：第三卷［M］. 北京：人民出版社，2006：168.

权益，促进公民就业机制建设，提高居民劳动就业的满足感；通过税收调节等手段，依法保护合法收入，合理调节过高收入，对非法收入现象进行根本取缔和严厉打击。二是要推进政治和法律体制改革。加强社会主义法治建设，法律面前人人平等，坚持有法可依、有法必依、执法必严、违法必究。三是要加强社会保障体系建设。失业、养老和医疗等社会保障体系与民生利益息息相关，对提升居民的生活满意程度和幸福程度具有切实保障。健全失业保险和最低生活保障制度，确保失业人口基本生活权益和弱势群体的生存发展权益；优化养老保险制度，落实社会保障资金和养老金的发放；加强基本医疗保险制度建设，切实减轻弱势群体的医病经济负担。党的第三代领导集体对结果公平的体制保障的认识更加全面，进行了细节上的丰富和全局上的扩充，其所建立的体制保障也更加健全完善。

以江泽民为核心的中国共产党领导集体的公平观综合体现在"三个代表"的思想论述上。党的领导集体对于社会公平更好地从人的全面发展和利益保障出发，对于评价社会公平的标准从整体上看是否有利于人民、是否有利于社会，从部分上看，既包含了经济物质分配，也涵盖了文化教育、医疗卫生、体育等领域。其对社会公平本质的认识、评价的标准较于前两届党的领导集体更加深刻丰富。

4. 以胡锦涛同志为总书记的党中央的公平观

21 世纪以来，世界环境和局势有了较大变化，我国的经济实力和国际地位亦取得了稳步提升。在综合把握我国经济发展和社会建设、法律构建的基本规律之后，以胡锦涛同志为总书记的党中央强调必须坚持和维护社会公平正义。随着党的理论更加成熟和实践更加丰富，党对于社会公平的理解概括和重视程度有了更深层次的进展。在党的十八大报告中，胡锦涛明确指出要"逐步建立以权利公平、机会公平、规则公平为主要内容的社会公平保障体系，努力营造公平的社会环境"。

权利公平是以胡锦涛同志为总书记的党中央公平思想的重要组成部分。随着我国发展进入新阶段，党的第四代领导集体对于权力公平的认识和实现途径都上升到了新的高度。这一时期，权力公平的内涵可以概括为：个体对于应得权利具有相同的主体资格，所有人的权利都不能被不公正地剥夺或限制。其中，应得的权利既包括政治、经济、文化、卫生、体育的权利，还包括知情、自由、言论、行为等方面的权利。而且，将权利公平的实现提高到国家法治和义务的高度。一是要以法保权，保证公民权利平等。胡锦涛指出，不仅要全面依法治国，充分利用国家宪法和法律体系的权威性和行政力来保障广大人民群众的合法权利，还要反对特权意识、权贵风气，确保每位公民的权利是相同的，是对等的。没有人能够比其他人多出任何一项权利，也没有任何人可以牺牲他人权利为代价来行使权利，权利之间没有先后之分。二是要将国家的公用权力有效的关进制度的"笼子"，通过建立健全各项制度，使国家权力的行使得到有效的制约，公正地衡量人民的权利与公权力，充分保障人民的权利。三是要切实优化政府行政管理模式，发展环境的良好创造、社会正义的有效维护和公共服务的优质供给是政府职能的有力落实。要明确政府的职能和权力，既不失职无为，也不占用、干预人民和国家其他权力机关的正当权利。适当放权让权，避免过度管制造成反作用效果，逐渐从事事都管、万事做主的政府转变为权力有限、服务为主的政府。

一个公正的社会应当赋予每位社会成员公平发展的机会，使每位公民拥有同等条件和均等机会来把握"机遇"。机会的公平需要依靠发展机会的公平，人民群众在发展机会的公平基础之上才有更宽阔的空间和更优越的条件来进行自我能力和自我价值的实现。胡锦涛指出，应该坚持社会公平正义，着力促进人人平等获得发展机会。首先要求社会不断促进机会开放和个体竞争，将公共资源公平地分配到每位有需求的公民手中，从而使每位公民都能充分发挥自身潜质、获得成就自己事业的机会。其次要实现市场准入机会的公平。我国的基本经济制度和现行的经济发展，客观上需要不同规模、不同性质的经济主体拥有平等的市场准入机会，从而实现经济市场的繁荣和经济社会的发展。最后要通过宏观调控，创造机会公平。胡锦涛认为，利用财政、税收等宏观调控政策扩大转移支付、打破经营垄断，能够为人民群众创造积极的机会公平条件。这使得人们不再需要将大部分十分有限的资源投入这些基本事项以保障日常生活，而是可以将这些资源用于获得更多的机会，从而间接地促进创造机会公平。以胡锦涛同志为总书记的党中央不仅仅停留在对机会公平的认识，更是注重从可行性和实践性出发，探索机会公平的实现方式。

以胡锦涛同志为总书记的党中央的公平观主要体现在规则公平方面，其具体表现为：所有社会成员在参与社会活动的过程中都要遵守同样的规则，任何人都不能破坏规则，或者在规则面前有任何特权。首先，法律是最为基础的规则，是所有规则的保障和底线，法律面前人人平等是实现人人在规则面前平等的重要现实依据和有力保障。"规则"歧视不仅存在于地域、阶层之间，在性别、年龄等方面也有其踪影，社会的公平性欠缺容易激发社会矛盾，破坏社会福利，其需要加强立法的公平性建设。公正的立法代表的是广大人民的根本利益，如果立法是不公正的，那么所立之法就会倾向于少部分立法人的利益，法律不但不能体现国家意志，成为维护社会公平的利器，反而变成最大的不公平因素。因此，要加强立法的公平性和公正性，确保法律自身是公平公正的，才能使法律更好地保障所有社会成员的正当权益，维护社会规则公平。其次，要实现党员和非党员在规则面前一律平等。在党规党纪和宪法法律面前，所有党员一律平等，不能因为党员的身份违法乱纪、破坏社会公共集体利益。在国家的繁荣发展和社会的稳定进步方面，尽管党员担负重要职责和做出重要贡献，但这不能成为党员拥有特权或者破坏规则公平的理由。在党内，不论地位多重、官职多高、权力多大，都不能违反党规党章，不能破坏社会公平规则，否则都将毫无例外地受到纪律处分和法律制裁。最后，要建立健全相关机制来切实维护好规则的公平建设。从法律上，全力保障司法裁判的公平正义，推进公平执法、正义执法，确保法律监督的公平公正；从制度上，加快推进政治制度改革，建立健全公平公正的政治制度，进一步完善经济制度的公平性建设，提升文化制度建设的公平性；从政策上，加强集体理性权衡机制建设，更好地推动公共政策的实施力度和覆盖广度，同时建立健全政策公平的衡量机制。

以胡锦涛同志为总书记的党中央不但从权利公平、机会公平和规则公平三大维度出发深刻总结社会公平的内涵和意义，对于分配公平和结果公平也有创新性的见解，其主要体现在人民能够公平地分配到社会发展的成果和财富。其中，社会发展的成果既包含物质财富，也包含医疗卫生、文化教育等公共服务。社会公平的实现具有历史条件性和客观约束性，其中经济发展水平、政治建设力度和社会秩序维护程度对社会公平的实现具有重要影响，而生产力的发展水平对社会公平的实现方式和实现程度具有关键制约力度。我国处于社会主义发展的初级阶段，分配和结果的公平必须通过发展来实现。党的十七大报告指出，"要通过发展增加社会物质财富、不断改善人民生活，又要通过发展保障社会公平正义"，通过发展提高社会经济水平，不断提高物质和公共产品的生产创造能力，从而丰富社会财富和资源，实现分配公平和结果公平。党的十八大报告明确"初次分配和再分配都要兼顾效率和公平，再分配更加注重公平"。其不仅体现了初次分配和再分配对于分配和结果公平的重要性，还理清了公平和效率的关系，从而更进一步地提高了公平在分配中的重要程度。经济社会的快速发展，必然使得先富起来的部分群体有了财富的积累和再次创造更多财富的经验，对此必须采取一系列措施，不但要着重调节过高收入，整顿取缔各种灰色收入和违法收入，更要着重利用财政、政策等手段提高低收入群体的收入水平和弱势群体的社会保障最低标准。同时，公共产品均等化的供给在经济社会建设中具有重要地位。公共服务供给的不公平和全体享用的不对等在我国较为严重，较富有的群体享受着极高的福利待遇，而相当一部分较为贫穷的群体连基本的公共产品需求都无法得到保证，这对个人和社会整体的发展都是不公平的。随着社会发展，人民对文化教育、医疗卫生的重视程度日益提高，对这一系列公共产品的需求也日益增加，这是我国社会公共服务建设的当务之急。对此，党的十六届六中全会通过的《中共中央关于构建社会主义和谐社会若干重大问题的决定》提出要"完善公共财政制度，逐步实现基本公共服务均等化"，利用公共财政的援助力度和制度政策的扶持力度强化公共服务的高质量供给，在教育、医疗和社会保障等公共服务的均等化建设方面进行全面深化，充分保障人民在公共服务产品享用层面的分配公平。

以胡锦涛同志为总书记的党中央，将社会公平的地位推到前所未有的高度，明确地将公共服务纳入社会公平建设，对社会公平这一命题进行了全面化的认识和系统性的实践。其公平思想，是对马克思主义公平观和中国共产党往届领导集体公平观的继承延续基础上进行的与时俱进的创新发展，对促进经济社会高质量发展，维护社会公平正义具有重要意义。

5. 以习近平同志为核心的党中央的公平观

党的十八大以来，以习近平同志为核心的党中央在全面深化改革开放、全面推进中国特色社会主义现代化建设方面取得了重要进展。党的十八大报告提出了要"逐步建立以权利公平、机会公平、规则公平为主要内容的社会公平保障体系"等一系列富有创建性的公平思想观。

权利公平体现在公众生活的方方面面，是公民依法有序进行政治参与、经济活动、生存发展的重要保障。随着我国经济社会的发展和公民受教育程度的有力提升，人民群众对政治权利的保护、社会公平的意识和生活发展的需求随之不断增强。一方面体现出我国法律意识建设取得一定进展，另一方面居民在日常生活、工作劳动中的发展水平得到有力优化。但社会中权利歧视问题并没有随着经济社会的实力增强和人民生活水平的提高而消失殆尽，反而在某些领域日益凸显。相当一部分社会成员由于性别年龄、健康状况、地域文化等方面的原因，在政治参与、经济活动、医疗卫生、文化教育、社会福利等公共领域其权利难以得到有效保障。针对此类社会矛盾，习近平明确提出，党和国家首先要加强法律制度建设来依法保障全体公民的人身权、财产权、基本政治权利等各项法定权利不受侵犯，尤其是要保障农村人民和部分弱势群体的权利。以习近平同志为核心的党中央认为权利的内涵包括政治、经济、文化、教育、卫生、养老、社会保障等方面，对人民群众进行社会生活、参与社会活动的所需权利和应得权利进行了全面覆盖；将保障人民权利，实现权利公平明确地归为党和政府的职责所在，体现了党和政府保障人民权利和维护权利公平的决心。而且利用国家宪法和其他法律的权威，以法律保障人民的根本权利，再一次将权利公平上升到国家法律的层面，使权利公平的实现有法律的依据和现实的保障。

机会公平是社会公平的起点，机会的平等可以保证每个社会成员在自由选择、生活发展和社会分配等方面获得最终结果的公平，假使机会的公平在社会中都得不到有力保障，那么权贵思想、特权阶级将促使社会矛盾的严重激化和社会秩序的严重破坏。习近平指出，"生活在我们伟大祖国和伟大时代的中国人民，共同享有人生出彩的机会，共同享有梦想成真的机会，共同享有同祖国和时代一起成长与进步的机会"[①]。"三个机会"的提出总结性地概括了人民群众在政治参与、经济活动、文化教育、社会保障等方面所享有的机会，是我们党对机会公平更加系统、更加全面、更加凝练的深刻理解。实现"三个机会"中所表达的共同享有首先需要保证人人在基本生活上享有平等的机会，习近平指出："如果升学、考公务员、办企业、上项目、晋级、买房子、找工作、演出、出国等各种机会都要靠关系、搞门道，有背景的就能得到更多照顾，没有背景的再有本事也没有机会，那么机会公平和社会公平就无从谈起。"[②] 因此，社会公众的各项参与机制要加强完善，透明化、平等化、科学化和高效化建设齐头并进，让公民的公平竞争参与充分涌动，杜绝权贵特权和排除机会垄断，确保每一位社会成员不论他们是来自城市还是农村，家庭背景是优越还是普通或是其他方面存在差异，都能够在获取社会公共利益、享用社会资源和个人自由发展等方面得到公平的机会。

实现社会公平的又一基本条件和必要保障是规则的公平。其是指对于社会规则的内容和遵守是公平公正的，不论社会地位和经济地位是高是低，每个社会成员都遵守完全相同的社会规则，破坏社会规则都受到完全相同的惩罚。为此，国家要健全公平规则，适时修改规则，填补规则的漏洞，确保规则能够与国家发展相适应，确保规则面前人人平等。强化对群众的权利司法保护，加大公众法治意识、法治工作和法治手段宣传，支持鼓励公民采取正确、科学、合法的手段对自身权利进行维护，同时要严格制裁、惩戒任何违法、违宪的行为及思想动态。加快市场经济体制的完善与优化，在发展好公有制经济的同时，也要切实保护好非公有制经济的合法利益，着力破除非公有制经济的各项不合理限制和规定，营造市场公平的运营环境。加大对非法经营、非法集资、非法垄断等破坏市场规则的查处，着力消除各种不合理的贸易壁垒、地方经营保护和灰色贸易，建立健全生产要素公平交换、居民自由消费、企业公平竞争的现代化市场公平交易体系。在

---

① 十八大以来重要文献选编（上）［M］. 北京：中央文献出版社，2014：215.
② 十八大以来重要文献选编（上）［M］. 北京：中央文献出版社，2014：261.

城乡问题上，要破除城乡二元结构，抵制对农村的户籍歧视，取消城市户口的不合理优惠，解决城乡资源分配不均等问题。

在分配公平和结果公平问题上，以习近平同志为核心的党中央也有更加深刻和全面的认识。首先，全面深化改革。我国经济发展进入新常态，有力推动供给侧结构性改革有利于全面激发劳动技术、资源创新、生产管理等要素的活力，推动我国经济高质量发展，为实现社会的分配公平和结果公平提供坚实的物质基础。此处"物质基础"的概念不单单是经济基础，还包括文化教育基础、医疗卫生基础、生态环境基础等。值得注意的是，党的往届领导集体对于公平物质基础的理解都限定在人类社会财富的范围内。但随着我国生态环境等系列问题日益突出，社会经济水平的提高和居民生态保护意识的增强，干净优美的居住环境和良好的自然生态越来越成为人民的生活向往。经济社会的高质量发展与生态环境的保护成为政府工作、企业生产和居民消费的重中之重，这说明国家要真正促进全社会的发展，积极创造由人类社会财富和自然生态财富共同组成的物质基础，才能真正满足人民的需求。其次，实现分配公平和结果公平也需要制度的保障。习近平认为不论在什么发展水平上，制度都是社会公平正义的重要保证。习近平指出，加快深化收入分配制度改革和收入分配体系结构优化，充分保障人民合法劳动收益和正当劳动成果的有效获取；全面推进就业、医疗、教育等民生领域的制度创新，促进社会公共资源被全民高效享用的同时合理流向弱势群体和贫困群众，把落实公平分配制度、增加人民收入和福利、缩小城乡之间和群体之间的分配差距、规范分配秩序作为党和国家的一项长期重要任务来抓。尤其是在教育和医疗领域，要深化教育领域改革，大力推进教育公平，加强弱势群体的教育保障；要把"人民健康兜底"放在医疗卫生改革的战略地位，切实保障广大公众的公共卫生健康合法权益，建立健全更加科学公平、高效便捷、惠及全民的医疗保险制度。在丰富医疗卫生资源的同时，要推进医疗卫生的"全民可及性"建设，把医疗卫生资源更多地引向弱势群体和贫困地区，着力加强针对社会弱势群体和偏远贫困地区的医疗诊治服务力度和医疗保险专项计划；要破除"以药补医"等医患之间的不公平现象，促进医疗卫生领域的资源分配公平和权利公平。

以习近平同志为核心的党中央坚持和创新了马克思主义的思想指导和中国共产党历届的思想智慧结晶，立足我国现实发展阶段和综合国际地位，针对我国现实社会主要矛盾，有力提出把切实维护好人民群众的根本利益作为实现社会公平的出发点，把切实增进人民福利作为实现社会公平的落脚点，将维护好、促进好、发展好社会公平作为社会主义核心价值的不懈追求和实现目标。更深层次、更全面、更系统、更具有前瞻性的丰富发展了社会公平理论，对实现中华民族伟大复兴中国梦具有根本性的理论指导和实践指导作用。

中国共产党的公平思想是马克思主义公平理论的有力创新和优质发展，没有使用"照搬照抄"的借鉴模式，而是一切从实际出发，针对中国的国情特殊性、发展动态性和时代变化性进行辩证的、有机的深度融合，并且在一次次的创新发展中形成一套具有中国特色、汇集中国智慧、符合中国模式的社会公平理论思想体系。独有的民本思想为中国共产党一脉相传又与时俱进的公平思想和公平理论奠定了坚实的思想基础，人民当家作主、全心全意为人民服务等思想充分体现了人民对于中国共产党工作、发展的重要性。中国共产党诞生于中国战乱年代和民族危难时刻，诞生于中国本土文化和外来民主主义思想浪潮的碰撞交汇期，历史的残酷、人民的疾苦和国家的危难让中国共产党深刻明白只有依靠广大的人民群众进行抵御外来入侵、打倒封建军阀、民族解放运动的伟大革命才能真正做到国泰民安，广大人民群众的根本利益才能真正得到有力维护和充分保障。中国共产党的民本思想是中国传统文化中民本思想的优秀传承，同时坚持马克思主义思想的有效指导和有机结合，在革命斗争和改革实践中逐步发展提出了"全心全意为人民服务"的党的宗旨和"中华人民共和国的一切权力属于人民"的法律原则，充分体现出人民群众在我国政权建设和执政体系中的至关重要程度。我国公共服务供给正是在中国共产党人独具特色的民本思想和公平思想的理论指导下发展和完善起来的。新中国成立后，中国共产党"不仅讲得民心，而且讲保民权"，人民的权力得到法律保障，有了法理依据和制度前提。在充分保障和有力实现人民权利的建设上，我国在公共服务供给体系改革中将保障和改善民生作为重大战略目标的首要战略定位，切实改善公共服务供给质量、解决人民群众公共利益矛盾、增进现代化社会人民福祉。

基本公共服务均等化程度代表着全体公民在社会公共服务中享用的质量与效果，是人民群众在新时代改革建设发展中的成果共享的集中体现，是一个具有阶段性、动态性、持续性的逐步推进的过程。应在经济社会发展和人民切实需求的综合考察之上进行基本公共服务供给范围和服务水平的确定，最有效地推进公共服务高质量供给和全体社会成员的高质量享用。当前，我国仍处在社会主义初级阶段，全面深化改革进入深水期，区域、城乡发展的失衡性还比较突出，公共服务体系建设还不够完善，公共服务的供给结构还有待优化，财政支出投入效果还需要提高，对于全体社会成员的多样化需求还不能尽数满足。而随着我国社会经济的不断发展以及法律体系、相关机制体制的不断完善，基本公共服务范围在逐步扩大、力度在持续增强、均等化水平在不断提高。

第三节 西方相关基础理论

一、公共经济理论

公共经济学的理论对社会产品有系统性的阐述，其根据产品的社会福利影响性质将社会产品分为公共产品和私人产品两大类。林达尔（1919）在《公正课税论》中，认为每个人根据自己的意愿确定公共产品的价格来进行产品的交易，政治干预、强制税收等举措在产品的定价当中不产生决定性的作用，当产品价格及其交易处于林达尔均衡时，人们在公共产品中的拥有量相同并且与供给量相等，社会中所有公共产品关于个人购买和消费的总量等于所有人为其享用公共产品所支付价格的总和。20世纪四五十年代，以艾伯特·赫希曼为代表的发展经济学家认为，基础设施的建设资本具有社会间接资本或先行资本的推动作用，在公共教育、医疗卫生、邮电通信、供电用水等公共服务的发展中发挥重要作用。1959年，美国经济学家马斯格雷夫在出版的著作《财政学原理：公共经济研究》中首次提出了"公共经济学"的概念，首次引入标准的经济分析，用以解释税收的局部均衡、激励、经济效率及对买卖双方行为的影响。其后斯蒂格利茨、布朗、杰克逊、阿特金森等在马斯格雷夫的基础之上对公共经济学进行扩展完善。随着20世纪60年代政府支出规模的急剧增长，公共经济学的焦点从税收转向政府支出。布坎南推翻了主流经济学的"仁慈政府"的观点，认为政府和官员也是存在自私并谋求其个人或团体利益最大化的"经济人"。他构建俱乐部理论来对非纯公共物品的配置问题进行讨论，并以俱乐部产品为例，综合纯私人产品和纯公共产品分析。俱乐部组织者通过向俱乐部成员收取俱乐部会费，然后根据费用的金额来进行俱乐部产品的供给，这些产品在俱乐部内部的会员中使用就像公共产品一样，具有非排他性和非分割性等特征，但对于俱乐部以外的社会成员而言，则具有排他性、失衡性等特征。而当这个俱乐部囊括了整个社会的每位社会成员时，这个俱乐部供给的产品对于每位社会成员来说均是纯公共产品。通过上述理论可以看出，公共经济学理论对社会公共产品概念及其分配问题进行了系统研究。

1954年，萨缪尔森从社会消费角度出发对公共产品的概念做出了进一步界定：公共产品指的是每个社会成员由于其偏好或其他影响就此类产品进行消费的增加或者减少，其消费量改变的行为都不会对其他社会成员于此类产品消费增加或者减少产生影响。其概念的阐述充分体现了公共产品的非排他性和非竞争性特征。非排他性体现在公共产品的受益对象上，指无法保证在消费公共产品或公共服务的过程中所产生的效益为某一社会个体或者某部分社会群体所有，而将其他社会个体或群体排除在外，即使他们没有支付任何的费用。非竞争性体现在社会成员对于公共产品的消费享用上，指某社会个体或社会群体在对于公共产品的消费和享用过程中，不会因为数量的减少和质量的消耗从而妨碍其他社会个体或社会群体来进行此类公共产品的消费或享用。非排他性和非竞争性的特有基本体征使得公共产品如果统一交由市场进行自发供给，将会导致市场的失灵和市场秩序的混乱，而政府的统筹科学提供将可以很好地发挥效用。

公共产品的公平性也决定其应由中央政府和地方政府合力负责提供，并进行科学配置，确保公共产品的分配公平性和高效性。但如何分配才能兼具公平和效率？查尔斯·蒂布特（1962）认为，在人口可以流动的条件下，对公共产品和公共服务有相同需求的人会以这类公共服务或产品为导向集聚在一起，以便获取更加丰富、优质的资源。为了争取更多选民，政府也会努力提高这类公共服务或产品的数量和质量，当各类群体都完成了聚集，公共产品和公共服务的有效分配以及社会福利的最大化也就得到了实现。马斯格雷夫指出，中央政府应在宏观经济调控和收入再分配方面担起职责，而地方政府应该负责资源配置政策的实施。这样才能保证中央和地方政府的合理、明确分工，从而提高公共产品和服务的效率，增进社会福祉。斯蒂格勒则从地缘优势以及人民对公共服务具有表决权的角度论述了地方政府在公共服务配置中的作用。他认为地方政府更加了解各自行政区域内的具体状况，在提供区域性、地方性的公共产品和服务时效率更高。此外，还有大量研究对公共产品和服务的分配效率进行分析，包括特里希的偏好误差理论、奥茨的分权理论等。这些研究根据社会和时代状况的不同提出不同看法，但都认为：区域性和地方性的公共产品由地方政府主导进行配置才能达到更好的效率要求，而中央政府应该主要负责全国性的公共产品和公共服务分配，并履行宏观调控职能。

马斯格雷夫和罗斯托（1974）对于公共产品与公共服务的支出以及投入研究以及理论阐述较为经典。他们认为，经济社会在不断地发展，公共支出和投入领域也具有时代的动态性和实施的可选择性。初步阶段的发展过程中，公共设施应主要列为公共财务投入支出的重点对象；过渡到成熟阶段，要着重投入医疗卫生、文化教育、福利保障等领域；在发达阶段，应当加强福利的再分配。

我国当前正处于起步阶段和成熟阶段的过渡期，政府不断加大农村公共服务、公共设施等公共方面的投入力度，既拉动了农村的经济增长，又缩小了地区差异、减轻贫困。贫困人口和弱势群体可以依靠高效便捷的基本公共服务对个人生活和自由发展予以保障。针对特殊群体，应大力进行特殊财政性转移补助和政策倾斜性扶持，重大灾害救助、落后地区定向援助、城乡居民最低生活保障等民生性社会利益建设应切实保证落实到位。居民的公共卫生安全权利应得到有力保障，基本医疗卫生服务的可及性建设和高效化供给可以有力提高广大社会群众的身心健康水平和降低疾病侵害生命的健康风险，切实满足群众的卫生健康多样化需求。我国政府长久以来对基本医疗卫生服务的供给给予了高度的重视和科学的规划，《中共中央关于深化医改的意见》明确提出医疗领域改革的总目标："建立健全覆盖城乡居民的基本医疗卫生制度，为群众提供安全、有效、方便、价廉的医疗卫生服务。"

二、福利经济理论

在 18 世纪末，随着学者帕累托提出"最优标准"的系列理论，学术界关于福利经济学方面的研究开始如火如荼。庇古于 20 世纪 20 年代在其出版的《福利经济学》中，构建了福利经济学相对完整的理论框架体系，从此福利经济学及其体系结构正式被学术界所纳用。20 世纪 30 年代，资本主义爆发了世界性的、前所未有的经济危机和资本萧条，希克斯、柏格森、卡尔多等众多学者根据此次危机和后续经济恢复现状对庇古的福利经济学的部分理论进行修改和与时俱进的更正，但在总体上是对庇古的福利经济学理论及其精髓的一种继承与发展。第二次世界大战，世界上大部分的国家和地区都处于经济社会极其混乱的状态，李特尔、黄有光、阿罗等经济学家针对"二战"爆发时的经济状况和战后经济恢复等在新的福利经济学理论上进行了更深层次、更加系统的发展。福利经济学以"增进一国或世界经济福利"为目标导向，研究如何在集体资源领域进行选择，来提高社会资源的配置效率和促进分配公平，这为基本公共服务均等化的提出和实施奠定了坚实的理论基础。

1920 年，英国经济学家庇古在其著作《福利经济学》中研究了社会福利与贫困现象的关联性和互动性，分别采用基数理论分析国民收入对个人实际收入的影响和无差异曲线分析国民所得与收入分配均等化的相关问题。庇古认为，社会福利根据国民收入的总量与社会成员的分配来进行衡量与决定，并且可以通过科学的办法进行福利计量。基数效用理论是建立在帕累托最优的思想上所衍生出的一种理论，其对社会福利和国民福利两者关系进行了系统性的研究与创造性的推断。庇古根据大量经济数据研究发现，社会经济福利与国民收入总量成正比关系，国民收入的均等化与社会福利亦呈正相关关系。社会福利均等化水平的有力提高可以建立在国家实施的税收政策和福利项目调整等手段之上，一方面可以充分保障国民收入总量的有效增加，另一方面可以综合考虑社会不同收入人群的货币边际效用异质性。庇古在其福利经济学的研究理论中，提出增加社会福利可以依靠建立在经济社会不断发展基础之上的国民收入总量增加和国民收入总量不变情况下的公共服务均衡分配，这为有效推进公共服务均等化提供了重要的思考和实践路径。

后续的福利经济学研究学者利用帕累托最优理论对庇古福利经济学的基数效用理论进行了批判，他们认为在市场竞争的条件下，经济状态的改变必然使他人受到一定的损害，庇古理论中的帕累托最优的实现可能性不大。以希克斯为代表的新福利经济学家指出，社会福利总量一定会随着国民收入总量的增加而增加，只是在时间机制和手段机制上存在差异，但并不影响其两者的同向正比关系。因此，福利经济学研究的核心应放在社会福利增加效率的提高和配置效率的提升方面。他们认为，当整个社会生产和交换的最优条件都得到满足时，也就是当整个社会的交换和生产都实现效率最大化时，就能达到最优状态，实现社会福利最大化。新福利经济学在庇古的福利经济学理论基础上进行了丰富和发展，但帕累托最优理论本身存在的缺陷使得新福利经济学在某些问题上也显得具有研究体系上的瑕疵。社会福利在进行社会成员享用分配上，会同时存在部分社会群体社会福利提高而另一部分社会群体福利下降的现象，此时社会总体福利究竟是得到改善还是遭受损害我们难以进行有效判断。就算社会福利处于帕累托最优状态时，社会福利分配的公平性依然难以得到保证，这也使得社会福利的分配效率大打折扣。针对此类研究缺陷，新福利经济学家卡尔多（1939）创新性地提出了福利标准或补偿原则。他认为市场价格会受到国家政策的影响，国家政策的变动使社会福利在社会成员内部产生调整，部分社会群体的福利得到提高而另外部分社会群体的福利下降，当前者获得的社会福利增量能够补偿后者得到的社会福利减量时，那么整体社会福利水平在社会中就并没有被损害而是就得到了提升。补偿原则的创造性提出为政府在社会总体利益政策的制定和基本公共服务均等化区域性实施推进提供了重要的理论依据。在政策制定上，只要某个或者某些政策实施后产生的社会总体利益大于总体损失，就可以通过再分配将受益者的部分利益转移给失利者，这样在弥补了失利者的损失缺口后，还能有完全剩余的利益分配给群众。在区域基本公共服务均等化推进方面，可以充分发挥转移支付和横向援助的作用，利用财政手段的转移支付来提高欠发达地区的经济社会发展水平和基本公共服务供给质量，实施横向援助，引导发达地区对欠发达地区的定向援助，利用物资、人力等帮助欠发达地区进行基础设施建设和促进基本公共服务资源增长。

伯格森、萨缪尔森等经济学家对于卡尔多的补偿原则论提出了质疑，而后根据其大量研究形成了"社会福利函数"理论，他们认为帕累托最优并不是唯一且完全明确社会福利最大化的途径，提出了用于总结社会投入和福利分配多种假设的工具——社会福利函数。社会福利函数与社会成员的收入分配存在密切的联系，在社会福利水平最高的资源配置状态下，社会无差异曲线与总效用曲线的相切点是社会福利分配的最佳点，从而可以使得公平和效率在福利分配过程中得到有效解决。社会福利函数理论还从国民收入的有效提高角度阐述了公共服务均等化的实践路径，具有重要的理论和实践意义。

1983年，印度经济学家阿玛蒂亚·森用能力理论对福利进行了诠释。他认为福利的来源是物资给社会成员带来的潜在享用机会和社会活动，而不是物质本身所固有的属性。这些机会和活动能否发挥作用关键取决于个人的能力水平，而个人的能力水平又和文化教育、衣食住行、卫生健康等生活环境和条件息息相关。他的理论将社会贫困的衡量由经济状况延伸到了人文领域。其后其又在研究中进一步论证了个人能力是有效评估个人生活状态的重要指标，收入多寡并不一定能够保证其生活环境，而能力的高低却可以决定其生活状态，因此，只有社会大众享有基本的、大体均等的公共服务，才能保证每个人有近似的发展机会。这一理论深入挖掘了社会福利不均的根源，得到国际社会高度认可，并被用来建立联合国人类发展指数。根据这一观点，只有当群众均等地享受到基本公共服务的时候，才能确保每个人都能得到近似的机会以提高自身能力，从而真正实现社会福利的最大化。

三、公平正义理论

自由主义、社群主义、功利主义及罗尔斯的公正论通常会在研究卫生系统公平性问题时涉及。自由主义作为一种哲学流派，其在个人发展自由方面存在独到见解，将个人自由作为主要的政治价值评判。哲学家康德是这一学派的主要代表，他提出了"纯粹实践理性"和"纯粹思辨理性"理论观点。他认为实践理性与理论理性存在不同，实践理性在意志行为上具有决定性作用，在个人自由的表现上更为充分。任何人都有道德行为的能力，知道什么是正确的。每个人都有自由意志，个人可以自己支配自己，不受任何外部因素的支配。正如阿玛蒂亚·

森的看法那样：社会应当对创造公民可以选择的机会负责，而不是代替个人做选择。

社群主义的学者代表有麦金太尔、迈克尔·沃尔泽等。他们认为公共政策的价值主要在社会的创造与人类的形态中得以体现，社区的成员决定了社区的特点，国家有责任确保个人得到发展，国家应当帮助其居民创造美好的社会。这种观点侧重于社区的性质，因此被称为社群主义。他们强调社区的多元性，反对用单一笼统的公正论来处理所有社区所有居民的问题，主张应该用不同道德的社区观念来评价社会而不是只有一个声音。

功利主义的代表是亚当·斯密、约翰·斯图尔·特米勒及英国哲学家边沁等。边沁认为可以根据测算公式，计算个人的快乐和痛苦。根据这种理论，在进行某项社会政策和某个社会福利系统的测评时可以根据社会成员的个人幸福程度测量结果来进行汇总，以此反映这项社会政策和这个福利系统在实施中所获取的功利程度。功利主义认为，如果一项公共政策让每一个人的状况都有轻微的改善，即使这个政策以其他方式让有些人的状况发生了轻微恶化，这个政策也是公平且符合公共利益的。比如，增税以提高医生收入，从而吸引优质人才进入卫生系统。这种安排，尽管社会中最穷的人也会损失掉一些钱，但是从功利主义的理论来说，这项政策既是公正的也是符合公共利益的，因为每个人的健康平均值将会增加，包括社会中最穷的人。

18世纪末19世纪初，由伊壁鸠鲁学派衍生出了功利主义的正义理论，它以"最大多数人的最大幸福"为立论基础，提出最大福利的可获得性和利益的保障性是衡量政体及政策好坏的标志。该理论的代表人物边沁认为"幸福"或"功利"是可以被衡量的，即使个体间在收入上可能存在差异，但任何将高收入者财富向低收入者转移的在分配行为都可以增加社会的总福利，从而论证了功利主义的基础观点，该理论重视福利事业上对于穷人的关照，却忽略了社会生产能力与社会不利阶层的关系，由此可能得出一些令人费解的结论，如按照其理论推理，奴隶制是符合社会公正的原则，然而这与事实并不相符。

罗尔斯在其著作《正义论》中提出，"正义是社会体制的第一美德……所有的社会基本善——自由和机会、收入和财富及自尊的基础——都应被平等地分配"①。他将契约论上升成了一种道德观，认为正义是社会发展的基石；并提出了公平正义的两个原则：一是平等自由原则，其主要体现在社会中的每个社会

---

① 约翰·罗尔斯著，何怀宏，何包钢，廖申白译. 正义论（修订版）［M］. 中国社会科学出版社，2009：59.

成员在类似于自由权的最广泛的自由权利都可以平等享有，不应该因为个人本身的异质性差异而受到不对等的歧视差别对待；二是差别原则，当国民收入及社会财富分配领域存在不平等的安排时，应使受惠最小者的利益最大化，并且在过程和结果中保障任何人获得权利和利益的机会公平平等。从中可以推断，应首先考虑平等原则，其次考虑差别原则，在社会的资源配置中的表现即为公平优先于效率。罗尔斯认为，高效优质的社会制度安排可以产生出社会的基本善，而社会制度的如何又能决定社会基本善的分配形式。按照罗尔斯的理解，具有正义性、优质性的社会制度安排由政府统一提供，从而也能在医疗卫生领域实现具有公平正义性、高效优质性的医疗卫生资源配置，由此保障社会群众的生命健康以及满足社会群众的公共卫生需求，最终在医疗卫生领域实现社会的基本善。

诺奇克是具有代表性的非福利主义学者，他对于罗尔斯所表达的公平正义性原则表示赞同，但是对于罗尔斯提出的差别原则表示质疑和反对。诺奇克认为，差别原则的核心应该更多地着重于社会制度安排的自身建设和综合评价上，不应当只在于强调因为社会制度安排不当而导致的社会群众受惠不公的发展问题上。1974年，诺奇克认为人们的异质性是由个人的天赋、生活环境、受教育程度和社会文化的差异所共同造成的，这些个人的异质性导致了个人不平等，应该在道德层面上通过再分配对此加以修正。他并不认为不平等就是不公平，个人不平等具有客观存在性，是不能被某种制度或者某种手段彻底解决的，只能通过道德层面的约束来进行纠正。他们对于权利与平等存在争论，罗尔斯的公正论认为不平等可以被社会制度和政策手段的实施所克服，社会产品的公平分配和社会成员对于社会产品的平等享用结果才是社会福利的关键，而正义就是通过这种平等得以体现。而诺奇克却认为正义与平等并无关联，正义只体现在社会成员对于获得社会产品的权利的捍卫上。罗尔斯的理论将正义强调在社会产品关于社会成员的分配上，而诺奇克则将正义强调在社会产品对于社会成员的持有上。但是诺奇克在个人的权利上持有不同看法，他认为社会成员之间存在权利冲突是在所难免的，因为在一项社会制度上某些人受益就会使某些人放弃行使自己的某些权利，从而造成权利侵犯的情况客观存在。

丹尼尔斯在医疗卫生领域中有效地结合了罗尔斯的公正论，从而开拓了医疗卫生公正的研究领域。丹尼尔斯认为，社会成员患上疾病本身是一种不幸的"自然博彩"，这种"自然博彩"的个人损失需要进行相关补偿才能体现社会的公平正义。每位公民都拥有生命健康权，其获得医疗保健资源服务的权利都具有平等性。政府应当在进行医疗保障资源服务的有效供给时充分体现其公平正义的原则，同时还应对公民的生命健康权和医疗资源可获得性等方面的权利进行切实保障。丹尼尔斯在医疗卫生评价标准上提出了具体措施，同时还提出了在一个具有公平正义性的社会中应该有两个不同层级的医疗卫生服务标准，即基本的最低标准和较高层级的能够承受的标准。

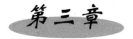

我国基本医疗卫生服务供给制度评析

本章主要梳理我国基本医疗卫生服务供给制度的变迁轨迹，结合现行基本医疗卫生制度框架和基本医疗卫生制度运行效果，剖析我国基本医疗卫生制度存在的问题，并揭示造成我国基本医疗卫生服务非均衡发展的制度性障碍。

第一节　我国基本医疗卫生服务供给制度变迁

我国基本医疗卫生服务供给制度经历了艰难起步、改革摸索、改革发展和完善提升四个阶段。

一、艰难起步阶段（1949~1977 年）

1949 年新中国成立初期，我国政治形势复杂多变，公共服务分配不均衡，医疗卫生服务体系薄弱，医疗机构严重空缺，医药费用高，我国居民不断遭受重大疾病和各种传染病感染的威胁。为了尽快扭转这一局面，最大限度地满足人民群众对基本医疗卫生服务的需求，政府重点开展了以下几项工作：

第一，建立预防性的医疗卫生服务基本架构。针对当时薄弱的医疗服务体系和天花、肺结核等传染病的威胁，中央政府提出极具中国特色的医疗卫生工作思路，重点实施公共卫生计划，发动群体开展灭老鼠、苍蝇、蚊子、臭虫"四害"等爱国卫生运动，免费注射预防传染性疾病的疫苗。《中国人民政治协商会议共同纲领》明确提出医疗卫生事业建设的指导方针，即工农兵服务、预防为主、中西医相结合、卫生工作与群众运动相结合，以"预防为主"作为医疗卫生工作的重点，各地政府大力推进"防病治病"的医疗卫生公共服务建设，在全国各级城乡建设初级卫生服务站，为居民提供基本医疗卫生服务。

第二，重视农村医疗事业。依据《人民公社六十条》，我国迅速建立起集体主导的人民公社管理制度，这种制度将乡镇以下的农村公共卫生服务纳入党组织委员会、生产大队等准行政组织，在一定程度上保障了公共服务的正常运转。为了提升农民的健康水平，政府不断改善农村的生活环境，尽力解决农村安全饮水、粪便处理等问题。明确了改善农村环境卫生、提供农民基本保健服务、开展农村健康教育等农村卫生基层组织服务核心工作任务。为了解决农村医务人员匮乏的问题，政府允许医生个人开业，为农民提供医疗卫生服务，把个体医生认定为"全民所有制和集体所有制卫生事业的补充和助手"。以"赤脚医生"为发展重点的农村基层卫生体系，从一定程度上满足了农村医疗卫生的需求，短期内解决了看病难的问题。

第三，建立合作医疗和三级医疗保健网。在政府的推动下，初步建立包含预防、医疗、保健等在内的医疗卫生服务体系，采用合作医疗制度完善大部分农村的县、社区和生产大队的保障网络，借助设立完善的合作医疗站、三级保健网，扩大农村居民基本医疗卫生服务的范围，不断提高农村医疗服务的可获得性。

第四，健全医疗卫生机构和保障体系。医疗卫生服务采用政府供给模式，建立了专职和非专职医疗卫生机构。全国各级医院形成的专职机构提供防疫、防治、保健等服务，而非专职机构主要通过建立小型的基层医务室等试点机构专供基层群众使用。此外，在城市范围内，城镇就业人员通过公费医疗和劳动医疗保障两项制度得以享受较高质量、低负担的医疗卫生服务。在农村地区，通过公共医疗系统、合作医疗制度和劳务保障制度，村民可享受不同的医疗成本保障，降低了自负医疗费用，缓解了医疗压力。

该阶段我国政府的基本医疗卫生服务供给制度呈现出强制性制度变迁和诱导性制度变迁相结合的特点（叶俊，2016）。政府为了人民群众的切身利益，解决传染病、土源性寄生虫病、血吸虫病等疾病肆虐民众的问题，发起自上而下、推进群众性的爱国卫生运动，以提升公众健康水平。人民群众更了解自身的健康需要，也积极配合和参与其中。我国的医疗卫生事业在这一阶段中取得了丰硕的成果，1950～1975年的25年，人均寿命从原先的40岁提高到65岁。世界卫生组织对中国取得的非凡成就赞赏有加，尤其是对中国这一时期卫生制度中最有特色的"农村合作医疗""三级医疗预防保健网""赤脚医生"制度安排高度认可，将其赞誉为医疗卫生工作的三大法宝。

二、改革摸索阶段（1978～2002 年）

1978 年，安徽小岗村的联产承包责任制在我国的广大农村地区得到普及，"大锅饭"的制度逐渐被时代淘汰，农村合作医疗制度也随着集体经济的消解逐渐解体，农村地区的医疗工作在一段时间内无法落实。改革开放的浪潮推动经济体制向市场化改革的方向发展，特别是我国 1992 年确立的"建立社会主义市场经济"改革目标，该目标要求公共卫生体系、医疗服务管理、医疗保障体系等要适应市场经济体制的要求，我国医药卫生体制改革进入摸索阶段。

第一，推动医疗卫生机构改革。改革初期，我国财政基础十分薄弱，政府卫生费用支出有限，医疗卫生经费极为紧缺，医疗机构硬件设施落后，医护人员技术水平落后。20 世纪 80 年代的医药卫生体制改革将改革方向对准医疗卫生机构运行机制，旨在激发医疗卫生机构的积极性，扩大医疗卫生服务的供给，以解决人民群众"看病难""住院难""手术难"等问题。《关于扩大医疗卫生服务有关问题的意见》就明确指出，以各种联产承包责任制为基础，大力推动医疗卫生机构签订各类经费包干合同进行自主经营和管理，逐步建立起统分结合的双层经营机制，医疗机构可以根据不同设施条件和技术水平，自主划分医疗卫生费用档次。随后，政府开始对公共医疗卫生供给责任进行分配，通过引入市场竞争机制和社会参与机制，鼓励医疗卫生参与主体多元化。

第二，推进医药卫生体制改革。随着我国市场经济体制的逐渐建立，我国医疗卫生领域的深层次矛盾进一步凸显，原有的体制机制越来越不适应市场经济的需求。为解决这一问题，政府启动了医药卫生体制改革。《中共中央国务院关于卫生改革与发展的决定》标志着全国医药卫生体制改革正式开始。该文件系统地阐述了我国医疗卫生改革与发展的长期和短期目标，分别是在近期"实现人人享有初级卫生保健"和在长期"建立起较为完善的卫生体系"，卫生的改革与发展进程应该遵守"把社会效益放在首位、体现社会公平、注重提高质量和效率"的规则。制定实现农村地区"人人享有卫生保健"的规划蓝图，明确"人人享有初级卫生保健"的具体健康指标和最低限标准，提出 2000 年全面实现"人人享有卫生保健"，部署全面普及、加速发展和全面达标的具体时间表。

第三，医疗卫生领域的分级管理。中央与地方的分税制改革倒逼医疗卫生事业实行分级管理。医疗卫生事业分级管理就是指农村医疗卫生事业主要由县级政府负责，卫生事业经费主要由县级财政承担。明确县级财政对农村卫生事业的投入职责，显然有助于调动县级政府发展卫生事业的积极性，实行分级办卫生事业、分级管理的原则，有利于增加地方投入、统一筹措和合理配置卫生资源、加强卫生资源的综合利用效益。但由于中央财政及上级财政的支持十分有限，对于基层政府难以形成足够的激励，农村卫生事业往往成为经济不发达县级财政的包袱和压力，从而导致县级政府引入"包干制"，扩大医疗卫生机构的自主权，把医疗卫生机构推向市场。最终的结局是使得全国医疗卫生服务区域之间和城乡之间的差距越拉越大。

第四，探索重建合作医疗制度。我国政府始终致力于城乡基本医疗卫生服务均等发展。20世纪90年代末，通过下达重建合作医疗的指示，致力于解决农村医疗保障制度缺失的问题。《关于改革和加强农村医疗卫生工作的请示》提出全面推进合作医疗制度和人人享有的基础卫生服务，由于各个地区发展情况不同，重建合作医疗制度不能简单照搬，需因地制宜实施。虽然政府努力重建农村合作医疗制度，但建设效果不显著，仍不能解决医疗卫生服务价格激增，"自担高额医药费用""大病难治"等问题。

该阶段我国基本医疗卫生服务体系的改革摸索是适应市场经济体制转轨的需要，这一系列改革探索始终坚守注重质量、提高效率和维护公平的原则，倡导"效率优先、兼顾公平"。总体来看，改革效果不尽理想，基本医疗卫生服务公益性缺失，区域之间和城乡之间差距持续拉大，保障水平停滞不前。

三、改革发展阶段（2003～2012年）

我国的市场经济体制在进一步完善与发展中，随着这一进程的加快，医疗卫生领域逐渐出现新的难题，之前没有发现的问题不断显露，其中最为突出的就是资源配置的不合理。为了提高我国基本医疗卫生服务保障水平，政府着重解决以下几个问题：

第一，逐步推广新农合制度。2003年国务院通过了多部门联合颁布的《关于建立新型农村合作医疗制度的意见》（新型农村合作医疗制度以下简称"新农合"），全国新农合试点项目的启动，拉开了农村医疗卫生服务改革的序幕。为达到新农合实现全国城乡居民基本覆盖的目标，中央政府不断增加公共服务的财政转移支出，取消或降低一系列对农村居民征收的费用，逐步推广"大病统筹""多方集资"的农村医疗互助共济制度。这是保障中国农村基础性医疗卫生服务的第一次大规模政府财政投入，旨在解决农村最基本的医疗卫生管理和资源问题。相较于传统的医疗体系，新农合的主要特点表现在两个方面：一是在筹资构成中以政府为主导，地方集体为辅助，农民自己负担一部分；二是在参与程度上政府起到引领作用，农民自主自愿参加。

第二，建设社区卫生服务示范区。过去我国大多数城市社区医疗机构没有被列入医疗保险定点单位，城镇职工参加基本医疗保险的增长速度明显减缓，社区卫生机构的医疗、保健等基础性作用难以发挥。为进一步优化社区卫生资源的配置，政府积极推动社区卫生服务示范区建设，保障医疗、预防和保健等卫生工作顺利开展，推进社区卫生服务与基本医疗保险的对接。

第三，推进医保费用支出合理化。我国居民医疗费用支付的增速快于社会平均工资增速，医疗保险只能承担其中的部分费用，个人自费医疗的比例不断提升。《关于进一步推进医疗保险费用支付方式改革的意见》提出，我国医疗保险费的支付要转向预防性治疗费用的多元化支付，协调医疗保险单位和政府、参保者、医疗机构、医药器械生产厂家之间的关系，帮助医疗保险单位获取充足的医疗服务信息，从而定制多元互补的医疗保险方案，以提升基本医疗卫生服务的质量和效率。

第四，推动新医改的健康发展。《中共中央国务院关于深化医药卫生体制改革的意见》明确要求规划新医改的路线图，并重点推进医药资源、公共卫生、居民健康等领域的改革，拓宽新医改的覆盖范围。国务院加强了新医改的9个国家级基本公共卫生服务项目的部署，其中，工作的核心任务是确保居民的基本生存和卫生健康的可获得性。

第五，建设公共卫生服务体系。SARS疫情暴露出公共卫生体系的滞后和国家卫生安全隐患。中央政府积极构建公共卫生突发事件的应急机制，进一步推进公共卫生服务体系的完善。

该阶段的医疗卫生领域改革主要致力于基本医疗卫生服务公益化回归。但在这一过程中，政府没有更好地发挥基本医疗卫生服务中的主导地位，在市场逐利机制作用下，大型公立医院规模扩张严重，出现了过度医疗和"以药养医"的问题，在一定程度上升级了医患之间的矛盾，"看病难""看病贵"等问题日益突出，基本医疗卫生服务的公平性没有得到根本性的改善。

四、提升完善阶段（2013 年至今）

党的十八大以来，以习近平同志为核心的党中央高度重视人民健康，坚持把健康放在优先发展的战略地位。"健康中国"战略的实施，标志着我国基本医疗卫生体制改革进入完善提升阶段。

第一，大力推进分级诊疗制度建设。为了从根本上解决基本医疗卫生服务的公平可及性问题，2015 年国务院发布《关于推进分级诊疗制度建设的指导意见》，提出建立符合中国国情的"基层首诊、双向转诊、急慢分治、上下联动"分级诊疗制度。2018 年，《关于进一步做好分级诊疗制度建设有关重点工作的通知》进一步明确了分级诊疗制度建设的具体任务，如"以区域医疗中心建设为重点推进分级诊疗区域分开""以县医院能力建设为重点推进分级诊疗城乡分开"等。不断加强基层医疗机构建设，扎实基层首诊的硬件和硬件基础，推动基层医疗机构注重服务质量，引导基层医疗机构将服务重心转向为居民提升全方位的健康管理。探索家庭医疗签约服务制度，家庭医疗签约服务优先覆盖老年人、孕产妇、儿童、残疾人等人群，以及高血压、糖尿病、结核病等慢性疾病和严重精神障碍患者，不断创新家庭医生签约服务的方式和内容等。

第二，探索建立现代医院管理制度。2017 年发布《国务院办公厅关于建立现代医院管理制度的指导意见》，该意见部署了现在医院改革的各项任务，为公立医院综合改革的全面推开明确了方向，基本规划、建立了权责清晰、管理科学、治理完善、运行高效、监督有力的现代医院管理制度。从截止到 2019 年末的情况来看，近三年的改革成效较为明显，公立医院医疗卫生供给效率有所提升。

第三，逐步完善全民医保制度。大病保险制度全面覆盖全体城乡居民，规划形成完善的城乡居民大病保险制度，重点攻关基本医疗、大病保险、应急救助和医疗救助四个层面的建设和完善，打造全方位的基本医疗保障体系。实现异地就医住院的直接结算，不断提高保障水平，持续降低个人卫生支出在卫生总费用中所占的比重。整合城乡居民基本医保制度，提高人均财政补助标准。推进现有的各类保障制度衔接，创新疾病应急救助制度，加快发展商业健康保险，因人因病施策，分类救治贫困患者，开展对口医疗支援。

第四，对于药品供应保障制度要持续完善。在药品的生产和流通的整个体系中采用全流程改革，保障药品的供应链体系与医疗系统的无缝衔接。控制基本药品价格，实行进口药品零关税，推行药品购销"两票制"，减少流通环节。

第二节　我国现行基本医疗卫生制度框架及其制度约束

《中共中央国务院关于深化医药卫生体制改革的意见》明确提出深化医药卫生体制改革的目标是"建设覆盖城乡居民的公共卫生服务体系、医疗服务体系、医疗保障体系和药品供应保障体系，形成四位一体的基本医疗卫生制度"。因此，我国现行的基本医疗卫生制度可以概括为"两大领域、四大体系"，分别是公共医疗卫生服务和基本医疗卫生服务两大领域，公共卫生服务、医疗服务、医疗保障、药品供应保障四大体系。

一、我国基本医疗卫生体系的基本框架

1. 公共卫生服务体系

公共卫生服务是国家综合应用行政力量、医学技术、经济等手段，通过各级卫生行政部门和医疗卫生机构向社会公众提供公共卫生服务，减少、控制、消除威胁民众生存的不利因素，改善社会卫生状况，提高社会健康水平的社会卫生活动。正如前文所述，公共卫生服务具有非排他性和非竞争性，属于纯粹的公共产品。良好的公共卫生服务能有效地改善公共卫生环境，从而提升整个社会的健康水平。近年来，随着 SARS 病毒、甲型 H1N1 流感疫情、西非埃博拉疫情、野生型脊髓灰质炎疫情、巴西寨卡病毒疫情等不断发生，越来越多国家把公共卫生服务体系建设重心调向应对突发公共卫生。许多发达国家纷纷制定相关法律或出台相关政策，将公共卫生服务体系建设纳入国家大安全范围之中。2003 年"非典"暴发后，时任总理温家宝同志明确提出要建立健全突发公共卫生事件应急机制、疾病预防控制体系和卫生执法监督体系，提高突发公共卫生事件应急管理能力。之后，《中共中央国务院关于深化医药卫生体制改革的意见》《"健康中国 2030"规划纲要》《"十三五"深化医药卫生体制改革规划》等文件中都提出了健全我国公共卫生服务网络的核心任务，旨在扩大公共卫生服务的覆盖范围，深化公共卫生服务的覆盖层面，尤其是建立起健全完善的基层医疗卫生服务供给体系，确保在面对突发性公共卫生事件时，可以采取及时有效的应急措施，稳步提升突发公共卫生事件的应急处置能力。经过多年努力，我国公共卫生服务的覆盖范围不断扩大、覆盖层面不断提升，不仅仅覆盖原有的疾病预防控制、健康教育、妇幼保健、计划生育等，还要逐步覆盖到精神卫生、应急救治等。

2020 年初，武汉地区暴发的新冠肺炎疫情随春节的来临迅速扩散至全国范围，给我国的医疗卫生系统带来了严重冲击，病毒的相关机理和发源地尚未完全明晰，这对我国的突发事件应急响应提出了非常高的要求。在此过程中，也暴露了我国公共卫生服务体系所存在的一些问题，突发性公共卫生事件的应急能力亟待进一步加强。2020 年 2 月召开的中央全面深化改革委员会第十二次会议中明确提出，从体制机制上创新和完善重大疫情防控体制机制、健全国家公共卫生应急

管理体系，逐步提高应对突发重大公共卫生事件的能力水平。

2. 基本医疗卫生服务体系

基本医疗卫生服务体系是指国家和卫生行政部门根据人群健康需求，通过区域卫生规划设置有关疾病治疗、预防、康复的各类医疗服务机构，向社会公众提供基本医疗卫生服务，以提高人体机能和保障生命健康。从供给主体来看，我国城市和农村基本医疗卫生服务体系之间的区别较为显著。城市社区卫生服务机构和公立医院是基本医疗卫生服务的供给主体；而农村基本医疗卫生服务的供给主体是县综合医院、乡镇卫生院和村卫生室。

城市基本医疗卫生服务体系。社区卫生服务中心和社区卫生服务站（包括社区卫生服务中心和社区卫生服务站）依托社区家庭，以家庭为单位，为城市居民提供预防、医疗、保健、康复、健康教育、计划生育等综合性服务，是构成城市基本医疗卫生服务体系的基层组织和重要基础。根据医疗卫生主管部门的定位，社区卫生服务中心和社区卫生服务站是城市居民的"健康守门人"，承担城市社区居民疾病预防、小病治疗、康复保健等职责。近年来，我国政府十分重视城市社区卫生服务机构的建设，从财力、人力和政策上给予社区卫生服务机构支持，不断提高社区卫生服务机构的建设标准。公立医院是由国家财政投入兴建的，强调公益性质和社会效益的属性，向居民提供医疗卫生服务。国家公共卫生和医疗服务体系以公立医院为主体向全民提供基本医疗卫生服务，医疗保障体系以医疗救助向贫困群体给予帮助。因此，公立医院以社会效益为第一位，代表国家和政府履行增进公众健康福祉的公共服务职能，力求运用合适的资金投入促使所带来的公益性达到最大化。社区卫生服务机构和城市公立医院是城市基本医疗卫生服务体系的主要成分。

农村基本医疗卫生服务体系。县级综合医院和专科医院、乡镇卫生院和村卫生室构成了我国农村基本医疗卫生服务体系的三级网络。县级综合医院是农村基本医疗卫生服务体系中的龙头和核心机构之一，它承担着为全县人民提供公共卫生医疗服务和临床医疗的任务，还需要为乡镇卫生院、村卫生室提供指导和帮助；乡镇卫生院是连接县综合医院和村卫生室的纽带，为辖区内居民提供基本的医疗卫生服务；村卫生室承担农村医疗卫生网络兜底的责任，为农村居民提供便捷、低廉的基本医疗卫生服务。各乡镇卫生院将一定比例的基本公共卫生服务任务以"购买服务"的方式交给村卫生室承担，并负责对村卫生室承担的部分基本公共卫生服务项目进行指导和绩效考核，考核后从基本公共卫生服务项目经费中拨付相应补助资金。

3. 基本药品供应保障体系

国家对基本药物目录制定、生产供应、采购配送等环节实施有效管理是基本药品供应保障体系的基本手段，用以抑制虚高药价，促进医疗机构合理用药，确保公众获得质优、价廉的基本药物。基本药品供应保障制度是保证民众基本用药需求，维护民众基本医疗卫生权益，提高群众获得基本药物可及性的重要保障。《中共中央国务院关于建立国家基本药物制度的实施意见》提出要构建基本药物供应保障体系之后，又相继出台《关于建立国家基本药物制度的实施办法》《国家基本药物目录管理办法》等文件，为全面实施基本药品供应保障制度提供了法律依据。当前，我国政府完善基本药品供应保障制度的具体举措有：鼓励医生优先选用基本药物，将基本药物使用情况纳入医生考核；动态调整基本药品目录，逐步优化基本药品品种和数量；实行基本药物零差率，稳定基本药物价格；采取基本药物统一招标采购，确保基本药物价格透明。

4. 基本医疗保险体系

健全的医疗保险制度能有效增强居民获得医疗卫生资源的公平性与可及性，激发患者的就医欲望和就医信心，诱致性地引导患者趋向更加合理的就医用药选择，从而形成对医患双方行为的激励或约束。当前，我国基本医疗保险体系主要由两大部分构成，分别是城镇职工基本医疗保险和城乡居民基本医疗保险。

城镇职工基本医疗保险主要覆盖城镇居民中在机关行政事业单位、企业就业的职工。机关和事业单位在内的城镇所有用人单位及其职工强制参加城镇职工基本医疗保险，保险资金由职工个人和单位共同分担，实行个人医疗账户与基本医疗统筹基金支付相结合的制度，个人账户的所有权属于个人，统筹基金的所有权属于参加基本医疗保险的全体人员。基本医疗保险原则上以市、县为统筹单位，实行属地化管理，根据以收定支、收支平衡的原则，由统筹单位核算每年报销的各项标准。而各个地区的基本医疗保险统筹基金的起付标准和最高支付限额理应取决于统筹单位各地的经济发展水平和基本医疗保险的使用情况，参保人员报销范围内的医疗费用由统筹基金按一定比例报销。

城乡居民基本医疗保险由两个社会保险整合而成，也就是原来的城镇居民基本医疗保险和新型农村合作医疗。1988年，我国城镇基本医疗保险设立，居民个人和家庭缴费作为城镇居民基本医疗保险基金筹集资金的主要来源，一些没有参加城镇职工基本医疗保险的城镇未成年人和没有工作的成年居民的医疗费用则主要由政府承担，参保对象按照缴费标准与待遇水平相一致的原则使用城镇居民基本医疗保险统筹基金。新型农村合作医疗是以大病统筹为主的农民医疗互助共济制度，其医疗保险资金是由政府组织，采取个人缴费、集体扶持和政府资助相结合的方式筹集而来的。在 2016 年国务院发布的《国务院关于整合城乡居民基本医疗保险制度的意见》中，提出在全国范围内建立以城镇居民医保和新农合制度为基础的统一的城乡居民医保制度。

二、我国基本医疗卫生体系的制度缺陷

《中共中央国务院关于深化医药卫生体制改革的意见》从深化医改的宗旨、指导思想、基本原则等出发确立了医药卫生体制改革的价值取向，提出"建立健全覆盖城乡居民的基本医疗卫生制度，为群众提供安全、有效、方便、价廉的医疗卫生服务"的总体目标。但是，现行基本医疗卫生制度在运行中出现偏差，人民日益增长的基本医疗卫生服务需求与基本医疗卫生服务供给不平衡不充分的矛盾依然存在。

1. 公共卫生应急管理制度不健全

正如前文所述，公共卫生服务如卫生监督、计划免疫、传染病监测、传染病的预防与控制等具有非排他性和非竞争性，属于纯粹的公共产品。公共卫生服务由公共财政足额地筹资，向社会成员提供，能有效降低公共卫生安全风险。在2003 年"非典"暴发前，我国公共卫生服务应急反应机制缺失，卫生防疫体系脆弱。在"非典"的冲击下，我国政府公共卫生服务职能缺失的弊端凸现。为了有效预防、及时控制和消除突发公共卫生事件的危害，我国逐渐建立健全各级疾病预防控制体系，先后修订或颁布《中华人民共和国传染病防治法》《中华人民共和国突发事件应对法》《国家突发公共事件总体应急预案》《国家突发公共卫生事件应急预案》《国家突发应对事件应急管理预案》《卫生部突发中毒应急事件管理预案》《国家重大自然灾害应对处置预案》《卫生部食品卫生安全处理办法预案》《中华人民共和国基本医疗卫生与健康促进法》等，出台了一系列与处理突发公共卫生事件相关的制度和法律规范。但是，新冠肺炎疫情的发生，再次暴露出我国公共卫生服务体系不够健全，特别是突发公共卫生事件应急管理存在短板，还未达到公共卫生应急体系应该具备的"敏锐的危机管理意识、完备的危机应急应对计划、高效的核心协调机制、坚实的法律行为框架、先进的技术支撑体系、全面的危机应对网络、顽强的社会应对能力"的要求，应急响应机制难以应对威胁人民健康的突发重大公共卫生事件。首先，在预防环节。缺乏针对重大

新发疫情的演练，政府对突发公共卫生事件应对能力不强，反应速度不够，对最佳初始防控时机把握不够准确，一些重要的防疫手段和程序没有严格实施，没能有力阻击疫情的开端。其次，在控制环节。防疫和医护人员储备不足、基础保障设施和战略物资缺乏，对病毒传播链条控制措施不够有力，对感染者集中隔离和跟踪不够及时，基层医疗卫生机构防护意识和防护能力薄弱。民众健康责任感和健康素养较低，一些无防护、高危行为、不健康行为屡屡出现。最后，在治疗环节。重点地区应对重大突发事件的医疗保障仍有短板，人员、物资等在第一时间高效率进行调配的能力不足，防控信息和数据未形成有效互动。总体而言，我国当前公共卫生和疾病防控体系与经济发展不相适应。

2. 基本医疗卫生服务公平性有待提升

实现人人享有基本医疗卫生服务是我国建立基本医疗卫生制度的目标，要实现这个目标，要求政府提供给居民的基本医疗卫生服务在物质水平上相对均衡，同时要有"一视同仁"的制度安排。更具体地说，特定区域内人、财、物等基本医疗卫生资源的组合，要满足居民对医疗卫生服务的需求，确保居民享有医疗卫生服务的可及性，体现我国医疗卫生的公平正义属性。当前，我国基本医疗卫生制度运行的结果是基本医疗卫生服务所覆盖人群之间受益程度不公平，尤其是体现在区域之间、城乡之间以及人群之间的这种不公平，可能酝酿成为社会的不稳定因素。东部地区和大城市因为经济发达，其居民基本医疗卫生设施较齐全且可及性较高，往往能够就近享有优质的基本医疗卫生服务，但基层居民"看病难""看病贵"问题仍没有得到解决，而农村地区和低收入群体"因病致贫"和"因病返贫"时有发生。城镇职工、城镇居民和农村居民在基本医疗保险的保障水平上存在层次差异。无论是基本医疗卫生筹资、基本医疗卫生资源配置，还是基本医疗卫生利用和基本医疗结果都存在不公平问题（后文将展开详细分析）。所以，我们急需改进、优化基本医疗卫生制度安排，合理配置基本医疗卫生资源，尽可能缩小城乡之间、区域之间和人群之间的健康差异，进而维护社会的公平与正义。

3. 基层基本医疗卫生服务可及性不强

提供基本医疗卫生服务不仅要考虑基本医疗卫生资源配置的公平性，也要确保每个社会成员能够获得方便、负担得起和可接受的基本医疗卫生服务。通俗地说，具有相同基本医疗卫生服务需求的居民，便利的基本医疗卫生服务的供给不应该因为性别、财富、民族、地理的差异而有所不同。但目前，我国基本医疗卫生服务在结构上呈现出功能失调的态势，医疗资源过分集中，导致基本医疗卫生服务的可及性较差。基层居民作为基本医疗卫生服务的主要需求方，理应由基层医疗机构解决这一部分需求，由基层医疗机构承担起为公众提供可及、低廉的基本医疗卫生服务的任务。但基层医疗机构在整个基本医疗卫生服务供给体系中的功能薄弱，优质医疗资源集中流向大医院，基层医疗机构诊疗能力低下和设施技术落后，往往冷清少有人问诊，无论大病小病，患者都涌进大医院就诊。承担大量普通病的诊疗任务，必然弱化了大医院解决疑难杂症的优势，政府推行的分级诊疗和双向转诊改革效果不理想。要提升基本医疗卫生服务可及性，确保我国医疗体制改革"病有所依"和"病有所保"的目标得以实现，就必须在此基础上进一步优化基本医疗卫生服务供给体系的结构，使基层和大医院之间的分工合作机制更加合理，配合更加有效率，从而保证基层医疗卫生服务的可及性。

4. 公立医院公益性回归改革亟待推进

公立医院是我国医疗卫生事业的领导者，掌握着优质医疗资源和先进医疗技术。我国明确规定了公立医院坚持公益性质和社会效益原则，向广大民众提供医疗服务。但随着市场经济的不断深入，公立医院也走上市场化道路，偏离了公益性的基本要求。公立医院公益性缺失主要表现在以下几个方面。首先，公立医院的垄断抑制了医疗卫生服务市场的良性竞争。公立医院在特定区域的医疗卫生服务市场处于垄断地位，一些公立医院利用这种垄断地位和技术领先优势而不断进行规模扩张，粗放式扩张导致市场绩效的下降和不公平性的增加，使公立医院难以保证提供的医疗服务的公正性和可及性。其次，政府财政补助不足带来公立医院的不正当竞相逐利。医疗服务过程中需要投入大量的医疗资源，如果政府的财政补助无法满足需求，往往会驱使公立医院提高医疗费用，甚至出现过度诊断和过度治疗，背离了其公益性的本质属性。最后，医疗和医药制度不协调导致公立医院存在"以药养医"等乱象。一些医生利用制度漏洞，通过收受药品或药材回扣等手段获取"灰色"收入，从而无形增加患者的医疗费用，与公立医院提供医疗服务的可及性背道相驰。总体来看，当前我国部分公立医院管理体制、运行机制、监管机制等不太合理，导致公立医院公益性有所淡化，一定程度上恶化了公众"看病难、看病贵"问题。

5. 基本医疗卫生服务"联动"机制有待完善

基本医疗卫生服务涉及广泛，其利益相关主体包括政府、医疗机构、医疗保险机构、医药生产和流通企业、患者等，同时涵盖了医疗、医药、医保三大领域。医疗、医药和医保之间存在内在关联，三者的发展水平和协调程度决定着公众能否公平地享有基本医疗卫生服务。只有综合考虑社会主体利益诉求，推进医疗、医药、医保协同配合同步推进，才能实现为公众提供可及、低廉、安全、有效的基本医疗卫生服务目标。《中共中央国务院关于深化医药卫生体制改革的意见》《健康中国2030规划纲要》《"十三五"深化医药卫生体制改革规划》等规划性文件都明确了医疗、医药、医保"三医联动"的改革任务。但已有的医疗服务体系长期运行形成了路径依赖，要实现医疗、医药、医保"三医联动"需要一个长期磨合的过程。医疗、医药、医保缺乏整体性和联动性，所产生的负面效应归根结底都是患者和社会民主承担，"看病难、看病贵"的问题没有从根本上得到解决。因此，要进一步推进基本医疗卫生制度改革，解决医疗、医药与医保制度分割化现状的问题，更好更快地整合这三大系统，提升制度整体运行效率，从而实现"人人享有基本医疗卫生服务"的目标。

三、我国基本医疗卫生服务供给的制度约束

在我国现行基本医疗卫生制度运行中，上述问题的出现不仅由于基本医疗卫生服务供给制度安排不合理，很大程度上还取决于历史、社会、文化、经济等客观因素。跟基础教育、社会保障等其他基本公共服务一样，基本医疗卫生服务客观上存在区域经济发展不均衡、城乡二元结构的体制约束、公共财政制度的不健全等制度性约束。

1. 区域经济发展的不均衡约束

区域发展受到经济、社会形势、自然资源、历史背景等因素的影响，因此很难保证医疗卫生服务资源分配的公平性。江明融（2007）研究了区域经济差距和财政收入与财政支出的差距，发现医疗卫生差距形成的深层原因是政府医疗卫生服务供给的资源安排不合理。中国区域经济发展不均衡主要表现在两个方面：

第一，东部、中部和西部三个地区经济发展不均衡。改革开放以来，我国基本医疗卫生服务供给有了较大的提高，但是中央政府明显倾向于从东南沿海转向内地的梯队式发展，优质医疗卫生资源更多地流向经济发展较好的东部地区，导致西部地区卫生资源稀缺。西部地区经济发展水平较低，卫生服务基础设施较差且部分卫生人员素质有待提高，20世纪90年代以来的合作医疗随着试点结束不可避免有所衰落。此外，城乡一体化程度较好的东部地区便于建立新型医疗合作体系和医疗保险制度，充分保障了居民的基本卫生需求。中国医疗卫生不均衡是

一种普遍现象，城乡一体化水平高的东部地区对医疗卫生的财政投入力度明显大于中、西部地区。

第二，城镇、乡村经济不协调。世界各国都普遍存在城乡经济差距，并且很难消除。解垩（2009）分析我国早期发展战略和卫生财政问题时发现，政府经济发展的宏观调控对区域的差异性考虑较少，政府城镇经济优先发展策略产生的聚集效应拉开了城乡的差距。为了缓和城乡极大的经济差距，中央加大对农村的支持力度，加快城镇化速度，以及各种优惠政策的倾斜，但是农村经济发展增速仍然处于落后状态。城乡经济的不平衡发展，带来城乡医疗卫生支出的差异，必然导致我国城乡医疗卫生服务供给严重不平衡。

2. 城乡二元结构的体制约束

我国城乡一体化发展和城乡公共服务供给均等化发展受到城乡二元结构的极大影响和制约。长期的城乡自治、工农差别的二元化经济社会结构下的公共卫生服务制度安排，是我国基本医疗卫生服务均等化的根本制度障碍。造成我国城乡二元约束的原因诸多，首先是户籍管理制度确立了城乡分割制度。《中华人民共和国户口登记条例》严格划分了城乡区域，部分城市中的农民很难获取城市身份认证，农村人口很难通过户口迁移制度流向城市。此外，对于基本公共服务财政支出，城市居民由单位或政府财政负责，农村户口居民由集体经济组织提供，表现为体制外自主筹资。城乡分割制度在一定程度上制约了农业、农村和农民的正常发展。就医疗卫生服务供给来说，农村居民因此享受不了与城市居民同等的基本公共卫生供给。其次是政府"以农养工"和城市性偏好的福利分配加重了城乡二元结构。根据公共经济学原理，农民大量剩余劳动价值通过税费和价格"剪刀差"等方式转移到城市，大大增加了城市居民福利，这种"以农养工"的模式会使城乡公共服务不均等状况加剧。此外，中国的农村居民往往被排除在国家公共服务体系的大部分福利之外，政府的公费医疗供给具有明显的城市性偏好。长期的城乡不平衡安排，使得农村居民的公共卫生服务供给均等化需求得不到保障。再次是城乡分割制度的遗留问题严重。改革开放后，计划经济逐渐取代社会主义市场经济，一体化制度逐渐取代城乡分割制度，但是城乡分割制度造成的遗留问题没有得到解决，新的城乡不平衡仍在不断叠加，甚至产生某种累加效应。20世纪80年代，我国开始推进医药卫生体制改革，通过不断优化基本医疗卫生资源配置，提升民众医疗卫生服务的可及性，提高基本医疗卫生服务的覆盖范围。但实际成效不明显，即使到了21世纪，定位于"互助共济"的新农合医疗保险制度本质上仍以城乡二元结构为基础，并没有彻底破除二元制度的束缚，满足不了农村居民健康医疗的制度需求。党的十八大提出要进一步推进城乡一体化，优化城乡居民生产要素交换和公共服务资源配置。党的十九大提出"乡村振兴战略"，旨在全力加速城乡一体化进程，促进农业、农村现代化的全面转型升级，使公共资源的流动方向由单向转为双向或者多向。依照德国的城乡均衡战略，城乡融合应使城乡居民享有的公共服务具有均等性，农村医疗卫生服务供给不平衡不充分的问题才能得到缓解。事实上，我国城镇化从20世纪90年代起发展已近三十年，但城乡医疗卫生差距并没有得到明显缩小，说明我国城乡融合进程需要进一步加快。

3. 公共财政制度不健全约束

公共财政的设置将政府与市场紧密结合，有利于满足居民的公共需求，弥补市场中的分配失灵。公共财政制度安排不健全是政府医疗、教育及其他福利安排日渐弱化的原因。公共财政制度对基本医疗卫生均等化发展的影响，具体可以从供给模式、财政转移支付、财政职能转变和财政体制保障四个方面进行分析。

第一，供给模式历史遗留问题未解决。由于历史原因，与以往各级财政承担城市公共服务的供给模式不同，农村公共卫生服务在计划经济时期多是由"政府财政部分供给、农村医疗机构供给以及农民大部分自主承担"的制度外供给模式所承担。随着市场机制的引入，政府财政供给退出使得农村公共卫生服务仍是制度外供给模式，居民税负与公共卫生服务的不对称造成了严重的城乡基本公共卫生服务不均等化。党的十七大上提出"建设服务型政府"的目标后，需加大公共服务供给力度，以实现公共财政供给的合理调整。由于存在着认知模式的固化，以及原有供给模式本身的缺陷和路径依赖等制约，迫切需要对公共财政供给制度进行改革。

第二，财政转移支付的逆向作用。国家于1994年开始实行财政转移支付制度，尽管财政转移支付可以平衡各地区财力，但是作为纵向调节方式，其对基本公共服务和区域经济的横向调节能力较弱，缺乏内在的协调机制。根据我国实际情况，主要存在四个方面的问题：一是多种支付形式之间存在难以协调的问题；二是不同级别医疗卫生机构的税收返还、体制补助等制度容易形成"马太效应"；三是我国公共卫生方面一般转移性支出占比较小，对均等化的积极效果并不明显；四是不规范的财政专项转移性支出拉大了城乡公共卫生服务供给的差距。

第三，政府的财政职能转变不到位。我国政府作为基本公共服务的总指挥，在推进服务均等化过程中弱化了社会职能，强化了经济职能，同时缺乏完善的管理体制。具体表现在政府通过财政转移支付和让权放利的方式推进医疗卫生服务市场化改革，提升了医院的自主经营权，以实现医院的效益增长，但是忽视了本应在公共卫生服务方面的供给责任。另外，分税制改革下中央政府将财税、医疗卫生服务等事权逐级下放至乡镇政府，使得基层政府面临过重的事权和财权不平衡的双重窘境。

第四，公共财政支付缺乏制度保障。我国政府非常注重民生类公共服务在不同城乡和不同区域实现均等化发展，通过"两免一补""草场保护""新农合""新医改"等政策保障农村基本公共服务的供给，但总体上缺乏长期性。教育、医疗和社会保障等方面的公共财政支出存在不规范的情况，农村公共服务享受中央公共支付的财政担保模式存在随机性，公共服务供给过程中突发的问题有些不能及时解决。政策安排的不确定性往往与财政收支窘境有关，同时缺乏财政体制上的保障，制约了我国基本医疗卫生服务均等化进程。

第三节　我国基本医疗卫生服务供给公平性分析

本部分结合相关统计数据，从区域和城乡两个层面分析我国基本医疗卫生服务供给水平和供给效率的差异，并从基本医疗卫生筹资、居民健康消费和医疗资源配置等视角评判现阶段我国基本医疗卫生服务的公平状况。

一、我国基本医疗卫生服务供给水平差异分析

为缓解"因病致贫""因病返贫"现象，近年来我国政府越来越重视基本医疗卫生领域的财政投入，卫生总费用占 GDP 的比重持续上升，基本医疗卫生服务供给水平稳步提高。但是，由于区域经济发展不均衡和城乡二元结构的制度约束，基本医疗卫生服务供给水平城乡差异和地区差异依然存在。根据《中国卫生与计划生育统计年鉴》《中国卫生健康统计年鉴》《中国统计年鉴》公布的数据，笔者就基本医疗卫生服务供给水平城乡差异、供给水平区域差异进行描述性分析。

1. 我国基本医疗卫生服务供给城乡差异

我们从基本医疗卫生资源、基本医疗卫生支出、居民健康水平相关统计数据来分析我国基本医疗卫生服务供给的城乡差异。

首先是基本医疗卫生资源的城乡差异。笔者用城乡医疗卫生机构和人员的规

模来反映基本医疗卫生资源的城乡差异。基本医疗卫生资源具体可以用万人使用床位数、床位使用率、万人享有卫生技术人员数来衡量。从 2018 年的数据来看，农村医疗机构的总床位数量一直高于城市，但城市的每万人医疗机构床数是农村的两倍。从 2018 年医疗机构的床位使用率来看，医院为 85%、综合医院为 86%、中医医院为 85%，中西医结合医院为 80.7%，而乡镇卫生院为 61.3%，社区卫生服务中心为 54.4%，城乡居民都倾向于到综合医院、中西医医院等大城市的正规医院就医。2018 年中国每万位城镇居民享有的专业卫生技术人员数为 109 人，而每万位农村居民只能享有 43 位专业卫生技术人员，城市是农村的 2.55 倍。[①]以上数据说明城乡居民享有极为不平衡、不同等的基本医疗卫生资源。

其次是基本医疗卫生支出的城乡差异。基本医疗卫生支出水平可以体现政府、社会和城乡居民对健康卫生的重视程度。基本医疗卫生支出水平的差异可以用城乡卫生费用、城乡人均医疗保健消费支出、城乡人均卫生支出、城乡居民个人卫生现金支出占可支配收入比重等指标来衡量。从 2018 年的统计数据看，城镇卫生费用是农村卫生费用的 3 倍左右，城镇居民人均医疗保健消费支出是农村居民人均医疗保健消费支出的 1.7 倍，城市居民人均卫生支出是农村居民人均卫生支出的 2 倍，城镇居民个人卫生现金支出与可支配收入之比为 2.74%，而农村居民个人卫生现金支出与可支配收入之比达 5.30%。[②] 由此表明，基本医疗卫生支出的城乡差异依然很大。

最后是居民健康水平的城乡差异。笔者选取 5 岁以下婴幼儿死亡率和孕产妇死亡率指标来衡量居民健康水平，以此来说明城乡医疗卫生在技术、服务供给效果方面的差异。2018 年农村新生儿死亡率为 5.3‰，该数据明显高于城市的 2.65‰，并且 5 岁以下婴幼儿死亡率是城市的 2 倍以上。农村孕产妇死亡率比城市孕产妇死亡率高出接近 1‰。[③] 婴幼儿死亡率、孕产妇死亡率与基础医疗设备、医护人员技术水平和居民身体健康素质有关，城市居民显然在出生时就享有较好的医疗卫生环境和更高的医疗技术水平，而农村基层预防保健工作明显不足。

2. 我国基本医疗卫生服务供给区域差异

由于资源禀赋、经济发展水平等客观因素存在差异，造成了我国区域间基本医疗卫生服务的非均等化。笔者用专业卫生人员数量、医疗机构数量、医疗机构数量和床位数量、卫生经费使用结构等指标来衡量东部、中部和西部地区医疗卫

---

①②③　国家卫生健康委员会. 中国卫生健康统计年鉴（2019）［M］. 北京：中国协和医科大学出版社，2019。

生服务供给水平的差异。

首先，从专业卫生人员数量比较。专业卫生人员数量代表医疗卫生服务的能力水平。2018年东部发达地区拥有的专业卫生人员数量明显高于中西部地区。东部、西部和中部地区每千人卫生技术人员数分别为6.8人、6.5人和5.9人。东部、西部和中部地区每千人享有的执业医师数分别为2.3人、1.9人和2人。中部、西部地区每千人享有的全科医生人数仅有1.46人和1.33人，而东部地区已达到2.42人。[①]

其次，从医疗机构和床位数量比较。医疗机构和床位数量可以衡量各医疗卫生服务组织机构的规模，以及医疗卫生覆盖范围的大小。2018年中国东部地区的正规医院数量为36.27万个，中部地区有31.20万个，西部地区有31.21万个，东部、中部和西部地区分别占全国各级医院总数的36.76%、31.62%和31.62%。中西、综合等综合医院的床位数方面，东部、中部和西部地区差异更明显，东部地区与西部地区床位数的差距已高达74.95万床。[②] 可以看出，东部地区分别与中、西部地区的医疗机构数量存在一定差距，床位数差异显著，依然是东部高、中西部低的情况。

最后，从卫生经费使用结构比较。卫生经费使用结构可以说明各地区医疗机构软件和硬件配置。20世纪90年代政府进行了"三项建设"，通过专项转移资金支付制度将财政卫生支出的80%用于卫生机构的房屋建设，3%用于人员培训，导致中、西部地区卫生技术人员数量和质量参差不齐，并且基础性医疗器械配置较低，区域医疗卫生质量水平出现明显差异。2018年全国医疗卫生业务、事业方面的支出是医疗机构人员经费支出的2.287倍，而全国医疗卫生机构人员经费支出中，东部、中部和西部三个地区分别占52.55%、23.43%和24.02%。[③] 上述分析显示出东部地区财政卫生供给水平也高于中西部地区。

二、我国基本医疗卫生服务供给效率差异分析

区域间基本医疗卫生供给不仅存在水平差异，还存在供给效率的差异。政府在基本医疗卫生服务供给或投资过程中还存在效率低下或无效率的状况。笔者依据经济社会特征将我国划分为八大区域，应用共同边界DEA模型测算2003~2018年我国各省基本医疗卫生服务供给效率，总结我国基本医疗卫生服务供给

---

①②③　国家卫生健康委员会. 中国卫生健康统计年鉴（2019）［M］. 北京：中国协和医科大学出版社，2019。

效率时空分异的规律。

1. 基本医疗卫生服务供给效率评价方法

（1）共同边界 DEA 模型。

作为一种"面向数据"的测评方法，数据包络分析（DEA）用于测算一组具有多种投入和多种产出的决策单元（DMU）的相对效率。DEA 方法注重观测量个体而非观测量的平均值，对决策单元效率的考察有着独特优势。同时，DEA 是一种非参数估计的方法，有效地避免了参数方法的多种限制，所以 DEA 方法被广泛地应用于效率的评价或测算。

传统 DEA 模型仅仅是将所有具有同质性的决策单元放在一起评价，而没有考虑总体决策单元之间可能存在的群组关系。巴特力等（2004）通过引入共同边界的概念，提出用非随机边界来估计决策单元之间的技术差距，即针对不同生产边界下评价对象的技术差异，分析各个决策单元在本群组内的表现以及该群组与整体表现之间的技术落差。唐内尔（2008）在此基础上进一步发展完善了共同边界 DEA 模型。

假设所有决策单元（DMUS）可以划分为 i 个群组。第 i 群组的样本数为 J^i，且满足 $\sum_{i=1}^{I} J^i = J$。则有：

$$\begin{aligned}
&\underset{\theta,\phi,\lambda,s^{NR-},s^{NR+}}{Min:} \quad \rho^* = t - \frac{1}{I+J} \sum_{i=1}^{I} \sum_{j=1}^{J} \frac{ts_{ij}^-}{X_{en}} \\
&s.t. \quad \sum_{i=1}^{I} \sum_{j=1}^{J^i} x_{jin}\lambda_{ji} \leq \theta \times x_{en}, \quad n=1, \cdots, N \\
&\quad \sum_{i=1}^{I} \sum_{j=1}^{J^i} y_{jip}\lambda_{ji} \geq y_{ep}, \quad p=1, \cdots, P \\
&\quad \sum_{i=1}^{I} \sum_{j=1}^{J^i} \lambda_{ji} = 1, \quad i=1, \cdots, I \\
&\quad \theta \leq 1, \quad \lambda_{ji} \geq 0
\end{aligned}$$

(3.1)

ρ^* 的最优值即为共同效率，而 DMU_e 的群组效率值可以通过以下公式计算获得：

$$\begin{aligned}
&\underset{\theta,\phi,\lambda,s^{NR-},s^{NR+}}{Min:} \quad \rho^i = t - \frac{1}{I} \sum_{j=1}^{J} \frac{ts_j^-}{X_{en}} \\
&\quad \sum_{j=1}^{J^i} x_{jn}\mu_j \leq \theta^i \times x_{en}, \quad n=1, \cdots, N \\
&\quad \sum_{j=1}^{J^i} y_{jp}\mu_j \geq y_{ep}, \quad p=1, \cdots, P
\end{aligned}$$

$$\sum_{j=1}^{J_i} \mu_j = 1$$

$$\theta^i \leqslant 1, \ \mu_j \geqslant 0 \tag{3.2}$$

为了比较共同前沿面与群组前沿面的技术差距，唐内尔（2008）引入"技术差距比"的概念，并将第 i 群组第 j 个决策单元的效率技术差距比界定为：$TGR_{ij} = \dfrac{\rho^*}{\rho^{i*}}$。

"技术差距比"可以用来解释群组决策单元相对于共同前沿面的相对技术进步或衰退情况，如果群组前沿面与共同前沿面的技术差距减少，则"技术差距比"小于 1。

共同边界 DEA 模型提出以来，被众多学者用于分析各领域的效率评价问题。

（2）变量选取与数据来源。

选取合适的投入和产出变量是应用 DEA 评价效率的基本前提。根据医疗卫生服务的特点，本书选取以下投入和产出变量来评价基本医疗卫生服务供给效率。

投入变量的选取。医疗卫生服务的投入主要包括人力要素投入和资本要素投入两部分。鉴于数据的可获得性，笔者选取每千人口卫生技术人员数（衡量人力要素投入）、每千人口医疗机构床位数（衡量资本要素投入）及人均财政医疗卫生支出（衡量资本要素投入）作为投入指标。

产出变量的选取。基本医疗卫生服务能有效地改善和提升居民的生理和心理健康，从而不仅有助于增加人力资本积累，提高居民获得更多收入的能力，而且能提高民众的生活质量，延长居民人均寿命，具有明显的经济和社会效益。因此，将产出指标分为经济效益和社会效益，经济效益选取人均 GDP 来衡量，社会效益选取人均寿命来衡量。基本医疗卫生投入和产出变量的描述如表 3-1 所示。

表 3-1　　　　　　　　　　基本医疗卫生投入与产出变量

变量类型	变量	衡量指标	单位	代码
投入变量	人力投入	每千人口卫生技术人员数	个	x_1
	资本投入	每千人口医疗机构床位数	个	x_2
		人均财政医疗卫生支出	元	x_3
产出变量	经济效益	人均 GDP	元	y_1
	社会效益	人均寿命	岁	y_2

本书选取 2003～2018 年我国 29 个省（自治区、直辖市，以下简称"省"）为分析样本（西藏数据缺失严重给予剔除，台湾、香港、澳门不包括在分析范围之列），并根据国务院发展研究中心的课题报告《我国（大陆）区域社会经济发展特征分析》的划分方法，把我国分为八大区域，即北部沿海地区（北京、天津、河北、山东）、东北地区（辽宁、吉林、黑龙江）、东部沿海地区（上海、浙江、江苏）、南部沿海地区（广东、福建、海南）、黄河中游地区（陕西、山西、河南、内蒙古）、长江中游地区（湖南、湖北、安徽、江西）、西南地区（四川、重庆、云南、贵州、广西）和西北地区（新疆、甘肃、青海、宁夏）。数据源于历年《中国统计年鉴》《中国卫生统计年鉴》以及各省相关统计年鉴。一些省份个别年份缺少数据，本书采用取前后两年的平均数补齐的方式加以处理。同时考虑到数据的时间跨度较长，为避免通货膨胀或紧缩对价格相关的数据造成影响，本书利用固定资产投资价格指数对人均财政医疗卫生支出和人均 GDP 数据进行价格平减，把当年价核算的数据换算成以 2003 年为基年的可比价计算的数据。

2. 我国基本医疗卫生服务供给效率测算结果

应用基于投入导向的共同边界 DEA 模型，借助软件 Dea-solver 6.0 分别测算我国八大区域前沿和全国共同前沿下的各省基本医疗卫生服务供给效率，结果如表 3－2 所示。

表 3－2　　　　　2003～2018 年各省基本医疗卫生服务供给效率

区域	省份	区域前沿				共同前沿			
		最小值	最大值	平均值	标准差	最小值	最大值	平均值	标准差
东北地区	辽宁	0.591	0.988	0.882	0.124	0.549	0.846	0.679	0.105
	吉林	0.624	0.945	0.849	0.117	0.535	0.831	0.671	0.119
	黑龙江	0.613	0.931	0.825	0.112	0.526	0.825	0.662	0.114
北部沿海地区	北京	0.733	0.988	0.919	0.046	0.757	0.988	0.914	0.035
	天津	0.601	0.905	0.767	0.103	0.615	0.892	0.807	0.077
	河北	0.562	0.807	0.696	0.137	0.586	0.829	0.696	0.124
	山东	0.596	0.826	0.714	0.152	0.602	0.827	0.709	0.137

区域	省份	区域前沿				共同前沿			
		最小值	最大值	平均值	标准差	最小值	最大值	平均值	标准差
东部沿海地区	上海	0.751	0.988	0.915	0.073	0.751	0.988	0.905	0.033
	江苏	0.627	0.873	0.784	0.112	0.627	0.873	0.774	0.112
	浙江	0.595	0.902	0.811	0.119	0.595	0.902	0.791	0.119
南部沿海地区	福建	0.712	0.988	0.891	0.119	0.609	0.851	0.778	0.125
	广东	0.679	0.923	0.863	0.102	0.606	0.835	0.759	0.142
	海南	0.523	0.695	0.609	0.064	0.378	0.647	0.513	0.111
黄河中游地区	陕西	0.723	0.988	0.893	0.114	0.493	0.734	0.624	0.095
	山西	0.731	0.936	0.869	0.101	0.515	0.757	0.638	0.104
	内蒙古	0.698	0.973	0.922	0.111	0.52	0.717	0.653	0.111
	河南	0.615	0.988	0.881	0.126	0.526	0.723	0.632	0.092
长江中游地区	安徽	0.668	0.897	0.813	0.082	0.481	0.746	0.634	0.135
	江西	0.702	0.905	0.836	0.065	0.469	0.734	0.641	0.103
	湖北	0.751	0.988	0.884	0.071	0.502	0.725	0.649	0.127
	湖南	0.733	0.988	0.862	0.084	0.515	0.713	0.636	0.121
西南地区	广西	0.564	0.791	0.705	0.136	0.403	0.691	0.532	0.113
	云南	0.577	0.773	0.692	0.097	0.393	0.672	0.519	0.104
	贵州	0.525	0.759	0.649	0.115	0.376	0.654	0.524	0.121
	重庆	0.697	0.988	0.851	0.092	0.529	0.801	0.689	0.148
	四川	0.642	0.862	0.723	0.113	0.445	0.773	0.637	0.109
西北地区	新疆	0.697	0.961	0.866	0.049	0.382	0.666	0.493	0.131
	甘肃	0.727	0.988	0.904	0.062	0.397	0.631	0.459	0.146
	青海	0.769	0.939	0.881	0.059	0.371	0.627	0.453	0.125
	宁夏	0.761	0.972	0.879	0.042	0.377	0.612	0.464	0.128

注：本表仅列出 2003～2018 年我国各省基本医疗卫生服务供给效率最大值、最小值和平均值，各省每年基本医疗卫生服务供给效率值详见附录1。

（1）区域前沿面下基本医疗卫生服务供给效率差异。

区域前沿面下的基本医疗卫生服务供给效率值，是根据该区域各省公共卫生投入和产出的观察值测算出来的，因此它代表的是各省与其所在区域其他省份相比较的相对效率。表 3 - 2 左侧列出了 2003 ~ 2018 年我国八大区域前沿面下各省基本医疗卫生服务供给效率基本状况。可以看出，在同一区域前沿面下各省基本医疗卫生服务供给效率的差异十分明显。如在东北地区区域前沿面下，样本期间辽宁、吉林、黑龙江基本医疗卫生服务供给效率平均效率值分别为 0.882、0.849 和 0.825。东部区域前沿面下，上海的基本医疗卫生服务供给效率最高，平均效率值达 0.915，江苏的投资效率最低，平均效率值为 0.774。再比如西南地区区域前沿面下，在样本期间重庆的基本医疗卫生服务供给效率平均效率值达 0.851，贵州的平均效率值为 0.649。同一区域内部各省基本医疗卫生服务供给效率存在差异，表明区域内不同省份公共卫生投入产出转换过程中采用的技术有所不同，效率值越小代表该省在区域内所采用的技术越落后。

　　比较我国八大区域前沿面下各省基本医疗卫生服务供给效率值，可以看出不同区域各省基本医疗卫生服务供给效率差距明显不同，南部沿海地区效率差距最大（福建平均效率值为 0.891，海南平均效率值仅为 0.609），长江中游地区差距最小。区域内基本医疗卫生服务供给效率差距越大，表明该区域效率改进的空间越大。上海、江苏、浙江三省基本医疗卫生服务供给效率平均值为 0.836，这表明东部沿海地区若采用本区域潜在最优生产技术，整体上还存在 16.4% 的改进空间。根据表 3 - 2 左侧计算结果，与本区域潜在最优生产技术相比较，东北地区、北部沿海地区、东部沿海地区、南部沿海地区、黄河中游地区、长江中游地区、西南地区、大西北地区基本医疗卫生服务供给效率的改进空间分别为 14.8%、22.6%、16.4%、21.3%、11.5%、15.1%、28% 和 11.9%。

　　（2）共同前沿面下基本医疗卫生服务供给效率差异。

　　共同前沿面下测算出来的基本医疗卫生服务供给效率值代表的是各省与全国其他省份相比较的相对效率。表 3 - 2 右侧列出了 2003 ~ 2018 年全国共同前沿面下各省基本医疗卫生服务供给效率状况。可以发现，除上海、江苏、浙江外，其他各省在全国共同前沿面和区域前沿面下测算出来的基本医疗卫生服务供给效率值是不一样的，比如安徽省，区域前沿面下的平均效率值为 0.813，全国共同前沿面下的平均效率值却为 0.634。这是因为两种前沿面下参照的技术集是不一样的，区域前沿参照的是长江中游潜在最优生产技术，而共同前沿下参照的是全国潜在最优生产技术。东部沿海地区代表了我国基本医疗卫生服务供给效率技术的最高水平，全国共同前沿面和区域前沿面的参考技术集是一样的，所以东部沿海三省在两种前沿面下测算出的效率是一样的。

　　在全国共同前沿面下，各省基本医疗卫生服务供给效率差距更明显，北京高达 0.914，而青海省仅为 0.453，两者相差甚远。从区域整体水平看，北部沿海地区、东部沿海地区和南部沿海地区的基本医疗卫生服务供给效率平均值明显高于西南地区、大西北地区等区域。众多研究结论表明，公共卫生投资具有明显的空间溢出效应（李扬，2008；解垩，2008；兰相洁，2013）。由于相邻省份之间经济贸易的交往以及人员流动的频繁，一个省份公共卫生投资不仅能改善和提升本省居民的生理和心理健康，而且空间上相邻或相近省份居民也能从中获得收益。东部沿海地区和北部沿海地区交通便捷、区域经济关联度大，特别是北京、上海、天津等直辖市基本医疗卫生服务的空间溢出和辐射效应显著，因此，东部沿海地区和北部沿海地区基本医疗卫生服务供给效率相对要高于其他地区。

（3）各区域基本医疗卫生服务供给效率的技术差距。

共同边界 DEA 最大的优势在于，可以应用技术差距比（TGR）来考察不同区域生产技术的差距。

从表 3-3 可以发现，我国八大区域基本医疗卫生服务供给效率的技术差距是非常明显的。东部沿海地区历年的技术差距比均为 1，为全国最高水平，表明东部沿海地区实现了全国潜在最优技术的 100%。北部沿海地区技术差距比的平均值为 0.885，与东部沿海地区的平均值最为接近；西北地区效率平均值最小，为 0.585。东北地区、北部沿海地区、南部沿海地区、黄河中游地区、长江中游地区、西南地区、大西北地区基本医疗卫生服务供给效率技术差距比分别为 0.711、0.885、0.778、0.682、0.675、0.615 和 0.585，这表明与全国潜在最优技术（东部沿海）相比，这些地区效率的改进空间分别为 28.9%、11.5%、22.1%、31.8%、32.5%、38.5% 和 41.5%。

表 3-3　　　2003~2018 年各区域基本医疗卫生服务供给效率的技术差距比分析

年份	TGR							
	东北地区	北部沿海地区	东部沿海地区	南部沿海地区	黄河中游地区	长江中游地区	西南地区	西北地区
2003	0.658	0.839	1.000	0.718	0.654	0.646	0.637	0.609
2004	0.659	0.833	1.000	0.723	0.658	0.652	0.643	0.613
2005	0.695	0.845	1.000	0.759	0.654	0.646	0.635	0.607
2006	0.699	0.859	1.000	0.763	0.658	0.653	0.624	0.596
2007	0.711	0.884	1.000	0.775	0.661	0.662	0.616	0.592
2008	0.716	0.896	1.000	0.780	0.665	0.667	0.608	0.587
2009	0.713	0.908	1.000	0.777	0.682	0.674	0.612	0.584

年份	TGR							
	东北地区	北部沿海 地区	东部沿海 地区	南部沿海 地区	黄河中游 地区	长江中游 地区	西南地区	西北地区
2010	0.719	0.899	1.000	0.783	0.678	0.672	0.606	0.578
2011	0.730	0.912	1.000	0.796	0.692	0.684	0.594	0.566
2012	0.737	0.886	1.000	0.802	0.697	0.689	0.597	0.560
2013	0.715	0.892	1.000	0.788	0.705	0.682	0.592	0.569
2014	0.722	0.905	1.000	0.792	0.693	0.697	0.605	0.572
2015	0.731	0.907	1.000	0.804	0.712	0.701	0.612	0.571
2016	0.726	0.911	1.000	0.798	0.706	0.698	0.621	0.583
2017	0.738	0.902	1.000	0.811	0.714	0.706	0.618	0.588
2018	0.737	0.908	1.000	0.812	0.709	0.704	0.622	0.591
平均	0.711	0.885	1.000	0.778	0.682	0.675	0.615	0.585

从表 3 - 3 还可以发现，我国八大区域基本医疗卫生服务供给效率技术差距比的变动规律和变动趋势也略有不同。北部沿海地区和南部沿海地区基本医疗卫生服务供给效率技术差距比值稳步上升，表明这两个区域基本医疗卫生服务供给效率不断提升，与东部沿海地区的效率逐步趋近；东北地区、黄河中游地区、长江中游地区供给效率小幅震荡上升，表明这三个区域供给效率有所改善；西南地区和大西北地区基本医疗卫生服务供给效率技术差距比则呈震荡微弱下降趋势，表明这两个地区与潜在最优技术的差距不仅没有缩小，反而逐步扩大。不同区域基本医疗卫生服务供给效率技术差距比的变动趋势有所不同，说明我国基本医疗卫生服务供给潜在的最优技术在不同区域的辐射和扩散效应有所不同。这很大程度上缘于不同区域与拥有全国最优技术的东部沿海地区的经济关联度和依赖程度存在差异。

3. 我国基本医疗卫生服务供给效率收敛检验

（1）随机收敛及检验方法。

收敛性分析最早是用于研究不同经济体间收入差距随时间推进而变化的趋势。按分析方法和假设的不同，收敛性分析主要有 σ 收敛、β 收敛、俱乐部收敛和随机收敛。笔者选择随机收敛方法来检验我国基本医疗卫生服务供给效率的收敛情况。

伯纳德和杜拉弗（1996）在假定经济变量序列线性确定趋势和随机性趋势的前提下，界定了随机收敛。

对于 N（N=1，2，…，n）个地区的经济变量，如果

$$\lim_{k \to \infty} E(\chi_{1,t+k} - \chi_{n,t+k} I_t) = 0, \quad \forall N \neq 1 \tag{3.3}$$

代表这些地区经济变量存在随机收敛（I_t 为 t 时刻的信息集），表明随着时间的推进，这些地区经济变量变化差异极小。

根据伯纳德和杜拉弗的界定，判断地区间经济变量是否存在收敛趋势，关键在于确定这些地区经济变量是否存在协整关系。如果经济变量序列存在协整关系的个数 r 等于 N－1，就可以判定地区间的经济变量变化存在收敛趋势；如果这些地区经济变量序列协整关系个数 r 小于 N－1，就可以判定经济变量变化未呈现收敛趋势。变量之间是否存在协整关系，最常用的检验方法是约翰逊的极大似然法，其模型如下：

$$\Delta Y_t = \Gamma_1 \Delta Y_{t-1} + \Gamma_2 \Delta Y_{t-2} + \cdots + \Gamma_{q-1} \Delta Y_{t-q+1} + \prod Y_{t-q} + D_t + U_t \tag{3.4}$$

式（3.4）中，Y_t 是 N 个一阶单整 I(1) 时间序列变量的向量，Δ 为一阶差分，Γ_1，Γ_2，…，Γ_{q-1} 是 P×P 系数矩阵，q 是滞后阶数，D_t 是确定性变量 I(0)，U_t 是向量白噪声，$\prod$ 为压缩矩阵。

根据极大似然法的检验原理，式（3.4）中压缩矩阵 $\prod$ 的秩 r 的值决定了这些地区经济变量之间是否存在协整关系。笔者运用约翰逊检验得到如下迹检验统计量。

$$\eta_r = - T \sum_{i=r+1}^{N} \ln(1 - \lambda_i), \quad r = 0, 1, \cdots, N-1 \tag{3.5}$$

N 代表向量 Y_t 中包含的时序变量数量，T 为样本容量，λ_t 为第 i 步的最大特征根，r 是假设的协整关系个数，取值范围为 0 到 N－1。

令零假设 H_0：压缩矩阵 $\prod$ 的秩为 r，即这一组时间序列中有 r 个协整关系；备择假设 H_1：压缩矩阵 $\prod$ 的秩为 N，即 Y_t 为一平稳过程。根据约翰逊检验模型及迹检验统计量公式，依次令 r=0，1，…，（N－1），得到相应的统计量 η_r，直到出现第一个不显著的 η_r，此时 r 即是该组变量中存在协整关系的个数。

（2）实证检验结果分析。

根据收敛检验原理，在进行随机收敛检验之前，需要先用 ADF 检验拟研究对象序列的平稳性。依据我国共同前沿面下各省基本医疗卫生服务供给效率测算结

果，笔者应用 ADF 检验基本医疗卫生服务供给效率序列的平稳性，结果见表3－4。

表3－4　　　　　我国基本医疗卫生服务供给效率序列的平稳性检验

地区	一阶差分 ADF 检验值	检验类型 (c，t，q)	结论	地区	一阶差分 ADF 检验值	检验类型 (c，t，q)	结论
辽宁	－4.225	(c，0，1)	I (1)	内蒙古	－3.758	(c，0，2)	I (1)
吉林	－3.029	(c，0，1)	I (1)	河南	－3.692	(c，0，2)	I (1)
黑龙江	－3.525	(c，0，3)	I (1)	安徽	－2.861	(c，0，1)	I (1)
北京	－3.794	(c，0，2)	I (1)	江西	－3.827	(c，0，3)	I (1)
天津	－2.992	(c，0，2)	I (1)	湖北	－3.211	(c，0，3)	I (1)
河北	－3.655	(c，0，3)	I (1)	湖南	－2.487	(c，0，3)	I (1)
山东	－2.864	(c，0，1)	I (1)	广西	－3.256	(c，0，3)	I (1)
上海	－3.614	(c，0，3)	I (1)	云南	－3.813	(c，0，3)	I (1)
江苏	－2.669	(c，0，2)	I (1)	贵州	－4.215	(c，0，3)	I (1)
浙江	－3.471	(c，0，1)	I (1)	重庆	－3.119	(c，0，3)	I (1)
福建	－3.801	(c，0，2)	I (1)	四川	－3.447	(c，0，3)	I (1)
广东	－3.648	(c，0，3)	I (1)	新疆	－3.162	(c，0，3)	I (1)
海南	－3.226	(c，0，2)	I (1)	甘肃	－2.739	(c，0，2)	I (1)
陕西	－4.159	(c，0，3)	I (1)	青海	－3.812	(c，0，3)	I (1)
山西	－3.131	(c，0，2)	I (1)	宁夏	－3.726	(c，0，1)	I (1)

注：检验类型中的 c 和 t 表示带有常数项和趋势项，q 表示所采用的滞后阶数，其选择依据是 AIC 准则和 SC 准则；5% 和 1% 显著水平临界值分别为 －3.856 和 －3.378。

资料来源：由 EViews 6.0 软件计算得出。

从表3－4 中可以看到，我国各省基本医疗卫生服务供给效率一阶差分 ADF 检验值，除了辽宁、陕西、贵州外，其他省份均大于5% 显著水平的临界值。因此，我国基本医疗卫生服务供给效率序列是一阶单整 I (1) 序列，可以采用约翰逊方法来检验它们之间的协整关系。由于本书样本个数不够对 29 个省的基本医疗卫生服务供给效率序列直接进行协整检验，只能对八大区域各省的基本医疗卫生服务供给效率序列进行协整检验，以判断其收敛性。

表3－5 是我国八大区域基本医疗卫生服务供给效率进行协整检验的结果。对于东北地区，当 r＝2 时，出现第一个不显著的迹检验统计量，说明东北三省基本医疗卫生服务供给效率序列之间的协整关系个数 r＝p－1。根据伯纳德和杜

拉弗的理论，东北地区基本医疗卫生服务供给效率存在收敛趋势。同样道理，东部沿海地区和长江中游地区供给效率序列的协整关系均等于 $r = p - 1$。因此，上述地区供给效率也存在收敛趋势。对于黄河中游地区而言，当 $r = 2$ 时，迹检验统计量仅通过 5% 显著性检验，当 $r = 3$ 时，迹检验统计量不显著，这表明该地区基本医疗卫生服务供给效率收敛趋势尚未十分明显。对于北部沿海地区，当 $r = 2$ 时，出现第一个不显著的迹检验统计量，表明北部沿海地区四省的基本医疗卫生服务供给效率序列之间只有 2 个协整关系，其协整关系的个数 $r = 2 < p - 1 = 3$，这说明北部沿海的供给效率没有收敛趋势。当 $r = 1$ 时，南部沿海地区出现第一个不显著的迹检验统计量，表明该地区三省的基本医疗卫生服务供给效率序列之间不存在协整关系，因此，收敛趋势也未形成。西南地区以及大西北地区基本医疗卫生服务供给效率序列协整关系的个数分别为 2 个和 3 个，即 $r < p - 1$，所以这两个地区基本医疗卫生服务供给效率不存在收敛趋势。

表 3 - 5   八大区域基本医疗卫生服务供给效率随机收敛检验结果

东北地区		北部沿海地区		东部沿海地区		南部沿海地区	
η_r 统计量	r 假设值	η_r 统计量	r 假设值	η_r 统计量	r 假设值	η_r 统计量	r 假设值
12.48	None **	16.25	None **	18.03	None **	15.52	None **
10.36	≤1 **	9.78	≤1 **	9.18	≤1 **	1.04	≤1
1.33	≤2	2.32	≤2	1.93	≤2		
黄河中游地区		长江中游地区		西南地区		大西北地区	
η_r 统计量	r 假设值	η_r 统计量	r 假设值	η_r 统计量	r 假设值	η_r 统计量	r 假设值
16.96	None **	20.34	None **	18.32	None **	28.16	None **
14.72	≤1 **	12.28	≤1 **	9.13	≤1 **	19.40	≤1 **
3.35	≤2 *	8.96	≤2 **	2.06	≤2	9.84	≤2 **
1.46	≤3	1.79	≤3			2.11	≤3

注：* （**）表示在 5% （1%）显著水平上拒绝原假设，滞后阶数的确定依据是 AIC 和 SC 准则。
资料来源：由 EViews 8.0 软件计算得出。

（3）结论与启示。

根据我国经济社会发展特征，笔者将我国划分为八大区域，应用共同边界 DEA 模型测度我国八大区域各省基本医疗卫生服务供给效率，比较区域前沿面和全国共同前沿面的供给效率；结合基本医疗卫生服务供给效率的测算结果，引入技术差距比，分析各区域基本医疗卫生服务供给效率与全国潜在最优水平的差距；应用随机收敛来检验我国各区域以及全国基本医疗卫生服务供给效率的收敛情况。基本医疗卫生服务供给效率测算结果表明，在区域前沿面下，各省基本医疗卫生服务供给效率的差异显著，南部沿海地区差距最大，长江中游地区差距最小，不同区域公共卫生投资效率的改进空间有所不同；在全国共同前沿面下，北京供给效率最高，贵州最低，东部沿海地区代表我国基本医疗卫生服务供给效率技术的最高水平，其他区域与全国最优技术还有较大的差距。随机性收敛检验结果显示，我国东北地区、东部沿海地区、长江中游地区基本医疗卫生服务供给效率呈现出收敛趋势，黄河中游地区的收敛趋势尚不明朗，而北部沿海地区、南部沿海地区、西南地区以及大西北地区的收敛态势尚未形成。

该研究结论对提高我国基本医疗卫生服务供给效率启示意义明显：首先，调整公共财政支出结构，持续增加医疗卫生财政支出。医疗卫生投入过少是导致我国基本医疗卫生服务供给效率低下的一个重要原因。因此，扩大医疗卫生财政支出规模，发挥医疗卫生投资规模效应是提升基本医疗卫生服务供给效率的有效途径。在不断扩大医疗卫生政府支出规模的同时，加大对疾病防疫、控制及弱势群体的投入，保障居民享有基本医疗卫生与医疗服务，提高基本医疗卫生服务的可及性和质量。其次，优化政府公共服务意识，提高基本医疗卫生服务供给效率。当前我国政府公共服务意识落后，公共服务效率低下。中央政府应构建政府绩效评价和监督机制，督促各级政府努力提高公共服务意识，提升公共服务效率。再次，引导医疗卫生服务资源共享，推动医疗卫生服务区域合作。我国八大区域内部省份之间的公共卫生投资效率还存在差距，推动省际间公共卫生服务的合作，缩小公共卫生服务区域内差距是提升落后省份公共卫生投资效率的重要途径。一个省份的公共卫生财政支出并非孤立存在的，会影响相邻或相近省份，表现出地理上的相关性和溢出特征。因此，中央政府应引导区域内部医疗卫生服务资源共享，充分发挥医疗卫生财政支出的空间溢出效应。最后，合理配置医疗卫生资源，提升基本医疗卫生服务供给的整体效率。我国有限的医疗卫生资源配置不合理是导致基本医疗卫生服务供给效率低下的重要原因。西北地区、西南地区、黄河中游地区等区域医疗卫生领域的技术与东部沿海地区存在较大差距，中央政府应通过财政转移支付等方式，引导医疗卫生资源向大西北地区、西南地区等经济落后地区倾斜。

三、我国基本医疗卫生服务公平性分析

正如前文所述，基本医疗卫生服务均等化并不意味着所有居民都享有完全一致的基本医疗卫生服务，主要表现在基本医疗卫生筹资、基本医疗卫生资源配

置、基本医疗卫生可及性、基本医疗卫生结果等方面的公平性上。因此，从基本医疗卫生筹资、基本医疗卫生资源配置、基本医疗卫生利用、基本医疗卫生结果等视角来分析我国基本医疗卫生服务均等化状况。

1. 基本医疗卫生筹资公平性分析

基本医疗卫生筹资公平是衡量基本医疗卫生公平性的重要标准。从宏观层面来看，筹资结构的合理性一定程度上体现了筹资的公平程度；微观层面表现为，城乡等不同群体之间，筹资压力、筹资金额等筹资状况类似。本书从筹资结构、城乡筹资差异来分析我国基本医疗卫生筹资的公平性。

首先，我国基本医疗卫生筹资结构趋于合理，但仍然有较大提升空间。我国医疗卫生总费用由政府卫生支出、社会卫生支出、个人卫生支出三大部分组成。一般认为，社会卫生支出、政府卫生支出承担大部分卫生费用，且社会卫生支出较大时，筹资结构较为合理。21 世纪初，随着政府医疗投入和社会卫生支出的增加，个人卫生支出在卫生总费用中所占的比重有所下降。

2000 年，世界卫生组织曾对所有会员（191 个）的医疗卫生系统绩效进行评估。根据世界卫生组织的评价标准，我国医疗卫生负担公平性位居第 188 位，是世界上最不公平的国家之一。近年来，我国医疗卫生筹资结构持续改善，具体数据见表 3 - 6。2010 年起，社会卫生支出和居民卫生支出迅速增加，政府也不断加大卫生投入，使得政府卫生支出所占比重得以维持在 30% 左右，但依然较低。个人卫生支出所占比重不断下降，在 2015 年降至 30% 以下，居民医疗卫生负担有所减轻。社会卫生支出比重在 2012 年超过个人卫生支出，占总费用的 35.67%，2015 年后占比超过 40%。政府卫生支出占比徘徊不前，个人卫生支出随社会卫生支出的提高逐渐下降。这表明居民医疗压力的减轻主要得益于社会卫生支出的上升，社会卫生支出在筹资结构调整中的作用日益突出，开始占据主导地位。至 2018 年，政府卫生支出和个人卫生支出分别占总费用的 29.35% 和 42.62%；个人卫生支出低于政府卫生支出，居于末尾。

表 3 - 6　　　　　　　　2010 ~ 2018 年我国卫生总费用构成　　　　　　　单位：%

构成	2010 年	2011 年	2012 年	2013 年	2014 年	2015 年	2016 年	2017 年	2018 年
政府卫生支出	28.69	30.66	29.99	30.14	29.96	30.45	30.01	28.91	29.35
社会卫生支出	36.02	34.57	35.67	35.98	38.05	40.29	41.21	42.32	42.62
个人卫生支出	35.29	34.77	34.34	33.88	31.99	29.27	28.78	28.77	28.03

资料来源：国家统计局. 中国统计年鉴（2019）[M]. 北京：国家统计出版社，2019。

其次，城乡医疗卫生筹资的总费用和人均费用均有上升，但两者差距持续扩大。表 3-7 列出了近年城乡医疗费用分配的基本状况，包括总费用、城乡人均卫生费用及两者比例。利用表 3-7 中的数据，可以从基数和增速两个方面对城乡医疗卫生筹资的总费用、人均费用进行比较。从总费用的城乡分配来看，城乡的总费用均有上升；但城市总费用的基数和增速远大于农村，城乡间的总费用差距不断扩大。城市卫生医疗总费用始终保持在农村卫生医疗总费用的 3 倍左右；据此估计出 2015~2018 年的相关数据。其中，2014 年城市卫生医疗总费用就高达 26575.60 亿元，而农村仅为 8736.80 亿元，城市医疗卫生总费用基数是农村的 3.04 倍。2010 年起，城市医疗卫生总费用的年均增长接近 3000 亿元，但农村医疗费用的增长从 2011 年起才超过 1000 亿元。2010 年城乡医疗的总费用差距超过 10000 亿元，至 2018 年两者相差接近 20000 亿元。

表 3-7　　　　　　　　　　2010~2018 年城乡卫生筹资差异

年份	卫生总费用（亿元）	城市（亿元）	农村（亿元）	城市÷农村	城市人均（元）	农村人均（元）	城市÷农村
2010	19980.39	15508.62	4471.77	3.47	2315.50	666.30	3.48
2011	24345.91	18571.87	5774.04	3.22	2697.50	879.40	3.07
2012	28119.00	21280.46	6838.54	3.11	2999.30	1064.80	2.82
2013	31668.95	23644.95	8024.00	2.95	3234.10	1274.40	2.54
2014	35312.40	26575.60	8736.80	3.04	3558.31	1412.21	2.52
2015	40974.64	30730.98	10243.66	3.00	3985.03	1697.49	2.35
2016	46344.88	34758.66	11586.22	3.00	4383.30	1964.67	2.23
2017	52598.28	39448.71	13149.57	3.00	4849.44	2280.50	2.13
2018	60124.31	44684.05	15440.26	2.90	5636.76	2763.12	2.04

注：2015~2018 年数据为估计值。
资料来源：国家统计局. 中国统计年鉴（2019）[M]. 北京：国家统计出版社，2019。

最后，城乡人均卫生费用差距悬殊。2010 年城乡人均医疗卫生费用相差约 1700 元，至 2014 年，差距扩大到 2100 元以上，2018 年差距超过 2500 元。

综合以上分析可知，我国基本医疗卫生筹资状况有所改善，公平性有所提升，但城乡居民的人均基本医疗卫生筹资差距呈扩大趋势。公平性提高的原因在于社会筹资作用的发挥日益明显，以及政府卫生支出的调节作用和对基本医疗卫生筹资的引导。城乡居民人均基本医疗卫生筹资差异的扩大则是由于城乡人均收入差距的存在，以及农村基本医疗卫生筹资作用难以发挥。

政府的医疗卫生支出灵活性较强，且政府对基本医疗卫生支出有引导作用。社会卫生支出、政府卫生支出及财政政策的合理配置可以提高我国基本医疗卫生筹资的累进性。基本医疗卫生筹资的累进是指个体医疗卫生支出随收入的提高而增加，且增加幅度大于收入。若个体医疗卫生支出随个体收入的提高而减少，或增加幅度小于收入，则是累退的。累进的基本医疗卫生机制是合理的，能保证低收入群体承担的基本医疗卫生筹资比重小于其收入在社会收入中所占比重，从而减轻低收入群体的医疗卫生负担，减少、防止因病致贫、返贫现象，提升筹资的公平性。因区域等环境的差异，同一制度可能具有不同累进性。张艳芳、张丽春等（2013）通过集中指数和 kakwani 指数计算发现，东中西三个区域内职工商业健康保险、职工医疗保险、直接税是累进的，而居民医疗保险、间接税是累退的，现金卫生支出在东部地区呈现累退特征，而在中部和西部地区呈现累进特征。

2. 基本医疗卫生资源配置公平性分析

根据公共选择理论，在一定的预算约束下，公共产品质量的提高将使得公共产品的数量下降，公共产品的供给存在数量与质量的最优选择问题。公共产品的数量与质量的相对变化体现了资源分配状态，公共产品数量的增加会导致公共服务的可及性与可得性的下降，即公平性下降。应用资源配置公平性理论模型来评价我国基本医疗卫生资源配置公平性。

（1）基本医疗资源配置公平性理论模型。

借鉴余宇新、杨大楷（2008）的做法，根据社会最优公共产品选择理论，构建基本医疗卫生供给选择的社会效用函数，测度基本医疗卫生服务数量与质量的配置状态对社会效用的影响，分析我国基本医疗资源配置公平性问题。

基本医疗卫生供给选择的社会效用函数形式为：

$$U = KX^{\alpha}Y^{\beta} - \lambda C^{\varphi}, \quad k, \ \alpha, \ \beta, \ \lambda > 0, \ \varphi > 1 \tag{3.6}$$

其约束条件为：

$$ST \quad P_x X + P_y Y \leqslant C, \ P_x > 0, \ P_Y > 0$$

其中，U 代表社会效用函数值，k 代表基本医疗卫生服务对社会效用的影响强度，x 代表基本医疗卫生服务的数量，y 代表基本医疗卫生服务的质量，α，β 分别代表一个地区对基本医疗卫生服务数量与基本医疗卫生服务质量的不同偏好，其相对大小反映了一个地区对基本医疗卫生服务数量与基本医疗卫生服务质量不同偏好的相对强度，以此推测在资源分配上是更多用于基本医疗卫生服务数量的供给还是用于基本医疗卫生服务质量的提高，从而衡量医疗资源分配利用上的公平性变化。C 代表一个地区基本医疗卫生的总费用；$\lambda > 0$ 代表社会成本增加引起的基本医疗卫生服务边际效用变小；$\phi > 1$ 代表基本医疗卫生供给的费用与社会边际效用水平负相关；λC^{ϕ} 为惩罚函数，采纳公共产品生产选择模型的普遍做法，将 λ 假定为 $1/2$，ϕ 假定为 2；P_X 代表在一定质量水平下，供给最后一单位基本医疗卫生服务所需付出的社会成本，P_Y 代表在一定数量下，提高最后一单位基本医疗卫生质量所需付出的社会成本。

同时，基本医疗卫生供给选择的社会效用函数具有以下几个特征：首先，基本医疗卫生服务供给的数量和质量共同决定了社会的效用水平，且基本医疗卫生服务供给数量和质量与社会效用水平呈正相关；其次，基本医疗卫生服务供给数量和质量变化与其提供的社会边际效用水平呈负相关；最后，基本医疗卫生服务供给数量增加和质量提高的费用与社会边际效用水平呈负相关性。

由式（3.6），可以推导出基本医疗卫生供给选择的社会效用函数一阶条件为：

$$\frac{P_X X}{P_Y Y} = \frac{\alpha}{\beta} \tag{3.7}$$

$$X = \frac{\alpha C}{P_X (\alpha + \beta)} \tag{3.8}$$

$$Y = \frac{\beta C}{P_Y (\alpha + \beta)} \tag{3.9}$$

由式（3.7）可以看出，在最大化基本医疗卫生供给选择的社会效用函数情况下，基本医疗卫生资源在基本医疗卫生供给数量与质量之间的分配相对比重，是由基本医疗卫生供给数量与质量之间的偏好程度，即 α 值与 β 值的相对取值大小决定的。如果 α 值与 β 值的比值变小，就说明该地区基本医疗资源配置的公平性在恶化。$P_X X$，$P_Y Y$ 分别表示基本医疗卫生供给数量与质量的成本。在基本医疗卫生资源约束下，基本医疗卫生供给数量增加，代表基本医疗卫生服务供给质量的投入就相对较小。基本医疗卫生服务数量供给成本，选用基本医疗卫生的低端服务投入来衡量，基本医疗卫生服务质量成本选用基本医疗卫生高端服务的投入来衡量。

由式（3.8）和式（3.9）可以看出，在基本医疗卫生服务质量水平既定条件下，基本医疗卫生服务数量与 α 值呈正相关，与基本医疗卫生供给数量的边际成本呈负相关；在基本医疗卫生服务数量既定条件下，基本医疗卫生服务质量与 β 值呈正相关，与基本医疗卫生服务质量的边际成本呈负相关。同时，基本医疗卫生服务数量与质量都与社会投入的基本医疗卫生资源呈正相关。因此，基本医疗卫生服务数量与质量取决于一个地区对基本医疗卫生服务的需求强度和政府的重视程度。

（2）我国城乡间基本医疗资源配置公平性变化。

根据前面的分析，基本医疗卫生服务数量供给成本选用基本医疗卫生的低端服务投入来衡量，基本医疗卫生服务质量成本选用基本医疗卫生的高端服务投入来衡量。我国乡镇卫生院主要为广大的农村和乡镇提供基本医疗卫生服务，其覆盖人口较多但提供的医疗水平相对较低。绝大多数综合医院设在市、县及以上行政区，所提供的医疗卫生服务相对全面且质量更好。因此，用乡镇卫生院提供的诊疗人数代表基本医疗卫生低端服务，来衡量基本医疗卫生服务数量的变化；用综合医院的诊疗人数代表基本医疗卫生高端服务，来衡量基本医疗卫生服务质量的变量。通过计算两者的相对值大小变化就能测度出我国基本医疗资源配置公平性变化。

根据《中国卫生健康统计年鉴》（2019）的统计数据，测算 2010～2018 年的 α/β 值，结果如图 3－1 所示。

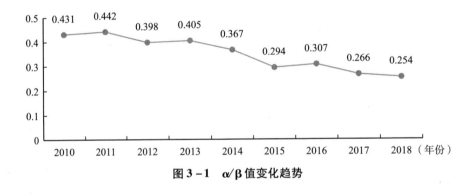

图 3－1　α/β 值变化趋势

从代表基本医疗卫生资源公平性的 α/β 值变化趋势看，α/β 值不断变小，说明我国城乡间基本医疗资源配置的公平性没有改善，反而在逐步恶化。

（3）我国地区间基本医疗资源配置公平性变化。

利用基本医疗资源配置公平性理论模型，进一步分析地区间基本医疗卫生资源配置公平性。在分析地区间基本医疗卫生资源配置公平性时，X 和 Y 所代表的含义与之前有所不同。将全国分为东部地区和中西部地区两大区域①，X 代表东部地区基本医疗卫生资源数量，Y 代表中西部地区基本医疗卫生资源数量。当 α/β 一直向一个方向变化时，表明基本医疗卫生资源在向一个地区倾斜，即基本

———————————

① 东部地区包括河北省、北京市、天津市、山东省、江苏省、上海市、浙江省、福建省、广东省、海南省，其他省份为中西部地区，香港、澳门与台湾不在分析之列。

医疗卫生资源的公平性在下降。

根据《中国卫生健康统计年鉴》（2019）的统计数据，计算 2010～2018 年的 α/β 值，结果见图 3-2。

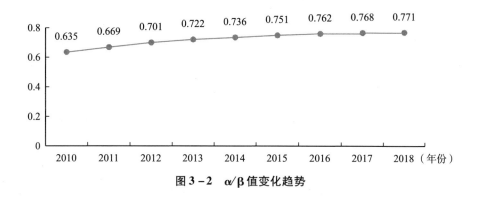

图 3-2　α/β 值变化趋势

从代表东部地区和中西部地区基本医疗卫生资源公平性的 α/β 值变化总趋势看，α/β 值不断变大，意味着地区间基本医疗资源配置公平性依然在下降。不过增幅逐步缩小，说明我国地区间基本医疗资源配置公平性恶化的趋势有所缓解。

3. 基本医疗卫生利用公平性分析

对于基本医疗卫生利用公平性的衡量，有垂直公平和水平公平两种方法。垂直公平指有不同卫生医疗服务需要的人得到相应的服务。水平公平指具有相同医疗卫生需要的人得到相同程度的满足。由于个体需求受其种族、年龄、生活状况等因素的影响，难以衡量，因此在福利经济学和健康经济学的研究中一般使用的是水平公平。笔者从水平公平的层面，综合数量与质量两个角度，分析我国城乡居民医疗卫生服务利用的公平性。

服务质量的高低主要由卫生机构的医疗服务设施以及相关人员服务水平的高低决定。医疗服务设施主要考虑医疗工具的数量与质量、基础设备的完善程度、医疗设备的先进程度。服务水平包括服务人员的数量和专业程度、服务态度等。目前，城市地区的基本医疗卫生服务质量远高于乡村地区。一方面，乡村地区的医疗卫生机构受到资金、技术限制，难以购买和操作先进医疗设备；床位数量的使用也存在较大差异。根据统计数据，2016 年城、乡每千人口医疗卫生机构床位数分别为 8.41 和 3.91，2017 年分别为 8.75 和 4.19，相差超过一倍。另一方面，农村卫生技术人员少，服务人员技术水平较低，整体服务水平明显偏低。2018 年，城市卫生技术人员超过 487 万人，而农村仅 410 万人左右。[①] 表 3 - 8 按照专业技术资格，直观反映了城乡服务人员技术水平的差距。全国正高、副高、中级专业技术人员占比分别为 1.8%、6.0%、19.6%，而农村仅占 0.1%、1.8%、13.4%，远低于全国综合水平，说明城市中高级专业技术人员占比远高于全国综合水平，城乡技术人员水平差距不言而喻。可见，城乡居民间所利用的基本医疗卫生服务质量不公平性突出。

表 3 - 8   2018 年乡镇卫生技术人员与全国平均水平差异

	正高	副高	中级	师级/助理	士级	不详
全国（％）	1.8	6.0	19.6	29.3	30.5	12.7
乡镇（％）	0.1	1.8	13.4	29.3	41.8	13.5

资料来源：国家卫生健康委员会. 中国卫生健康统计年鉴（2019）［M］. 北京：中国协和医科大学出版社，2019。

  基本医疗卫生服务利用的数量主要表现在诊疗次数上，人均诊疗次数更能客观反映城乡居民基本医疗卫生服务利用数量上的公平程度。表 3 - 9 总结了近年来全国和农村诊疗次数，并通过农村和城镇人口分布状况，间接估算出城乡人均诊疗次数。表中，农村诊疗次数为乡镇卫生院和村卫生室诊疗次数的总和；城市诊疗次数为全国诊疗次数减去农村诊疗次数；农村人均诊疗次数为农村诊疗次数与农村人口的比，城镇人均诊疗次数为城镇诊疗次数与城镇人口的比。根据统计数据，全国诊疗次数呈上升态势，城市人均诊疗次数始终高于农村。农村诊疗次数缓慢下降，城市诊疗次数上升速度明显。这是由于农村人口向城市转移，使城市人口不断增加，农村人口不断减少；城乡人均诊疗次数差距不断扩大。2013 年，城市人均诊疗次数约高于农村 1 次；到 2018 年，城乡人均诊疗次数差距已超过 1.5 次。在医疗卫生服务利用的数量上，城、乡居民之间有着巨大差距。主要原因是，城乡居民收入存在明显差距，人口结构的调整扩大了平均水平。另外，农村医疗机构水平的提升黏性较强，居民收入上升较快，部分收入较高的农村居民选择入城就医。整体而言，城镇基本医疗卫生服务的利用状况优于农村。

---

  ① 国家卫生健康委员会. 中国卫生健康统计年鉴（2019）［M］. 北京：中国协和医科大学出版社，2019。

表 3 - 9　　　　　　　　　　城乡居民诊疗频率差异

	2013 年	2014 年	2015 年	2016 年	2017 年	2018 年
农村诊疗次数（万次）	301931.1	301494.6	294871.2	293496.6	290008.1	285389.1
城镇诊疗次数（万次）	429469.9	458692	474471.3	499673.4	528302.9	552861.1
全国诊疗次数（万次）	731401.0	760186.6	769342.5	793170.0	818311.0	838250.2
城镇人口（万）	73111	74916	77116	79298	81347	83137
乡村人口（万）	62961	61866	60346	58973	57661	56401
农村人均诊疗次数（次）	4.80	4.87	4.89	4.98	5.03	5.06
城镇人均诊疗次数（次）	5.87	6.12	6.15	6.30	6.49	6.65

资料来源：国家统计局．中国统计年鉴（2019）[M]．北京：国家统计出版社，2019；国家卫生健康委员会．中国卫生健康统计年鉴（2019）[M]．北京：中国协和医科大学出版社，2019。

4. 基本医疗卫生结果公平性

基本医疗卫生服务公平性，归根结底都是以健康状况的改善来衡量的。笔者用健康消费水平的差异来衡量基本医疗卫生结果的公平性。公平的健康消费意味着不同个体进行健康项目消费的能力、实际消费数量、健康消费压力等方面大体是平均的。近年来，我国居民总体健康消费水平不断提高，但城乡、区域间的不公平现象依然突出。

医疗卫生费用体现居民健康消费支出状况，因此用医疗卫生费用衡量城乡居民的健康消费。城市整体健康消费、人均健康消费远高于农村，且上升速度更快，城乡居民健康消费差距迅速拉大。自 2010 年起，城乡居民卫生总费用差距保持在 10000 亿元以上。至 2014 年，差距扩大为 18000 亿元；而农村居民卫生总费用仅 8700 亿元左右。据估计，2018 年城乡卫生总费用相差 25000 亿元。城乡居民人均健康消费差距的上升速度并不稳定，但依然逐年上升。2013 年人均卫生消费费用差距约 2000 元；2014 年两者相差 2100 元以上，而此时农村人均卫生健康费用仅 1400 元左右。2018 年城乡人均卫生健康费用间的差距可能超过 2500 元。① 卫生健康消费费用代表着消费能力，健康消费支出代表着实际消费量；城乡总体健康消费和人均健康消费的差距说明，城市居民的总体和人均健康消费能力、实际健康消费量都远超农村居民。

---

① 国家卫生健康委员会．中国卫生健康统计年鉴（2019）[M]．北京：中国协和医科大学出版社，2019。

笔者用医疗保健支出占消费支出的比重来衡量健康消费的压力，医疗保健支出占消费支出的比重越高说明可用于其他消费的资金越少，居民进行健康消费时的压力越大。表 3 - 10 统计了近年城乡人均医疗保健支出和居民消费支出的情况。根据数据，农村人均医疗保健支出远低于城市，农村居民的健康消费较少；而农村医疗保健支出占消费支出的比重却始终高于城市。由此说明，在城乡居民进行同等健康消费时，农村居民需要承担更大的消费压力。通过动态比较，2010 ~ 2018 年，城镇医疗保健支出占消费支出比重在 6.1% ~ 7.6% 之间徘徊。农村医疗保健支出占消费支出比重上升趋势明显，仅在七年间，就从 2010 年的 7.4% 上升到 2018 年的 9.8%，而单从 2010 年到 2011 年就增加了 1%。由此可见：第一，城镇居民的基本医疗卫生需求已经得到满足，医疗健康消费趋于饱和；健康消费的进一步增加只是锦上添花。第二，农村居民的基本医疗卫生需求还有很大的满足空间，且健康消费压力大，设法提高农村居民健康消费更有实际意义。

表 3 - 10　　　　　　　　城乡人均医疗保健支出差异

年份	城镇人均消费支出（元）	城镇人均医疗保健支出（元）	城镇医疗保健支出占消费支出比重（%）	农村人均消费支出（元）	农村人均医疗保健支出（元）	农村医疗保健支出占消费支出比重（%）
2010	13471.5	871.8	6.5	4381.8	326.0	7.4
2011	15160.9	969.0	6.4	5221.1	436.8	8.4
2012	16674.3	1063.7	6.4	5908.0	513.8	8.7
2013	18487.5	1136.1	6.1	7485.1	668.2	8.9
2014	19968.1	1305.6	6.5	8382.6	753.9	9.0
2015	21392.4	1443.5	6.7	9222.6	846.0	9.2
2016	23078.9	1630.8	7.1	10129.8	929.2	9.2
2017	24445.0	1777.4	7.3	10954.5	1058.7	9.7
2018	26132.5	1985.2	7.6	11589.4	1182.6	9.8

资料来源：国家卫生健康委员会. 中国卫生健康统计年鉴（2019）［M］. 北京：中国协和医科大学出版社，2019。

我国居民健康消费不公平的主要原因是个体收入存在较大差异，基本医疗卫生资源分配不合理。一般情况下，个体的消费行为主要由需要程度和购买力决定，收入水平的高低决定购买力的大小。农村居民的医疗健康需求更为强烈，而健康消费严重不足，收入水平很大程度上约束了农村居民的健康消费。医疗卫生资源分配不合理主要体现在城乡之间社会卫生筹资系统存在巨大差异。农村社会卫生筹资系统落后，农村居民享受到的社会卫生支出少，增加健康消费就需要提高个人消费支出。因而，对于收入较低的农村居民而言，不得不尽量减少健康消费支出。

从区域来看，东部地区健康消费状况远好于中西部地区，中部地区略好于西部地区，但中西部部分发达地区健康消费状况也较好。从消费数量和消费能力上看，由东至西递减，东部健康消费高于中西部，差距较为明显；中部略高于西部。《中国卫生健康统计年鉴 2019 年》数据显示，2018 年东、中、西三大区域诊疗人次数分别为 418050 万次、206917 万次、193343 万次。三大地区健康检查人次数分别为 19456 万次、11246 万次、11151 万次。东部地区的诊疗人次数大于中西部之和，健康检查人数远超中西部；中部地区诊疗人次数和健康检查人数略高于西部地区。

居民人均卫生费用是健康消费能力的衡量标准，其取决于政府卫生支出、社会卫生支出和个人卫生支出水平。其中，政府卫生支出的分配较为均衡，并非产生人均卫生费用差距的原因，反而具有一定的调节作用。个人卫生支出很大程度上受收入水平的约束，发达地区的人均收入较高，个人卫生支出也较多，这是造成人均卫生费用差距的主要原因。值得注意的是，人均医疗费用高的发达地区，其社会卫生支出在卫生费用中均占较大比重，人均医疗费用高低与社会卫生支出占比紧密相关。2016 年，北京、上海两地社会卫生支出比重最大，分别为 60.87% 和 57.77%，远高于全国平均水平 41.21%；人均卫生费用为 9429 元、7595 元，也远超其他地区。贵州省社会卫生支出仅占 30.76%，人均医疗费用也仅有 2472 元[①]；而其他社会卫生支出占比更低的地区，需要政府的大力补助才能维持居民正常的健康消费。以上说明，收入差距和社会卫生支出不均是引起区域间居民健康消费不公平的主要原因。

总而言之，我国居民的健康消费状况有所改善，但"偏富"现象依然严重，其根源是居民间收入水平存在较大差距，社会卫生支出的作用发挥程度低。

---

① 国家卫生和计划生育委员会. 中国卫生和计划生育统计年鉴（2017）[M]. 北京：中国协和医科大学出版社，2017。

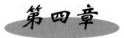

第四章

我国基本医疗卫生服务均等化评价

在分析我国基本医疗卫生服务供给水平、供给效率和公平性差异的基础上，本章进一步评价基本医疗卫生服务均等化水平，并剖析影响基本医疗卫生服务均等的主要因素及门槛特征。

第一节　我国基本医疗卫生服务均等化水平测算

基本医疗卫生服务均等化在理论上是个抽象的概念，但在实践中是非常具体而复杂的。基本医疗卫生服务均等化水平的测算是理论界和实务部门都十分关切的问题。结合基本医疗卫生服务的特点，借鉴现有文献的成果，本书选取离散指数法对我国基本医疗卫生服务均等化进行测算。

一、基本医疗卫生服务均等化测算方法

基本公共服务均等化的测算是公共服务研究的重要内容之一。目前理论界对基本公共服务均等化的测算方法主要有泰尔指数法、综合评价法、离散指数法等。一些学者围绕基本医疗卫生服务均等化水平展开分析。张永梅、李放（2010）将基本医疗卫生服务均等化的具体内涵分为筹资均等化、可及性均等化、服务利用均等化、健康均等化，构建了四个层级指标来衡量地区基本医疗卫生服务均等化水平。何莎莎等（2012）通过建立基本公共卫生服务均等化递阶层次结构，运用三角模糊层次分析法计算得出目标层、准则层及指标层综合权重，构建了基于三角模糊层次分析法的均等化评价方法。张丽琴等（2017）根据医疗卫生

服务的特征，认为医疗卫生服务的可及性主要取决于距离可及性、经济可及性和资源可及性，应用相关统计数据分别测算了城镇和农村医疗卫生服务的可及性，发现我国城乡医疗卫生服务可及性差异明显，城镇居民医疗卫生服务可及性明显高于农村居民。

通过比较各种测算方法，并考虑到数据的可获得性，笔者选择离散指数法对我国基本医疗卫生服务均等化进行测算。

技术人员、床位数以及医疗卫生机构数量是衡量一个地区医疗卫生服务资源配置的重要标准。笔者选择每千人医疗卫生人员数、每千人医疗卫生床位数、每百平方公里医疗机构数综合指数来衡量一个地区的基本医疗卫生服务均等化水平。每千人医疗卫生人员数和每千人医疗卫生床位数表明一个地区居民享受医疗卫生服务的可得性，并剔除了人口规模的影响；每百平方公里医疗机构数表明一个地区居民到达相关机构享受服务的可及性，并剔除了区域面积的影响。采用离散指数法分别计算以上三个指标的离散指数，具体公式如下：

$$\sigma = \sqrt{\frac{\sum_{i=1}^{n}(x_i - \bar{x})^2}{n}}, \ \mu = \frac{\sigma}{\bar{x}} \tag{4.1}$$

式（4.1）中，$\bar{x}$ 表示某地区每千人医疗卫生人员数（或每千人医疗卫生床位数，或每百平方公里医疗机构数）；x_i 代表该地区管辖的下级行政区每千人医疗卫生人员数（或每千人医疗卫生床位数，或每百平方公里医疗机构数）；σ 表示总体标准差；μ 表示离散指数或变异度指数，代表该地区每千人医疗卫生人员数（或每千人医疗卫生床位数，或每百平方公里医疗机构数）均等化水平。应用式（4.1）测算出每千人医疗卫生人员数、每千人医疗卫生床位数、每百平方公里医疗机构数离散指数后，采用改进的熵值法，将三个指数综合成基本医疗卫生服务均等化指数，来衡量该地区基本医疗卫生服务均等化水平。一个地区基本医疗卫生服务均等化指数值越小，代表基本医疗卫生服务均等化水平越高。

考虑到技术人员、床位数以及医疗卫生机构数量等数据的可获得性、完整性和统计口径的一致性，选取 2003～2018 年作为时间样本，利用我国各省统计年鉴、《中国统计年鉴》和《中国卫生统计年鉴》的数据，计算出我国各省、直辖市和自治区（以下简称"省"）的基本医疗卫生服务均等化指数值（由于西藏数据缺失严重，故将其剔除；台湾、香港、澳门不包括在分析范围之列）。一些省份个别年份缺失数据，本书采用取前后两年的平均数补齐的方式加以处理。

二、我国基本医疗卫生服务均等化测算结果

应用上述方法对我国各省基本医疗卫生服务均等化水平进行测算，结果如表 4－1 所示。

表 4－1　　　　2003～2018 年我国各省基本医疗卫生服务均等化指数值

省份	最小值	最大值	平均值	省份	最小值	最大值	平均值
全国	0.031	0.220	0.109	黑龙江	0.062	0.162	0.103
北京	0.031	0.064	0.053	安徽	0.082	0.209	0.122
天津	0.047	0.089	0.072	江西	0.087	0.187	0.146
河北	0.057	0.132	0.102	河南	0.069	0.158	0.143
辽宁	0.053	0.159	0.091	湖北	0.077	0.167	0.116
山东	0.063	0.141	0.102	湖南	0.068	0.184	0.139
上海	0.042	0.072	0.060	陕西	0.084	0.172	0.133
江苏	0.059	0.148	0.092	甘肃	0.096	0.185	0.148
浙江	0.052	0.156	0.095	青海	0.085	0.213	0.154
福建	0.055	0.150	0.115	宁夏	0.073	0.223	0.155
广东	0.053	0.138	0.108	重庆	0.071	0.164	0.103
广西	0.085	0.200	0.139	四川	0.076	0.176	0.132
海南	0.089	0.184	0.131	云南	0.082	0.184	0.141
山西	0.074	0.178	0.142	贵州	0.091	0.220	0.148
内蒙古	0.075	0.162	0.124	新疆	0.088	0.197	0.143
吉林	0.063	0.155	0.104				

注：此表仅列出 2003～2018 年我国各省基本医疗卫生服务均等化指数最大值、最小值和平均值，各省基本医疗卫生服务均等化指数值详见附录 2。

从表 4－1 中，可以看出我国基本医疗卫生服务均等化时空分异特征明显。首先，从基本医疗卫生服务均等化的区域差异看，东部沿海发达省份的均等化水平相对较高。均等化指数值越小代表均等化水平越高。北京、上海、天津、浙江等基本医疗卫生服务均等化指数值明显小于贵州、青海、宁夏等省份。北京基本医疗卫生服务均等化指数平均值为 0.053，而贵州均等化指数平均值则高达

0.148。北京、上海、天津、浙江等经济发达地区财政收入相对较高，对基本医疗卫生服务的投入相对较多。而且东部发达地区城镇化水平也较高，人口相对更为集中，基本医疗卫生投入的规模效应更为明显。其次，从各省基本医疗卫生服务均等化的变化趋势看，样本期间不同省份的变化幅度也不相同。北京市基本医疗卫生服务均等化指数值变化区间为 [0.031，0.064]，表明北京市基本医疗卫生服务均等化水平变化较小；宁夏的变化区间为 [0.073，0.223]，变化幅度相对较大。从各省基本医疗卫生服务均等化的变化特征来看，经济落后省份基本医疗卫生服务均等化的变化往往更显著，而经济发达省份基本医疗卫生服务均等化的变化缓慢。尤其是近几年，落后地区基本医疗卫生服务均等化水平大幅提升。近年来，中央越来越重视基本医疗卫生服务的均衡发展，逐步加大对落后地区的财政转移支付力度，落后地区基本医疗卫生服务的投入持续增加，导致这些省份基本医疗卫生服务均等化水平不断提升。

第二节　基本医疗卫生服务均等化的主要影响因素分析

根据我国基本医疗卫生服务均等化测算结果，进一步分析造成我国基本医疗卫生服务均等化时空差异的主要影响因素。

一、影响基本医疗卫生服务均等化的主要因素

结合相关文献的结论（杨宜勇，2008；解垩，2009；孙德超，2012；高萍，2015），笔者认为，影响基本医疗卫生服务均等化的因素众多，除医疗卫生支出、政府转移支付等投入因素外，人口因素、收入因素等需求因素及其他社会因素都会对基本医疗卫生服务均等化产生影响。

医疗卫生支出强度。医疗卫生支出是我国公共财政的重要组成部分。地区政府医疗卫生支出越多，居民享受医疗卫生服务的机会就越大（杨宜勇、刘永涛，2008）。医疗卫生支出强度代表政府对基本医疗卫生服务的重视和投入程度。一般而言，一个地区的医疗卫生支出强度越大，其医疗卫生服务的覆盖面也就越广，基本医疗卫生服务均等化水平也就可能越高。选取医疗卫生支出占地方财政支出的比例来衡量一个地区医疗卫生的支出强度。

政府转移支付力度。政府转移支付是中央政府为解决地方财政失衡，通过一定的形式和途径转移财政资金，来满足公共物品投入资金保障而提供的一种无偿

支出。我国政府转移支付包括税收返还、财力性转移支付、专项转移支付和国债补助等。作为地方政府公共服务投入的重要补充，政府转移支付是解决我国公共服务区域差异和城乡差异的基本手段（王守坤，2012）。一个地区获得政府转移支付越多，其卫生公共服务支出就越多，越有利于基本医疗卫生服务均等化水平的提高。选取各地区获得的人均转移支付来衡量政府转移支付力度。

人口聚集度。一个地区人口聚集程度直接影响政府公共服务的支出效果（李杰刚等，2013）。基本医疗卫生服务均等化的根本目标是为全体居民提供大致均等的公共卫生和医疗服务。能否实现全体公民获得均等的公共卫生和医疗服务，不仅取决于政府公共卫生投入强度，很大程度上还取决于人口的聚集状况。人口聚集程度不同，政府公共卫生投入的效果也不同。一般而言，人口聚集度越高，居民获得医疗卫生服务的成本相对越小，实现均等化的可能性就越大；相反，人口越分散，居民获得医疗卫生服务的成本就越高，实现均等化的难度就越大。选取城镇常住户口占总人口的比重来衡量一个地区人口的聚集度。

人均收入水平。基本医疗卫生服务均等化在不同阶段具有不同的标准。随着生活水平的提高，居民对健康逐步重视，对医疗卫生服务的需求也不断提高，基本医疗卫生服务的均等化标准也相应提高。因此，人均收入水平在很大程度上影响基本医疗卫生服务均等化水平。选取农民人均纯收入×农村人口占比＋城镇人均可支配收入×城镇人口占比来衡量一个地区的人均收入水平。

服务业发展水平。一个地区服务业发展水平在很大程度上决定了该地区的医疗卫生服务意识和服务理念。相同的医疗卫生设施条件以及卫生人员，由于服务意识和服务理念不同，给居民带来的基本医疗卫生服务的质量与效果会有所不同。选取服务业占 GDP 的比重来衡量一个地区的服务业发展水平。

交通便利性。实现基本医疗卫生服务均等化，就是要确保居民获取基本医疗卫生服务的可及性及便利性。交通的便利性一方面决定了居民获取基本医疗卫生服务的成本，另一方面也决定了基本医疗卫生服务设施的辐射范围。选取人均公路公里数来衡量一个地区的交通便利性。

二、基本医疗卫生服务均等化主要影响因素的实证检验

构建空间计量模型分析影响基本医疗卫生服务均等化的主要因素。计量模型如下①：

---

① 空间计量模型详见第五章详细介绍。

$$LnMHE_{it} = C_i + C_1 LnHES_{it} + C_2 LnGTP_{it} + C_3 PD_{it} + C_4 LnPCI_{it}$$
$$+ C_5 GLS_{it} + C_6 LnCT_{it} + \varepsilon_{it} \tag{4.2}$$

式（4.2）中，MHE 代表基本医疗卫生服务均等化水平，HES 代表公共卫生支出强度，GTP 代表政府转移支付力度，PD 代表人口聚集度，PCI 代表人均收入水平，GLS 代表服务业发展水平，CT 代表交通便利性，i 代表省份，t 代表年份，ε 为残差项。为了消除异方差性，各变量取对数。

本书选取 2003~2018 年我国 30 个省（自治区、直辖市，以下简称"省"）为分析样本（西藏数据缺失严重，台湾、香港、澳门不包括在分析范围之列）。数据源于我国各省统计年鉴、《中国统计年鉴》和《中国卫生统计年鉴》。为了消除价格波动的影响，对政府医疗卫生支出、各省财政预算、政府转移支付以及人均收入以 2003 年为基期，根据《中国统计年鉴 2019 年》中 1978 年不变价格指数统一进行平减。

考虑到我国各省基本医疗卫生服务均等化呈现出明显的地理区位特征和阶段性特征，本书借助空间计量模型，分别采用个体固定效应和时间固定效应方法进行估计。

三、实证结果分析

影响基本医疗卫生服务均等化因素的估计结果如表 4 - 2 所示。从表 4 - 2 可以看出，回归模型的估计结果通过了显著性检验。

表 4 - 2 　　　　　　　　　　　　　　估计结果

参数	空间滞后模型（SAR）		空间误差模型（SEM）	
	个体固定效应	时间固定效应	个体固定效应	时间固定效应
C_1	- 0.183 *** (9.182)	- 0.201 ** (4.091)	- 0.176 ** (4.860)	- 0.194 ** (3.761)
C_2	- 0.235 ** (8.791)	- 0.242 ** (3.809)	- 0.218 ** (3.663)	- 0.198 ** (4.746)
C_3	- 0.104 ** (7.643)	- 0.095 ** (4.081)	- 0.121 *** (10.348)	- 0.134 ** (3.149)
C_4	0.185 (1.191)	0.166 * (1.707)	0.173 (0.907)	0.191 * (2.335)

参数	空间滞后模型（SAR）		空间误差模型（SEM）	
	个体固定效应	时间固定效应	个体固定效应	时间固定效应
C_5	-0.105^* （1.930）	-0.087 （1.096）	-0.102 （1.024）	-0.086 （1.116）
C_6	-0.097^* （1.916）	-0.113 （1.093）	-0.124 （1.143）	-0.099 （0.985）
ρ	0.092^{**} （2.446）	0.106^{***} （7.125）	—	—
λ	—	—	0.285^{***} （6.801）	0.253^{**} （14.522）
$Adj-R_2$	0.889	0.862	0.907	0.835
Log likelihood	-153.51	-126.89	-119.52	-170.34

注：括号内为 t 值，* 表示在 10% 的水平上显著，** 表示在 5% 的水平上显著，*** 表示在 1% 的水平上显著。

空间滞后模型中，采用个体固定效应法估计的拟合度为 0.889，空间误差模型中，个体固定效应法估计的拟合度为 0.907，而且空间自回归系数 ρ 和空间误差自相关系数 λ 均为正数，这表明我国各省基本医疗卫生服务均等化确实存在正向的空间相关性。两个模型采用个体固定效应法估计的空间自回归系数值为 0.092 和 0.106，说明周围省份基本医疗卫生服务均等化增加 1%，该省基本医疗卫生服务均等化也将增加 0.092% 或 0.106%，即相邻地区基本医疗卫生服务均等化会产生空间外部正效益。同时，空间误差自相关系数值为 0.285 或 0.253，说明地区间的随机冲击也对基本医疗卫生服务均等化产生正向作用。从个体固定效应和时间固定效应两种方法的检验结果看，个体固定效应的解释力为 0.907，大于时间固定效应的解释力度 0.835。因此，基本医疗卫生服务均等化的空间地理特征要强于时间性特征，即基本医疗卫生服务均等化的变化主要来自横截面个体间的差异。基本医疗卫生服务均等化存在空间依赖性，主要是由区域空间地理临近带来的频繁经济社会活动引起的，基本医疗卫生服务均等化受到本地经济和相邻区域基本医疗卫生服务的影响。

从空间滞后模型和空间误差模型的个体固定效应和时间固定效应检验结果看，医疗卫生支出强度、政府转移支付力度、人口聚集度的参数估计均通过 5% 水平以上显著性检验，因此这三个因素对基本医疗卫生服务均等化产生影响；而人均收入仅在空间滞后模型和空间误差模型的时间固定效应估计中通过 10% 水平显著性检验，服务业发展水平和交通便利性仅在空间滞后模型的个体固定效应中通过 10% 水平显著性检验，其他模型的参数估计均未通过显著性检验，表明它们对基本医疗卫生服务均等化的影响还不够明显。

比较医疗卫生支出强度、政府转移支付力度、人口聚集度对基本医疗卫生服务均等化的影响程度，可以发现政府转移支付力度对我国基本医疗卫生服务均等化的提升效果最明显。从空间滞后模型的个体固定效应结果看，医疗卫生支出强度、政府转移支付力度和人口聚集度对医疗卫生服务的均等化的影响系数分别为 -0.183、-0.235 和 -0.104；空间滞后模型的时间固定效应结果估计中，医疗卫生支出强度、政府转移支付力度和人口聚集度对基本医疗卫生服务均等化的影响系数分别为 -0.201、-0.242 和 -0.095。空间误差模型的个体固定效应和时间固定效应估计中，政府转移支付力度影响系数也明显大于医疗卫生支出强度和人口聚集度影响系数。在我国，中央政府转移支付是协调医疗卫生服务省际差异的基本手段，但对于各省医疗卫生服务事业而言，中央政府转移支付仅是一种补充，省级政府医疗卫生支出才是推动基本医疗卫生服务均等化的决定性因素。因此，我国省级政府医疗卫生支出对基本医疗卫生服务均等化的推动作用还有待于加强。

第三节　基本医疗卫生服务均等化的门槛特征

以上的实证分析表明，医疗卫生支出强度、政府转移支付力度、人口聚集度是影响我国省域基本医疗卫生服务均等化的主要原因。那么，医疗卫生支出强度、政府转移支付力度、人口聚集度是否本身存在门槛特征，从而造成它们对基本医疗卫生服务均等化影响程度的差别？也就是说，医疗卫生支出强度、政府转移支付力度以及人口聚集度与基本医疗卫生服务均等化可能存在非线性关系，随着它们的不断变化，对基本医疗卫生服务均等化的影响系数可能会发生变化。为了验证这个推论，本书应用门槛面板模型，对基本医疗卫生服务均等化的门槛特征进行检验。

一、门槛面板模型

汉森（Hansen，1999）将门槛值作为一个未知变量，纳入回归模型并构建分段函数，然后对该"门槛特征"及相应门槛值进行实证估计和检验。该模型无须给定非线性方程的形式，门槛值及其数量完全由样本数据内生决定，依据渐近分布理论建立待估参数的置信区间，并运用 bootstrap 方法估计门槛值的统计显著性，克服了传统门槛分析方法的缺陷。本书选取该门槛面板模型对基本医疗卫生服务均等化的门槛效应进行分析。

分别以医疗卫生支出强度、政府转移支付力度和人口聚集度作为门槛变量，设定基本医疗卫生服务均等化门槛面板模型，数学表达如下：

$$LnMHE_{it} = C_i + C_{11}LnHES_{it}(HES_{it} \leqslant \lambda_1) + C_{12}LnHES_{it}(\lambda_1 < HES_{it} \leqslant \lambda_2) + \cdots$$
$$+ C_{1n-1}LnHES_{it}(\lambda_{n-1} < HES_{it} \leqslant \lambda_n) + C_{1n}LnHES_{it}(\lambda_n < HES_{it}) + C_2LnGTP_{it}$$
$$+ C_3LnPD_{it} + C_4LnPCI_{it} + C_5LnGLS_{it} + C_6LnCT_{it} + \varepsilon_{it} \qquad (4.3)$$

$$LnMHE_{it} = C_i + C_1LnHES_{it} + C_{21}LnGTP_{it}(GTP_{it} \leqslant \lambda_1) + C_{22}LnGTP_{it}(\lambda_1 < GTP_{it} \leqslant \lambda_2)$$
$$+ \cdots + C_{1n-1}LnGTP_{it}(\lambda_{n-1} < GTP_{it} \leqslant \lambda_n) + C_{1n}LnGTP_{it}(\lambda_n < GTP_{it})$$
$$+ C_3LnPD_{it} + C_4LnPCI_{it} + C_5LnGLS_{it} + C_6LnCT_{it} + \varepsilon_{it} \qquad (4.4)$$

$$LnMHE_{it} = C_i + C_1LnHES_{it} + C_2LnGTP_{it} + C_{31}LnPD_{it}(PD_{it} \leqslant \lambda_1) + C_{32}LnPD_{it}(\lambda_1 < PD_{it} \leqslant \lambda_2)$$
$$+ \cdots + C_{1n-1}LnPD_{it}(\lambda_{n-1} < PD_{it} \leqslant \lambda_n) + C_{1n}LnPD_{it}(\lambda_n < PD_{it})$$
$$+ C_4LnPCI_{it} + C_5LnGLS_{it} + C_6LnCT_{it} + \varepsilon_{it} \qquad (4.5)$$

式（4.3）、式（4.4）、式（4.5）中，λ_1，λ_2，$\cdots$，λ_n 为待估算的门槛值，其他变量的含义与式（4.2）相同。

二、门槛特征检验与估计

根据汉森（1999）的分析，判断门槛特征是否显著，需要通过构造 F 统计量来检验。F 检验的原假设是不存在门槛效应，备择假设是存在一个门槛值，采用 bootstrap 方法获得其渐进分布进而获得对应的 LM 值。如果 LM 值小于既定显著性水平，拒绝原假设，表示模型至少存在一个门槛值。然后检验是否存在第二个门槛值，以此类推，直至所得到的门槛值不再显著为止。

采纳汉森的建议使用 bootstrap 方法进行检验，检验结果如表 4 - 3 所示。表 4 - 3 中 LM 统计量的显著性水平表明，医疗卫生支出强度和人口聚集度两个门槛变量通过了检验，而政府转移支付力度未通过检验。其中，医疗卫生支出强度存在 1 个门槛值，人口聚集度存在 2 个门槛值。

表4-3 门槛效应估计与检验结果

门槛变量	假设检验	Bootstrap LM 值	不同显著水平临界值		
			90%	95%	99%
GTP	H_0：没有门槛值；Ha：有 1 个门槛值	4.31 **	1.74	2.83	13.47
	H_0：有 1 个门槛值；Ha：有 2 个门槛值	1.94	2.15	3.27	17.92
	H_0：有 2 个门槛值；Ha：有 3 个门槛值	0.73	1.38	2.92	8.08
PD	H_0：没有门槛值；Ha：有 1 个门槛值	9.33 ***	2.06	3.14	9.14
	H_0：有 1 个门槛值；Ha：有 2 个门槛值	2.37 **	1.91	3.19	10.19
	H_0：有 2 个门槛值；Ha：有 3 个门槛值	1.04	2.13	4.01	12.97
	H_0：有 3 个门槛值；Ha：有 4 个门槛值	0.58	1.97	3.18	15.18

注：（1）采用 bootstrap 法（自举法）反复抽样 500 次得到的结果；（2）***、**、*分别表示在 1%、5%、1% 水平上的统计显著。

门槛效应检验过后，再利用汉森的三步法确定各自变量的门槛值，同时确定各门槛的估计值。结果如表4-4所示。

表4-4 门槛值及参数估计

变量	估计值	t 值
GTP≥0.093	0.194 **	3.94
GTP<0.093	0.169 ***	8.26
PD≤0.324	0.105 ***	7.73
0.324<PD≤0.561	0.148 ***	12.81
PD≥0.561	0.013 **	3.83

注：**、*** 分别表示在 5%、1% 的水平上显著。

三、门槛特征分析

从门槛面板模型估计出来的门槛值及参数结果可以发现，医疗卫生支出强度、人口聚集度与基本医疗卫生服务均等化的关系是比较复杂的，不是一种简单的线性关系。

首先，医疗卫生支出强度对基本医疗卫生服务均等化的影响程度取决于公共卫生支出强度本身。当医疗卫生支出强度低于 0.093 时，医疗卫生支出强度对基本医疗卫生服务均等化的作用相对较小，弹性系数仅为 0.169；当医疗卫生支出强度超过这个门槛值时，弹性系数则变为 0.194。这表明，一个地区的医疗卫生支出强度越大，医疗卫生支出强度对基本医疗卫生服务均等化的影响就越明显。医疗卫生支出强度对基本医疗卫生服务均等化影响的门槛特征，充分地解释了为什么我国医疗卫生支出强度对基本医疗卫生服务均等化的影响还不太明显。当前，我国各省医疗卫生支出占地方财政支出的比例还较小，大部分省份医疗卫生支出强度还未达到 0.093 这个门槛水平。医疗卫生支出强度处于较低水平，大大地影响了医疗卫生支出强度对基本医疗卫生服务均等化的提升效应。因此，现阶段逐步提高医疗卫生支出强度是提升基本医疗卫生服务均等化水平的有效手段。

其次，人口聚集度对基本医疗卫生服务均等化的影响随着人口聚集度的提升出现先增大后减小的变化趋势。人口聚集度与基本医疗卫生服务均等化之间符合倒"U"型关系。人口聚集度低于 0.324 时，它对基本医疗卫生服务均等化的弹性系数为 0.105；当跨过这个门槛值后，弹性系数增至 0.148；人口聚集度超过 0.561 时，它对基本医疗卫生服务均等化的弹性系数开始回落，降至 0.013。

在采用综合离散指数法测算 2003～2018 年我国各省基本医疗卫生服务均等化水平的基础上，应用空间计量回归模型和门槛面板模型对我国基本医疗卫生服务均等化的影响因素及其门槛特征进行实证分析，得出以下研究结论：（1）我国基本医疗卫生服务均等化水平呈现出明显的时空分异特征，从静态上看，我国各省和各区域基本医疗卫生服务均等化水平差异显著；从动态上看，基本医疗卫生服务均等化的演变趋势不同。（2）应用空间计量回归模型对影响我国基本医疗卫生服务均等化的因素进行实证分析，发现医疗卫生支出强度、政府转移支付力度和人口聚集度是影响我国基本医疗卫生服务均等化的主要因素，其中政府转移支付力度对基本医疗卫生服务均等化的影响最显著。（3）门槛面板模型检验表明，医疗卫生支出强度和人口聚集度对基本医疗卫生服务均等化具有门槛效应，当医疗卫生支出强度提升至一定水平时，医疗卫生支出强度对基本医疗卫生服务均等化的影响将明显增大；而当人口聚集度逐步提高时，人口聚集对基本医疗卫生服务均等化的影响出现先增大后减小，呈现出倒"U"型的变化规律。

上述研究结果蕴含着相应的政策含意。一方面，中央政府应持续加大政府转移支付力度，充分发挥政府转移支付对基本医疗卫生服务均等化的促进作用，努力缩小基本医疗卫生服务区域差异。另一方面，省级政府应结合自身医疗卫生支出结构及城镇化进程，采取差异化的基本医疗卫生服务均等化提升战略。根据不同省份医疗卫生支出强度、人口聚集度与门槛值大小的关系，可以将全国各省分为四类：第一类为"两高"省份，即医疗卫生支出强度和人口聚集度都比较高的省份，如北京、浙江、湖北等。这类省份在继续提升医疗卫生支出强度的同时，应重点引导基本医疗卫生服务资源向边远山区及农村群体倾斜，缩小基本医疗卫生服务的城乡差距。同时，合理布局医疗卫生服务设施，尽量避免人口聚集对医疗卫生服务的挤出效应。第二类为"两低"省份，即医疗卫生支出强度和人口聚集度都比较低的省份，如青海、宁夏、海南、陕西、新疆等。这类省份医疗卫生投入和人口聚集对基本医疗卫生均等化的提升空间较大，应逐步提高医疗卫生投入强度，加快城镇化进程，充分发挥人口聚集和医疗卫生投入对基本医疗卫生服务均等化的推动作用。第三类为"投入高，聚集低"省份，即医疗卫生支出强度高，而人口聚集度相对较低的省份，如广西、甘肃、河南、贵州、安徽、江西等。这类省份应把提高基本医疗卫生服务均等化水平纳入城镇化战略，在加快城镇化建设中注重基本医疗卫生服务均等化，努力实现城镇化带动基本医疗卫生服务均等化。第四类为"投入低，聚集高"的省份，即医疗卫生支出强度较低，而人口聚集度相对较高的省份，如上海、天津、江苏等。这类省份推进基本医疗卫生服务均等化的重点应放在提高医疗卫生投入强度上，确保医疗卫生投入强度尽快跨越低门槛，充分发挥医疗卫生投入强度对基本医疗卫生服务均等化的提升作用。

第四节 城镇化对基本医疗卫生服务均等化的提升效应

推进基本医疗卫生服务均等化是一个长期累进的过程，政府需要构建一系列载体支撑才能实现，城镇化就是提高基本医疗卫生服务均等化的一个重要载体。城镇化是大量农业人口进入第二、第三产业就业，在生产要素空间上向城市集聚的过程。大量农村人口以及生产要素向城镇聚集，使得原来由于交通、信息等基础设施落后导致无法享受公共服务的农村居民，能够享受到与城镇居民相同或类似的公共服务。城镇化提高了农村居民获得政府所提供的公共服务的便利性，扩大了公共服务的辐射范围，降低了农村居民获得公共服务的成本，从而缩小了居民享受公共服务权利的差距，提高了基本公共服务均等化水平。同时，基本公共服务均等化又是推进城镇化的必然要求。城镇化形式上表现为人口的流动过程，即农村居民向城镇不断聚集，实质上则是统筹城乡发展，促进城镇与农村公共服务水平提高的过程。城镇化是以公共服务配套为基础的，城镇公共服务水平的高低，直接决定着城镇吸纳人口居住和生活的能力。农村居民进入城镇后，如果城镇并不能为他们提供基础教育、医疗卫生、社会保障等公共服务，无法享有与城镇居民同等的待遇，使他们面临上学难、看病难、就业难、住房难等问题，这势必会影响农民进城的积极性，使城镇化进程受阻。因此，城镇化本质上是统筹城乡发展，促进包括交通、供水、供电、煤气等在内的基础设施建设以及包括教育、就业、医疗卫生、社会保障等在内的公共服务体系建设，努力实现城乡居民公共服务的无差别化。因此，城镇化与基本公共服务均等化之间存在着内在的逻辑关联，两者可以相互契合，相互促进。

运用 Geweke 因果关系检验我国城镇化与基本医疗卫生服务均等化之间的因果关系，探讨城镇化与基本医疗卫生服务均等化的内在关联机制。为了便于比较城镇化对不同基本公共服务均等化的影响，同时运用 Geweke 因果关系检验城镇化与基础教育均等化、社会保障均等化水平之间的因果关系。

一、检验方法

1. Geweke 因果分解检验模型

判断变量之间是否存在因果关系是计量经济学研究的一个重要领域。格兰杰（Granger，1969）创建了考察两个变量之间在时间上先导—滞后关系的检验方法，即格兰杰因果检验，被广泛地应用于分析、检验两个变量间是否长期存在因果关系。如果两个变量间存在双向因果关系，即两个变量间存在相互反馈时，格兰杰因果检验则无法估计变量之间双向因果关系的相对大小。格韦克（Geweke，1982）在格兰杰因果检验方法的基础上，提出了 Geweke 分解检验来考察变量间的因果关系。在分析变量 x 与 y 的因果关系 $F_{x,y}$ 时，格韦克将其分解为三种因果关系，其一是 x 对 y 的因果关系，表示为 $f_{x \to y}$；其二是 y 对 x 的因果关系，表示为 $f_{y \to x}$；其三是 x 对 y 的即时因果关系，表示为 f_{xy}。格韦克给出了检验时间序列变量 X 与 Y 因果关系的数学表达式：

$$X_t = a_1 + \sum_{i=1}^{p} \beta_1 X_{t-i} + \varepsilon_{1t} \quad Var(\varepsilon_{1t}) = \sigma_{1t}^2 \quad (4.6)$$

$$X_t = a_2 + \sum_{i=1}^{p} \beta_1 X_{t-i} + \sum_{j=0}^{q} \lambda_j Y_{t-j} + \varepsilon_{2t} \quad Var(\varepsilon_{2t}) = \sigma_{2t}^2 \quad (4.7)$$

$$X_t = a_2 + \sum_{i=1}^{p} \beta_1 X_{t-i} + \sum_{j=1}^{q} \lambda_j Y_{t-j} + \varepsilon_{3t} \quad Var(\varepsilon_{3t}) = \sigma_{3t}^2 \quad (4.8)$$

$$Y_t = a_1 + \sum_{i=1}^{p} \beta_1 Y_{t-i} + \varepsilon_{4t} \quad Var(\varepsilon_{4t}) = \sigma_{4t}^2 \quad (4.9)$$

$$Y_t = a_2 + \sum_{i=1}^{p} \beta_1 Y_{t-i} + \sum_{j=0}^{q} \lambda_j X_{t-j} + \varepsilon_{5t} \quad Var(\varepsilon_{5t}) = \sigma_{5t}^2 \quad (4.10)$$

$$Y_t = a_2 + \sum_{i=1}^{p} \beta_1 Y_{t-i} + \sum_{j=1}^{q} \lambda_j X_{t-j} + \varepsilon_{6t} \quad Var(\varepsilon_{6t}) = \sigma_{6t}^2 \qquad (4.11)$$

式（4.6）~式（4.11）中，p 和 q 表示最佳滞后长度，运用赤池信息准则（AIC）确定，则 $f_{x \to y}$、$f_{y \to x}$、f_{xy} 和 $F_{x,y}$ 为零的原假设的最大似然检验值分别为：

$$f_{x \to y} = \ln\left(\frac{\sigma_{4t}^2}{\sigma_{6t}^2}\right) \times n \sim x^2(d) \qquad (4.12)$$

$$f_{y \to x} = \ln\left(\frac{\sigma_{1t}^2}{\sigma_{3t}^2}\right) \times n \sim x^2(d) \qquad (4.13)$$

$$f_{xy} = \begin{cases} \ln\left(\frac{\sigma_{3t}^2}{\sigma_{2t}^2}\right) \times n \sim \\ \ln\left(\frac{\sigma_{6t}^2}{\sigma_{5t}^2}\right) \times n \end{cases} x^2(1) \qquad (4.14)$$

$$F_{x,y} = f_{x \to y} + f_{y \to x} + f_{xy} \sim n \sim x^2(2d+1) \qquad (4.15)$$

其中，n 代表观测值的数量，d 代表两个配对模型自由度的差。

2. 指标的选取与数据来源

城镇化指标的选取。衡量城镇化水平的指标众多，选取什么指标来衡量城镇化水平往往根据研究的目的来确定。考虑到本书主要探讨城镇化与基本医疗卫生服务均等化之间的内在因果关系，而我国当前基本公共服务均等化的最大障碍在于城乡差距。因此，选取非农业人口占总人口的比重来衡量一个地区的城镇化水平，相关数据源于《中国统计年鉴》（2019）。

基本医疗卫生服务均等化、基础教育均等化、社会保障均等化水平用人均各类支出的基尼系数来表示，基尼系数的值越大，说明这个领域的公共服务在各个省份间的人均支出水平差距越大，均等化水平越低；基尼系数的值越小，说明这个领域的公共服务在各个省份间的人均支出水平差距越小，均等化水平越高。基尼系数的计算公式如下：

$$G = \frac{1}{2n^2 u} \sum_{j=1}^{n} \sum_{i=1}^{n} |Y_j - Y_i| \qquad (4.16)$$

式（4.16）中，$|Y_j - Y_i|$ 是任何一对人均公共服务支出水平样本差的绝对值；n 为样本容量；u 为人均公共服务支出的全国均值。

省级人口数据及省级基础教育、医疗卫生、社会保障财政支出数据源于《中国统计年鉴》（2019），研究的时间跨度为 2003~2018 年。由于西藏数据缺失严重，故将其剔除，台湾、香港、澳门不包括在分析范围之列。

3. 平稳性检验

根据计量统计理论，为了避免出现伪回归，在进行 Geweke 分解检验之前，应该对变量时间序列的平稳性进行单位根检验。本书分别对样本期间我国城镇化水平（URB）与基础教育均等化水平（BEE）、基本医疗卫生服务均等化水平（MHE）和社会保障均等化水平（SSE）进行单位根检验，结果见表 4 - 5。

表 4 -5　　　　　　城镇化与公共服务均等化指标的 ADF 检验结果

变量	ADF 检验值	检验类型 (c, t, k)	1% 临界值	5% 临界值	10% 临界值	结论
URB（城镇化）	-3.302	$(c, t, 1)$	-4.421	-3.953	-3.574	非平稳
MHE（基本医疗）	-2.683	$(c, t, 1)$	-4.421	-3.953	-3.574	非平稳
BEE（基础教育）	-3.095	$(c, t, 1)$	-4.421	-3.953	-3.574	非平稳
SSE（社会保障）	-2.872	$(c, t, 1)$	-4.421	-3.953	-3.574	非平稳
ΔURB	-3.175	$(c, 0, 1)$	-3.024	-2.691	-2.213	平稳
ΔMHE	-3.231	$(c, 0, 1)$	-3.024	-2.691	-2.213	平稳
ΔBEE	-2.708	$(c, 0, 1)$	-3.024	-2.691	-2.213	平稳
ΔSSE	-2.962	$(c, 0, 1)$	-3.024	-2.691	-2.213	平稳

从表 4 - 5 可以看出，在显著性水平为 1% 和 5% 时，城镇化与基础教育均等化水平、基本医疗卫生服务均等化水平、社会保障均等化水平指标都为非平稳序列。一阶差分之后，城镇化和基本医疗卫生服务均等化水平的差分序列的 t 统计值均小于显著性水平为 1% 的临界值，基础教育均等化水平和社会保障均等化水平指标差分序列的 t 统计值小于显著性水平为 5% 的临界值。因此，在 95% 的置信水平下拒绝原假设。城镇化与基础教育均等化水平、基本医疗卫生服务均等化水平、社会保障均等化水平经过一阶差分都为平稳序列，都是一阶单整序列，因此满足 Geweke 因果关系检验条件。

二、检验结果

应用 EViews 6.0 分别对城镇化水平与基础教育均等化水平、基本医疗卫生服务均等化水平和社会保障均等化水平的因果关系进行 Geweke 检验，结果见表 4 - 6。

表 4 – 6 城镇化与各领域公共服务均等化的因果关系检验结果（x 为 URB）

领域	检验项	$f_{x \to y}$	$f_{y \to x}$	f_{xy}	$F_{x,y}$
MHE （基本医疗）	反馈分解值	9.401	8.685	6.519	24.362
	相伴概率	0.0193	0.0281	0.1127	0.0060
	反馈份额（%）	38.59	35.65	26.76	100
BEE （基础教育）	反馈分解值	16.677	6.372	7.201	30.256
	相伴概率	0.0076	0.0045	0.0023	0.0058
	反馈份额（%）	55.12	21.06	23.82	100
SSE （社会保障）	反馈分解值	6.890	7.166	4.698	18.754
	相伴概率	0.1034	0.0157	0.1213	0.1238
	反馈份额（%）	36.74	38.21	25.05	100

从表 4 – 6 的结果，可以看出我国城镇化水平与基础教育均等化水平、基本医疗卫生服务均等化水平、社会保障均等化水平存在以下因果关系。

（1）城镇化与基本医疗卫生服务均等化的因果关系。城镇化对基本医疗卫生服务均等化的长期因果关系的相伴概率为 1.93%，公共服务均等化对城镇化的长期因果关系的相伴概率为 2.81%，均在 5% 临界值以下。由此可见，城镇化与基本医疗卫生服务均等化在长期相互影响、相互促进。从反馈份额看，城镇化对基本医疗卫生服务均等化的反馈份额为 38.12%，基本医疗卫生服务均等化对城镇化的反馈份额为 35.65%，两者比较接近，这表明城镇化与基本医疗卫生服务均等化之间相互促进的作用相当，因果关系中主次关系不明显。还可以发现，城镇化对基本医疗卫生服务均等化的反馈份额明显低于城镇化对基础教育均等化的反馈份额，而基本医疗卫生服务均等化对城镇化的反馈份额则高于基础教育均等化对城镇化的反馈份额。造成这个结果的原因可能是我国长期以来比较重视基础教育，城乡之间、区域之间基础教育差距相对较小，所以基础教育均等化水平的提升对城镇化的促进作用不太明显。相比而言，医疗卫生服务直接关系到人们的身体健康及寿命状况，居民对医疗卫生服务的重视程度相对较高，医疗卫生服务城乡差距明显，基本医疗卫生服务均等化的提升空间较大，基本医疗卫生服务均等化对城镇化促进作用更显著。城镇化对基本医疗卫生服务均等化的即时因果关系相伴概率为 11.27%，高于 10% 的临界值。由此可见，从短期看，我国城镇化对基本医疗卫生服务均等化并没有提升作用。我国医疗卫生服务明显滞后于城镇化的进程，无法满足大量人口向城镇集中引致的医疗卫生需求，"看病难、看病贵"

现象突出地反映了这一事实。

（2）城镇化与基础教育均等化的因果关系。从相伴概率看，城镇化对基础教育均等化的长期因果关系相伴概率为0.76%，基础教育均等化对城镇化的长期因果关系的相伴概率为0.45%，城镇化对基础教育均等化的即时因果关系相伴概率为0.23%，均在1%临界值以下。这表明我国城镇化与基础教育均等化之间长期因果关系和短期因果关系均显著，即城镇化不仅推动了基础教育均等化水平的提升，基础教育均等化对城镇化还具有反作用。从反馈份额看，城镇化对基础教育均等化的反馈份额为55.12%，明显高于教育均等化对城镇化的反馈份额（21.06%）。因此，在城镇化与基础服务均等化的因果关系中，城镇化占有主导地位。城镇化引发了大量务工人员流入城市，不少适龄儿童与青少年跟随父母进入城市，从而享受城市提供的基础教育，城市的基础教育无论是人均财政支出水平，还是学校设施和教学质量都明显要高于农村地区。农村适龄儿童与青少年接受基础教育向城镇集中，无疑大大地提高了基础教育财政支出的规模效应。因此，城镇化对我国基础教育均等化的提升效果明显。另外，随着农村生活水平的提高，农村对教育的重视程度不断地提升，农民为子女接受更好的教育而进城务工伴读的现象越来越普遍，即因教育引发的农村人口向城镇流动逐步增多，从而教育在一定程度上也推动了城镇化进程。总之，城镇化与基础教育均等化之间相互影响、相互促进，具有明显的协同效应。

（3）城镇化与社会保障均等化的因果关系。城镇化对社会保障均等化的长期因果关系的相伴概率为10.34%，城镇化对社会保障均等化的即时因果关系的相伴概率为12.13%，均超过10%临界值。因此，无论从长期还是短期来看，我国城镇化与社会保障均等化均不存在因果关系，也就是说，我国城镇化进程的不断推进并没有导致社会保障均等化水平的相应提升。社会保障是一个相对独立的运行系统，长期以来我国城镇居民社会保障与农村居民社会保障制度安排不同，两者之间的差距十分明显。从实证检验的结果看，要提升社会保障均等化水平，通过加快城镇化进程是无法实现的，必须通过制度改革，加大农村社会保障的投入，才能有效地改善农村社会保障落后的局面。社会保障均等化对城镇化的长期因果关系的相伴概率为1.57%，小于5%的临界值，这表明社会保障均等化水平的提升则有效地促进了城镇化水平的提高。社会保障均等化水平的提升就意味着城乡间、地区间社会保障水平差距缩小，消除了城乡及区域人口流动的障碍，从而加快了城镇化的进程。社会保障对城镇化的长期因果关系的反馈份额为38.21%，高于基础教育均等化和基本医疗卫生服务均等化对城镇化的反馈份额。因此，为了加快我国的城镇化进程，提升公共服务均等化整体水平显得十分重要，特别是提升社会保障均等化水平尤其迫切。

以上研究结论对我国实施新型城镇化战略以及推进公共服务均等化具有重要的启示意义：

第一，新型城镇化实施过程中应高度重视推进基本公共服务均等化。我国传统城镇化带来了大量人口向城镇集中的同时，不仅没有解决我国城乡差距的问题，从一定程度上还进一步加大了城乡公共服务的差距。针对传统城镇化模式出现的诸多弊端，我国调整了城镇化发展战略，提出建设功能完善、环境友好、社会和谐、城乡一体、大中小城市和小城镇协调发展的新型城镇化。新型城镇化的根本目的就在于通过城镇化建设使广大民众尤其是农村居民平等地享受经济社会发展的成果。因此，在实施新型城镇化战略过程中，应该积极探索城乡两种不同公共服务机制的转化模式，推动原有的城乡两种基本公共服务制度的衔接与融合，消除户籍制度的歧视，使进城务工定居常住人口以及农村居民都能享受到基本的公共服务，从而实现城镇化带动公共服务均等化。

第二，实施差异化的公共服务均等化提升政策。党的十八大确定了到2020年总体实现基本公共服务均等化的目标。公共服务涵盖的内容广泛，不同领域的公共服务具有不同的运行规律及社会功能，不同领域的公共服务均等化程度也不尽相同。因此，在推进公共服务均等化过程中应采取差异化战略。诸如基础教育、基础设施等基本公共服务均等化虽然也很重要，但城镇化对它们的影响显著，城镇化的推进过程就是这些基本公共服务均等化水平的提升过程。而医疗卫生和社会保障是与居民生产与生活关系最密切的两个公共服务领域，当前"看病难、看病贵"较为普遍，社会保障发展滞后明显。研究结果表明，通过加快城镇化进程无法从根本上解决我国医疗卫生和社会保障的区域差距和城乡差距问题。因此，提升医疗卫生均等化和社会保障均等化水平不能依赖于城镇化来实现，而要通过制度建设来保证。当前我国迫切需要建立城乡统一的公共医疗卫生体制和社会保障体制，实现医疗机构和卫生资源在城乡合理配置，全面落实农村最低生活保障，加快全面推行新型农村合作医疗制度。

第三，注重城镇化与公共服务均等化的政策协同。研究结果表明，我国城镇化能推动基础教育、医疗卫生等基本公共服务均等化，基本公共服务均等化同时又能反作用于城镇化。因此，我们在制定推进城镇化与基本公共服务均等化政策时，要注重政策的吻合与衔接，把基本公共服务均等化纳入新型城镇化的内涵中，对碎片化的产业政策、人口政策、公共财税政策、收入分配等政策进行整合，发挥城镇化与基本公共服务均等化的政策协同效应，从而达到社会稳定和城乡社会结构调整等协同效应的理想状态。同时，城镇化具有跨区域、跨城乡人口流动的特征，社会公共服务极具复杂性和多样性，仅依赖于政府的政策协同可能无法有效发挥城镇化与公共服务均等化的协同效应。因此，在政府进行体制内政策整合的基础上，寻求政府与市场、社会组织及公众间的有效协同，使城镇化与基本公共服务均等化的协同效应得以最大程度的发挥。

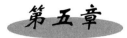

第五章

基本医疗卫生服务均等化的减贫效应

防止因病致贫、因病返贫，实施健康扶贫是打赢脱贫攻坚战、实现贫困人口脱贫的重大举措。本章在逻辑上阐明基本医疗卫生服务具有医疗负担减轻效应和人力资本累积效应，揭示基本医疗卫生服务的减贫机理；应用空间计量模型，借助我国省际面板数据，考察基本医疗卫生服务均等化与贫困率之间的内在关系，检验基本医疗卫生服务均等化的减贫效应；构建面板平滑转换模型，考察城镇化水平、老龄化程度等因素对基本医疗卫生服务均等化减贫效应的影响。

第一节 基本医疗卫生服务的减贫机理

各国在经济发展过程中无可避免地面临贫困这一难题。消除贫困、改善民生、实现共同富裕，是中国共产党的重要使命。党的十八大将脱贫攻坚工作纳入"五位一体"总体布局和"四个全面"战略布局。党的十九大把脱贫攻坚战作为决胜全面建成小康社会必须打赢的三大攻坚战之一，以深度贫困地区脱贫攻坚为重点，做出全面部署，明确提出到 2020 年稳定实现扶贫对象不愁吃、不愁穿，保障其义务教育、基本医疗和住房，贫困地区农民人均纯收入增长幅度高于全国平均水平，基本公共服务主要领域指标接近全国平均水平。

一、基本公共服务供给：反贫困的重要手段

进入 21 世纪，我国短缺型的温饱问题已经得到基本解决，全社会的"生存性"压力逐步减弱，促进人的全面发展替代温饱成为社会发展的主要任务，基础

设施、医疗卫生、住房就业、环境保护等基本需求全面快速增长。随着全社会对基础设施、医疗卫生等公共需求的快速增长，政府公共服务供给不到位，无法满足民众对公共需求增长的需求，成为新时代的突出矛盾。因此，关注公共服务供给和需求的矛盾，推进基本公共服务均等化，为贫困人口和低收入人群提供良好的教育、技能培训、医疗卫生等，减轻贫困人口和低收入人群的经济负担，已成为新阶段反贫困的重大任务。

世界银行发布的《世界发展报告》曾对贫困进行过明确的界定：贫困不仅指低收入和低消费，也指在教育、医疗卫生、政治地位和安全保障等人类发展的其他领域处于不利境地，缺乏权利、尊严、自信和自尊。形成贫困的原因很大程度上取决于生活习惯、身体素质等贫困人口自身因素，恶劣的自然环境、不健全的制度安排等社会因素也是形成贫困的重要原因。贫困人口或低收入群体所表现出来的经济表征，是个人因素和自然、经济、社会、体制、文化等外界因素共同作用的结果。更重要的是，贫困人口和低收入者个人因素的局限性和外界因素的制约，往往会导致他们难以打破贫困的恶性循环，陷入持久性贫困。根据世界银行提出的全面解决贫困的方案，首先要解决贫困人口的生存问题，其次要为贫困人口创造基本的生活、生产条件，最后要培养和增强贫困人口摆脱贫困、独立发展的能力。在当前的竞争社会，拥有基本资源、基本机会、基本能力和基本权利是居民生存和发展的基础。纵观贫困地区和贫困人口，贫困状态的主要表征即为基本资源、机会、能力和权利的匮乏或缺失，贫困群体难以通过纯粹的个体行动突破发展的"瓶颈"，需要政府在政治、经济、文化等方面做出制度性安排，提供必要的基本公共服务和有针对性的社会服务，以帮助他们摆脱贫困之"困"。基本公共服务不仅是推进人人享有平等公平的社会权利的重大举措，而且是缓解贫困地区居民生活艰难的重要条件。

世界银行一直倡导各国政府应该为贫困群体提供基本公共服务，发达国家的经验表明，为贫困群体提供基本公共服务是反贫困的有效手段。基本公共服务是政府应用行政手段筹集和调动社会资源，通过提供基础设施等实物形态公共产品或提供教育、医疗、社会保障等非实物形态公共产品，来满足社会公共需要的过程。我国十分重视为贫困群体提供基本公共服务，早就将基本公共服务纳入反贫困框架，积极推进实现基本公共服务均等化。《中共中央国务院关于打赢脱贫攻坚战的决定》更是明确指出，脱贫攻坚的总体目标是到2020年，稳定实现扶贫对象不愁吃、不愁穿，保障其义务教育、基本医疗和住房。因此，推进基本公共服务均等化已经成为我国减贫扶贫的重要手段。

关于贫困形成的原因，正如在文献综述中所概括的，主要存在两种解释：一是能力贫困论，认为贫困主要是由居民自身原因造成的。社会达尔文主义的适者生存论、经济自由主义的竞争淘汰论、阿玛蒂亚森的能力决定论等都认为低收入跟外在的环境无关，主要是低收入群体自身的能力不足造成的。二是资源决定论，认为贫困主要是自然地理环境、国家整体经济环境和社会制度环境造成的。托达罗的自然资源贫乏论、纳克斯的贫困恶性循环理论、缪尔达尔循环累积因果关系理论等都认为是多种相互关联资源缺乏造成某些国家、地区或人群陷入贫困之中无法摆脱。从实践看，封闭的生存环境、落后的经济发展水平、不完善的保障制度等是导致贫困的重要原因。众多研究表明，基本公共服务对于贫困地区减贫具有重大意义（徐月宾等，2007；迟福林，2008；曾小溪、曾福生，2012），基本公共服务的供给有助于贫困人口减少、缩小收入差距（王曦璟、高艳云，2017；左停等，2018）。总结而言，基本公共服务的减贫作用主要体现在以下几个方面：

一是基本公共服务有助于提高贫困地区生产力。政府对农村公共服务、公共设施等公共方面的投资，既拉动了农村经济增长，又缩短了地区差异、缓解了贫困现状。我国国民财政预算支出中，有专门用于拨付农事生产或与农业生产紧密相关的资金支出，包括农业基础建设支出和农业科技支出等。农业基础建设支出是预算用于农村公路、农用水利灌溉等基础建设和农综研发费，农业科技支出是预算用于支付农业科技研究费等。农业基础建设支出和农业科技支出等财政预算是通过提供惠及农民的公共产品或基本公共服务，降低农民的生产成本，提高农业生产力，从而提高农民收入。显然，农村公路、农用水利灌溉等基础建设以及农业科技研究费不只为减少贫困的发生而存在，还能够直接促进农业增长，具有减缓贫困现象发生的功能。一方面，农林水事生产及生产补贴能够降低农村居民的生产成本，确保贫困居民能够参与生产，进而脱贫；另一方面，政府农林水事生产及生产补贴使农村居民获得更优质的生产资料，促进农业生产效率的提高和农业生产总值的增加，解放农村生产力，从而提高农村居民摆脱贫困的能力和缓解农村贫困程度。农村基础建设和农业科技支出在提高农业生产率的同时，能够增进对劳动力的需求，从而提高居民收入和减少贫困。政府对农田水利灌溉、农业研发、农村教育、农村医疗卫生和基础设施等方面的供给显然推动了农业产出增长，有利于农村减贫政策进一步落实。当然，农业基础建设和农业科技等财政扶持只有达到一定规模，财政资金的规模效应才有可能得以发挥，才能有效地提高低收入群体摆脱贫困的能力和缓解贫困的程度。低收入群体获得微弱的社会性财政扶持补助不会改变他们的贫困状态，基础建设、科技、金融等生产性扶持力度太小也不足以提高他们的生产率，从而改变他们的落后局面。

二是基本公共服务有助于增强贫困群体的发展能力。贫困从表面上看是贫困人口收入少，无法满足生活需要，更深层次上则表明贫困人口缺乏竞争力，不具备享受正常生活的能力，即阿马蒂亚·森所描述的"最低限度的能力，以及如免受饥饿、疾病、无家可归之类的困苦等基本的社会生活方面的能力"①。因此，给贫困群体暂时给予经济补贴并不能根本改变这些群体的生活状态，反贫困更重要的是给这些贫困群体提供生存、健康、知识等发展保障，提升贫困群体自身增加收入的能力和机会。给贫困群体提供生存、健康、知识等发展保障，从政府角度就是提供基础教育、医疗卫生、就业服务、社会保障等基本公共服务。这些基本公共服务不仅能短期内解决贫困群体的基本需求，更重要的是从长期能提高其自身的资本积累和发展能力，避免贫困代际转移。从我国的实践看，为农村贫困人口提供基础教育、医疗卫生和社会保障等基本公共服务，能在相当大的程度上降低这些贫困群体的贫困程度，帮助他们逐步走出贫困状态。

三是基本公共服务有助于降低贫困的脆弱性。政府为贫困人口和处于贫困边缘的低收入群体提供基本公共服务保障，就相当于给这部分群体构筑了社会安全网。农村社会救济、城镇居民最低生活保障、自然灾害救助等是针对特殊群体进行转移性补助，能使符合救济条件的群体直接提高收入水平，有利于其摆脱贫困状况。当前，绝大多数贫困人口集中在农村的老、少、边地区，这些贫困群体对农业的依赖性较强，收入状况主要由自然因素和气候变化决定。政府的反贫困政策不仅是将贫困群体的收入提高到贫困线以上，更应该提供更多的基本公共服务，增加他们抵抗风险的经济能力，以抵御自然因素、气候变化、疾病等的冲击，通过减少和分散风险，增强其抵御自然灾害和创造收入的能力，降低其脆弱性。

二、基本医疗卫生服务的减贫机理

对于疾病与贫困的关系，学术界已经达成了共识，简单概括就是"因病致贫、因病返贫、因贫致病、贫病交加"。我国历次全国卫生服务调查的数据表明，疾病一直都是农村居民致贫的重要因素。当前全国每年依然有一些群体因疾病或健康原因导致家庭收入减少或收入能力下降，脱贫后重新陷入贫困。通过我国长期以来的反贫实践可以发现，其实疾病不仅能影响低收入群体的支出，而且还能

---

① 阿马蒂亚·森. 王宇，王文玉译. 贫困与饥荒——论权利与剥夺 [M]. 北京：商务印书馆，2001：105.

影响低收入群体的收入，甚至通过两者的综合作用，导致低收入群体生活状况恶化。因此，实施健康扶贫是打赢脱贫攻坚战、实现贫困人口脱贫的重大举措，也是我国精准扶贫、精准脱贫基本方略的重要实践（见图 5 - 1）。

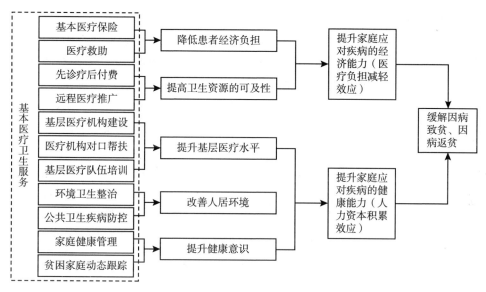

图 5 - 1　基本医疗卫生服务的减贫机理

基本医疗卫生服务的减贫效应主要表现为医疗负担减轻效应和人力资本累积效应。

首先，基本医疗卫生服务具有医疗负担减轻效应。众所周知，家庭成员患病无疑会增加家庭的支出。就医看病不仅需要花费检查费、医药费、住院费等医疗费用，如果是大病还需要支付营养费、康复费、保健品费等相关费用。这对于低收入群体而言，无疑是一个极大的负担。家庭成员患病带来支出增加的同时，又会造成家庭收入的减少。患病导致患者工作能力降低或丧失，从而没有收入来源，甚至会影响其他家庭成员的收入（患者家庭成员因照顾患者而减少劳动时间）。家庭成员出现重大疾病，会带来家庭支出急剧增大，如果超出家庭积蓄的承受范围，往往采取借款、变卖固定资产来应对，从而影响他们生产生活，致使其长期陷入一种绝对贫困的状态。政府通过提供基本医疗保险、医疗救助等措施，降低患者就医看病所花费的医疗费用，减轻患者家庭间接的疾病经济负担，提高其应对疾病风险冲击的经济能力。目前，我国已经构建了全国健康扶贫动态管理信息系统，将病患病种、治疗过程和效果、诊疗费用和报销等信息纳入该系统管理，全面调查导致家庭灾难性医疗支出、严重影响劳动能力的致贫病种，并建立农村贫困人口因病致贫、因病返贫管理数据库，对因病致贫、因病返贫情况进行动态监测。

其次，基本医疗卫生服务具有人力资本累积效应。在市场经济条件下，居民收入是以个体的劳动和资本等要素贡献大小为依据的，而个体劳动的贡献是以个人健康为前提的。受自然环境、教育程度及文化观念的影响，农村贫困人口社会地位相对脆弱，他们对基本医疗保障及卫生服务的可及性常常处于不利的地位，这无疑会影响他们的健康水平。健康水平低下，又会影响劳动的贡献，从而影响收入水平，使贫困状况进一步恶化，从而陷入"贫困—健康恶化—贫困加剧"的恶性循环。患病会影响患者的劳动能力，不仅会减少家庭近期收入，还有可能会长期影响家庭收入（罹患一些慢性疾病还会影响患者未来接受教育和培训的机会）。如果家庭基本生活得不到保障，会影响家庭的健康投资、教育投资以及人力资本投资。经济发展水平低下、支付能力不足往往导致贫困群体参与医疗保障、卫生保健和享受基本公共卫生服务的机会丧失，由此造成健康水平下降导致参与经济活动的能力被剥夺，从而带来收入减少和贫困发生或加剧。政府提供基本医疗卫生服务，实质上是政府对广大劳动者健康和人力资本的投资，避免健康贫困的发生。

总之，便捷高效的基本医疗卫生服务可以减少居民遭遇疾病侵袭的风险，提高劳动者的生理和心理健康水平，增强居民的人力资本积累和获取更多收入的能力。

第二节　基本医疗卫生服务减贫效应实证检验

上节从逻辑机理上分析了基本医疗卫生服务的减贫效应，本节构建空间面板数据模型，借助相关统计数据，实证考察基本医疗卫生服务均等化与贫困率之间的相关性，检验基本医疗卫生服务均等化的减贫效应。

一、模型选取

空间经济学认为，某地区的经济特征不是孤立存在的，其经济特征与邻近地区同一经济特征总是发生着某种联系，即具有显著的空间相关性特征。安瑟兰（Anselin，1988）认为，当横截面数据之间存在空间异质性或空间自相关性时，经典的线性回归模型在分析因变量与自变量的相关性时就可能出现偏差。地区间贸易交往和人员流动导致医疗卫生服务往往具有较大的空间外溢效应（原新，2005；解垩，2007；汪三贵、刘明月，2018）。因此，选择构建空间计量模型，借助各省的相关统计数据来检验基本医疗卫生服务均等化的减贫效应。

空间计量最早是使用在区域科学、都市及不动产经济学、经济地理学上。随着空间统计学的发展，空间计量方法被广泛地接受，被应用在其他经济学领域研究中。空间分析领域运用空间权重矩阵探索性分析空间数据，定义一个二元对称空间权重矩阵 ω_{nn}，代表 n 个位置的空间邻近关系：

$$\begin{pmatrix} \omega_{11} & \omega_{12} & \cdots & \omega_{1n} \\ \omega_{21} & \omega_{22} & \cdots & \omega_{2n} \\ \vdots & \vdots & \ddots & \vdots \\ \omega_{n1} & \omega_{n2} & \cdots & \omega_{nn} \end{pmatrix} \tag{5.1}$$

该空间权重矩阵基于邻接规则和距离规则建立，二进制邻接空间权重矩阵可定义为：

$$W_{ij} = \begin{cases} 1, & \text{当区域 i 和 j 相邻时} \\ 0, & \text{其他} \end{cases} \tag{5.2}$$

基于距离的二进制空间权重矩阵，定义为

$$W_{ij} = \begin{cases} 1, & \text{当区域 i 和 j 的距离小于 d 时} \\ 0, & \text{其他} \end{cases} \tag{5.3}$$

1. 空间滞后模型（SLM）

空间滞后模型常用于一个地区的某种经济活动同时影响邻近地区经济活动，也受邻近地区经济活动的影响，由相关经济变量来捕捉且通常只考虑自变量的空间滞后效果。

安瑟兰（Anselin，1999）提出了空间滞后模型，数学表达式如下所示：

$$y = \alpha + \rho WY + X\beta + \varepsilon, \quad \varepsilon \sim N(0, \sigma^2 I) \tag{5.4}$$

式（5.4）中，ρ 表示空间滞后系数，β 表示回归系数，ε 表示误差项向，W 表示空间加权矩阵（spatial weight matrix）。

由式（5.4）可知，空间滞后模型是在最小二乘法（OLS）线性回归模型的基础上加一个因变量乘上空间的邻近矩阵作为一个自变量。通过检验因变量的空间滞后系数 ρ，若 $\rho \neq 0$，即表示空间滞后模型确实具有邻近区域上的空间关系。

2. 空间误差模型（SEM）

空间误差模型是在最小二乘法（OLS）线性回归模型的残差项里，加上一个残差项自己本身乘上空间上的邻近矩阵，若其中空间误差系数 λ 不等于零，表示空间误差模型中确实有干扰因子造成空间相关。

$$y_i = \alpha + \beta x_i + \varepsilon_i \tag{5.5}$$

式（5.5）中，β 表示回归系数，ε 表示误差项。

修正后的误差项如下所示：

$$\varepsilon_i = \lambda W \varepsilon_i + \xi_i, \ \xi \sim iid \ N(0, \ \sigma^2) \tag{5.6}$$

为了分析基本医疗卫生服务对贫困的影响，本书分别构建空间滞后模型和空间误差模型，数学表达式如下：

空间滞后模型（SLM）：

$$\ln P_{it} = \alpha + \beta w \ln P_{it} + \rho w \ln P_{it-j} + \gamma \ln M_{it} + \phi \ln X_{it} + \theta_i + \theta_t + \varepsilon_{it} \tag{5.7}$$

空间误差模型（SEM）：

$$\ln P_{it} = \alpha + \gamma \ln M_{it} + \varphi \ln X_{it} + \theta_i + \theta_t + \varepsilon_{it}, \ \varepsilon_{it} = \lambda w \varepsilon_{it} + \mu_{it}$$

$$\varepsilon_{it}、\mu_{it} \sim N(0, \ \delta^2 I) \tag{5.8}$$

式（5.7）和式（5.8）中，P_{it} 代表第 i 省第 t 期贫困状态；β 为影响系数，代表基本医疗卫生服务的外溢效应；w 为空间权重矩阵，度量不同区域社会经济的联系程度；P_{it-j} 为贫困率的滞后项；ρ 为贫困的空间滞后项系数；M_{it} 代表第 i 省第 t 期基本医疗卫生服务水平；X_{it} 为一组控制变量，主要包括经济增长率、财政收入比、文化教育程度、基础设施覆盖率等因素对贫困的影响；θ_i 为个体效应，代表地理环境、资源禀赋等地区异质性因素对贫困的影响；θ_t 为时间效应，表示共同冲击的影响；ε_{it} 和 μ_{it} 为服从正态分布的随机误差项。由于受自由度限制，空间权重矩阵 w 无法利用数据和模型生成，根据目前相关文献的做法，使用距离的一阶相邻函数矩阵来表示，即将相邻的区域赋予1，不相邻的区域赋予0。

二、变量选取与数据来源

技术人员、床位数以及医疗卫生机构数量是衡量一个地区医疗卫生服务水平的重要标准。选择每千人医疗卫生人员数、每千人医疗卫生床位数、每百平方公里医疗机构数综合指数来衡量一个地区的基本医疗卫生服务水平。每千人医疗卫生人员数和每千人医疗卫生床位数表明一个地区居民享受基本医疗卫生服务的可得性，并剔除了人口规模的影响；每百平方公里医疗机构数表明一个地区居民到达相关机构享受服务的可及性，并剔除了区域面积的影响。

根据上述方法，计算出 2003～2018 年我国各省、直辖市和自治区的基本医疗卫生服务数值（由于西藏数据缺失严重，故将其剔除，台湾、香港、澳门不包括在分析范围之列），数据主要源于我国各省、各地级市统计年鉴以及《中国卫生统计年鉴》。一些省份个别年份缺省数据，本书采用取前后两年的平均数补齐的方式加以处理。众多文献选取贫困发生率来衡量一个地区的贫困状况。由于 2010 年之后，《农村贫困监测报告》对贫困发生率的统计口径进行了调整，考虑到统计数据的连贯性，本书借鉴徐爱燕、沈坤荣（2017）的方法，选用纯收入分组中最低 20% 人口的收入与当地平均收入的比值，来度量不同地区的贫困程度，数据源于《中国农村统计年鉴 2019》。

三、实证结果分析

1. 空间相关分析

根据空间计量理论，是否需要在回归模型中引入空间效应主要取决于自变量或因变量在地理空间上的相关性和依赖性。笔者采用全局 Moran's I 指数来检验基本医疗卫生服务的空间相关性。

Moran's I 指数反映的是空间邻接或空间邻近的区域单元观测值的相似程度，其公式为

$$I = \frac{\sum_{i=1}^{n} \sum_{j \neq 1}^{n} W_{ij}(X_i - \bar{X})(X_j - \bar{X})}{S^2 \sum_{i=1}^{n} \sum_{j \neq 1}^{n} W_{ij}} \tag{5.9}$$

其中 X_i 为区域 i 的观测值，W_{ij} 为空间权重矩阵，

$$S^2 = \sum_{i=1}^{n} (X_i - \bar{X}), \quad \bar{X} = \frac{1}{n} \sum_{i=1}^{n} X_i$$

检验统计量为标准化 Z 值，可以用下式来检验，

$$Z = \frac{1 - E(I)}{\sqrt{VAR(I)}} \tag{5.10}$$

检验统计量可以设立原假设 H_0（n 个区域单元的观测值之间不存在空间自我相关）进行显著性检验，即检验所有区域单元的观测值之间是否存在空间自我相关，显著性水平可以由标准化 Z 值的 P 值检验来确定：如果 P 值小于给定的显著性水平 α（一般取 0.05），则拒绝原假设；否则接收原假设。P 值可通过常态

分布、随机分布或置换方法来获取。当 Z 值为正且显著时，表明存在正的空间自我相关，即相似的观测值趋于空间聚集；当 Z 值为负且显著时，表明存在负的空间自我相关，相似的观测值趋于空间分散；当 Z 值为零时，则呈随机的空间分布。

对 2003 ~ 2018 年我国基本医疗卫生服务在地理空间格局的自相关进行 Moran's Ⅰ检验，结果如表 5 - 1 所示。

表 5 - 1　　　　　　　　　基本医疗卫生服务 Moran's Ⅰ指数

年份	Moran's Ⅰ	临界值 Z（Ⅰ）	年份	Moran's Ⅰ	临界值 Z（Ⅰ）	年份	Moran's Ⅰ	临界值 Z（Ⅰ）
2003	0.150	1.845	2009	0.154	1.871	2015	0.172	1.876
2004	0.144	1.972	2010	0.163	1.945	2016	0.172	2.738
2005	0.148	1.795	2011	0.159	2.394	2017	0.175	2.361
2006	0.157	2.108	2012	0.158	2.531	2018	0.176	2.584
2007	0.153	2.134	2013	0.170	2.369			
2008	0.156	2.946	2014	0.166	2.176			

表 5 - 1 给出了 2003 ~ 2018 年我国基本医疗卫生服务的 Moran's Ⅰ检验结果。可以发现基本医疗卫生服务 Moran's Ⅰ的大部分年份通过了 5% 显著水平的检验，表明我国省级基本医疗卫生服务水平在空间分布上具有明显的正自相关和空间依赖性。地方政府的基本医疗卫生服务一般是以相邻地区为竞争标尺的。也就是说，地方政府的基本医疗卫生服务有"邻里模仿"特征。基本医疗卫生服务水平较高的省份会带动邻近省份提高基本医疗卫生服务水平，基本医疗卫生服务水平较低的省份，其邻近省份的基本医疗卫生服务水平往往也较低，省级政府基本医疗卫生服务存在明显的空间集聚。Moran's Ⅰ系数变化呈递增趋势，反映了基本医疗卫生服务的空间相关性逐步加强。

在确认了基本医疗卫生服务确实存在自相关后，还需要判断是选择空间滞后模型还是空间误差模型进行回归估计更加合理。蒙特卡洛模拟实验法为我们提供了空间滞后模型和空间误差模型的选择标准：主要比较 LM lag、LM error、Robust LM lag、Robust LM error 四个统计指标。如果 LM lag 的统计量相对 LM error 更显著，并且 Robust LM lag 显著，而 Robust LM error 不够显著，那么空间滞后模型更恰当；反之，如果 LM error 的统计量更大，且 Robust LM error 比 Robust LM lag 更显著，那么空间误差模型更为恰当。

应用蒙特卡洛模拟实验，结果如表 5-2 所示：LM error 的统计量比 LM lag 小，并且 Robust LM error 相对 Robust LM lag 而言更显著（Robust LM error 的 P 值更小）。因此，使用空间滞后模型（SLM）更为恰当。

表 5-2 蒙特卡洛模拟实验结果

检验指标	统计量	P 值	检验指标	统计量	P 值
LM error	61.760	0.014	LM lag	96.562	0.000
LM sar	45.358	0.002	Robust LM lag	30.521	0.061
Lratios	103.815	0.000	LM error	61.760	0.000
Walds	683.036	0.000	Robust LM error	4.174	0.003

2. 实证结果

验证了我国基本医疗卫生服务与贫困确实存在空间依赖性后，应用 Matlab 7.0 软件对 2003～2018 年我国基本医疗卫生服务指数与贫困发生率的空间滞后模型（SLM）进行估计。为了比较，同时给出了 OLS 估计结果，结果见表 5-3。

表 5-3 模型估计结果

变量	OLS	SLM
α	0.279（0.0201）	0.508 **（0.0131）
β	0.113 **（0.0128）	0.162 ***（0.0203）
γ	0.264 **（0.0668）	0.236 **（0.0322）
ρ	—	0.383 **
$\overline{R}^2$	0.889	0.944
F	14.461	18.917
DW	1.802	—
Moran 指数（误差）	—	0.098
LMLAG	7.643	—
R - LMLAG	8.376	—
LMERR	0.097	—
R - LMERR	3.274	—

注：括号内为标准误，** 表示在 5% 水平下显著，*** 表示在 1% 水平下显著。

表5-3结果显示，OLS模型的回归拟合效果良好，通过了5%水平下的显著性检验，说明我国基本医疗卫生服务指数与贫困率之间高度相关。但是，基本医疗卫生服务指数与贫困率的空间自相关性检验结果证实，基本医疗卫生服务水平与贫困率两者都具有明显的空间依赖性，OLS回归模型没有考虑到省际的空间自相关性，明显存在模型设定不恰当的问题。SLM估计的结果也通过了5%水平下的显著性检验。相对于OLS估计的经典回归模型，SLM的拟合优度检验值R^2和对数似然函数值都有所提高，AIC和SC的值相对变小。从空间滞后计量模型的估计结果看，我国基本医疗卫生服务减贫效应相当明显，基本医疗卫生服务水平提高1%，会使贫困率减少0.236%。实证结果表明，2003~2018年，逐步提高基本医疗卫生服务水平已成为我国减贫的重要手段。当前，我国基本医疗卫生服务总体水平还不高，特别是中西部落后省份，基本医疗卫生服务水平还存在较大的提升空间。因此，积极推进基本医疗卫生服务水平应当成为我国减贫和扶贫工作的一个重要抓手。

进一步考察空间滞后模型空间自相关系数ρ。ρ值为0.383，表明基本医疗卫生服务的减贫作用具有明显的空间溢出效应。经济贸易的交往以及人员的频繁流动，会使空间上相邻或相近的地区能彼此享受到基本医疗卫生服务带来的正外部性。而基本医疗卫生服务不仅能减少居民的医疗支出，具有直接减贫效应；而且能提升居民的健康水平，提高人力资本，从而增加收入，具有间接的减贫效应。因此，拥有的相邻省份越多，从本省和相邻省份基本医疗卫生服务中获得的正外部性越强。

3. 基本医疗卫生服务减贫效应的空间异质性

我国地域辽阔，不同区域间经济发展程度、资源禀赋、技术水平等差异很大，仅利用我国各省基本医疗卫生服务水平和贫困的时间序列进行分析，往往会掩盖十分显著的区域空间差异，低估或者高估本医疗卫生服务对贫困的影响。空间异质性是否会造成基本医疗卫生服务减贫效应的差异？为了更深入地分析空间异质性对基本医疗卫生服务减贫效应的影响，把我国划分为三大区域：东部地区、中部地区和西部地区，东部地区包括北京、天津、河北、辽宁、山东、上海、江苏、浙江、福建、广东、海南；中部地区包括：山西、吉林、黑龙江、安徽、江西、河南、湖南、湖北；西部地区包括：内蒙古、陕西、甘肃、青海、宁夏、重庆、四川、云南、广西、贵州。分别对三大区域基本医疗卫生服务减贫效应进行估计检验，结果如表5-4所示。

表5－4　　　　　　　　我国东部地区、中部地区和西部地区估计结果

变量	东部地区		中部地区		西部地区	
	OLS	SLM	OLS	SLM	OLS	SLM
α	6.922 ** (1.025)	6.082 ** (1.236)	6.621 * (1.228)	8.705 * (1.341)	5.934 ** (1.120)	6.312 * (1.137)
β	－0.215 ** (0.042)	－0.237 *** (0.059)	－0.290 * (0.057)	－0.323 ** (0.071)	－0.204 * (0.048)	－0.351 *** (0.066)
λ	—	0.116	—	0.143	—	0.091
R²	0.841	0.881	0.817	0.876	0.859	0.912
F 检验	66.185	71.409	48.218	60.180	50.783	68.572
Log L	－4.806	－2.805	－4.587	－3.812	－5.015	－2.984
LR	—	3.776	—	3.519	—	5.175

注：括号内为标准误，* 表示在10%水平上显著，** 表示在5%水平上显著，*** 表示在1%水平上显著。

根据表5－4的估计结果，可以看出：

首先，我国三大区域基本医疗卫生服务对贫困的影响程度各不相同。其中，西部地区的基本医疗卫生服务减贫效应最显著（减贫弹性为0.351），而东部地区的基本医疗卫生服务减贫效应最小（减贫弹性为0.237）。我国东部、中部和西部地区在经济发展水平、居民收入、城镇化进程、人口分布等方面均存在差异，这是造成基本医疗卫生服务减贫效应区域差异的基本原因。西部地区经济落后，城镇化水平低，是我国贫困人口和低收入人口的主要聚集区，政府提供的公共服务是该区域边远山区居民改善生活的基本途径。基本医疗卫生服务能够确保贫困群体和低收入群体享受公共卫生福利，减少医疗支出，从而减贫效果明显。东部地区经济最发达，市场化程度最高，居民对医疗卫生服务的需求较高，政府公共卫生支出在社会卫生总费用中所占的比重相对较低，居民对基本医疗卫生服务的依赖性明显低于中西部地区，因此，公共卫生支出的减贫效应相对较弱。

其次，不同区域基本医疗卫生服务的空间误差系数 λ 大小也不同。东部、中部、西部三大地区基本医疗卫生服务的空间误差系数分别为0.116、0.143和0.094，中部地区空间相关性最大，而西部地区空间相关性最小。西部地区地域辽阔，人口密度低，交通基础设施相对落后；同时，西部地区少数民族聚集，各省之间经济文化、风俗习惯差异性大。因此，西部省份基本医疗卫生服务对相邻或相近省份的辐射效应不明显。中部地区各省在资源禀赋条件、经济发展水平、

人口密度等方面差距较小，而交通便利，经济关联度相对最大，因而基本医疗卫生服务的辐射效应最显著。东部地区是我国经济最发达地区，但区域内省份之间经济发展水平差距较大，医疗卫生资源配置不合理现象突出，基本医疗卫生资源向北京、上海等发达地区聚集效应明显，广西、海南等省份对相邻省份辐射效应不明显。

第三节　影响基本医疗卫生服务减贫效应的主要因素

医疗卫生服务不仅有益于促进国民的生理和心理健康，提升居民获得更多收入及摆脱贫困的能力，而且能确保低收入群体享受医疗卫生福利，减少医疗支出，从而有效地避免低收入群体"因病致贫"和"因病返贫"。那么，基本医疗卫生服务对贫困的影响是否受到其他因素的干扰？不同地区基本医疗卫生服务减贫效应是否存在差异？这些问题值得我们进行深入的探讨。为了进一步检验基本医疗卫生服务的减贫效应，需要继续检验影响基本医疗卫生服务减贫效应的主要因素。

从现有研究文献来看，对于医疗卫生服务是否具有减贫作用存有分歧。一些研究表明政府医疗卫生支出能有效地缓解贫困的发生。王远林等（2004）构建包含公共卫生投资变量的经济增长模型，利用我国公共卫生投资数据，考察了公共卫生投资与经济增长之间的内在关联性，发现公共卫生投资对区域经济增长的影响非常明显，东部、中部、西部地区人均公共卫生事业费对人均 GDP 增长的贡献率呈现出"高—低—高"变化趋势。原新（2005）认为农村贫困群体社会地位具有脆弱性，与其他群体相比，他们对政府提供的基本医疗保障和卫生服务的可及性常常处于最不利的地位，因此容易陷入"贫困—健康恶化—更加贫困"的恶性循环之中。吕炜、刘畅（2008）研究了经济增长、公共支出与寿命的关联机制，发现经济增长与公共支出呈负相关，而公共卫生支出对经济增长、储蓄以及寿命有正效应，公共支出对经济增长的负面影响被这种正效应弥补了。耿嘉川、苗俊峰（2008）应用分布滞后模型探讨了卫生总费用和经济增长的关系，得出政府医疗卫生事业支出对一个地区国内生产总值的影响明显高于教育投资的结论。施加佳等（2010）通过调查我国河北、陕西和内蒙古等地区，发现政府提供新农合补助金后，参合者的大病支出发生率从 14.3% 下降到 12.9%，因病致贫率从8.2% 下降到 7.6%。兰相洁（2013）采用空间面板模型对我国省级面板数据进行实证分析，认为用于儿童免疫、传染病防治等的公共卫生支出对经济增长的贡献逐步显现，政府医疗卫生支出对促进本地区经济增长具有十分明显的正外部性。

另一些研究者认为，我国医疗卫生服务对贫困没有影响，或者影响十分有限。高梦滔（2007）通过研究我国城市医疗救助的筹资与给付水平的地区非平等性，发现中央和省级政府的转移支付没有产生拉平效应，并没有实现其发挥服务水平公平的功能。解垩（2008）利用我国健康与营养调查（CHNS）数据及 TIP 曲线，测算了医疗保险对城乡家庭的反贫困效应，发现我国大部分弱势群体没有被医疗保险覆盖，医疗保险基金节余率高、国家投资责任不到位等造成我国医疗保险制度在城乡反贫困方面作用微弱。封进、李珍珍（2009）认为，新型农村合作医疗制度改变了医疗服务的相对价格，从而消费者会更多地选择被补贴的服务，但这种价格补贴对农民医疗需求的影响程度尚不明朗，因而很难直接评价各种补偿模式的效果。孙东临（2009）利用山东临沂的农户调查数据，发现加入新型农村合作医疗对于减少大病支出的发生率作用不明显，新农合对减少大病支出和因病致贫的作用基本可以忽略。鲍震宇、赵元凤（2018）基于 2015 年中国健康与养老追踪调查数据，从基本医疗保险、多重医疗保障、不同给付水平以及保险减贫机理等对农村居民医疗保险的减贫效果进行系统考察。结果表明，新农合的门诊统筹保险不具有减贫作用。

现有文献在考察我国医疗卫生服务和贫困之间的关系时，都忽视了考察医疗卫生服务减贫效果会受到医疗卫生需求因素的影响，人口的规模、结构和素质会不同程度地影响医疗卫生服务需求，并通过需求的变化影响医疗卫生服务的减贫效果。忽略了老龄化、城镇化等人口特征因素对医疗卫生服务减贫的影响，自然会影响其研究结论。本书构建面板平滑转换模型（PSTR）考察老龄化和城镇化两大因素对政府医疗卫生支出减贫效应的影响，进而检验政府医疗卫生支出减贫效应的门槛特征及地区差异。

一、模型设定

面板平滑转换模型（PSTR）是用一个连续的转换函数替代面板门槛回归模型中离散的示性函数，是面板门槛回归模型的拓展。面板平滑转换模型不仅可以更好地处理异质面板数据，而且允许模型参数随转换变量的变化而做连续的、平滑的非线性转变，被广泛用于分析经济系统存在几个极端状态（或机制）。戈纳兹莱特等（Gonazlez et al.，2005）构建的面板平滑转换模型的基本原理如下：

$$y_{it} = \mu_i + \beta_0 x_{it} + \sum_{j=1}^{r} \beta_j x_{it} h_j(q_{it}^{(j)}; \gamma_j, c_j) + \varepsilon_{it} \tag{5.11}$$

转换函数 $h_j(q_{it}; \gamma, c)$ 的 Logistic 函数设定形式为

$$h_j(q_{it}; \gamma, c) = \left[1 + \exp\left(-\gamma \prod_{j=1}^{m}(q_{it} - c_j)\right)\right]^{-1} \tag{5.12}$$

其中，$\gamma > 0$，$c_1 < c_2 < \cdots \leqslant c_m$。

式 (5.12) 中，c 为门槛水平，决定转换发生的位置；γ 为平滑参数，决定转换的速度或调整的平滑度；m 代表转换函数 $h_j(q_{it}; \gamma, c)$ 含有的位置参数的个数，取值为 1 或者 2。

当 $m = 1$ 时，表示转换函数 $h_z(q_{it}; \gamma, c)$ 有一个位置参数：

$$h_1(q_{it}; \gamma, c) = \left[1 + \exp\left[-\gamma(q_{it} - c)\right]\right]^{-1} \tag{5.13}$$

$\lim\limits_{q_{it} \to -\infty} h_1(q_{it}; \gamma, c) = 0$，$\lim\limits_{q_{it} \to +\infty} h_1(q_{it}; \gamma, c) = 1$，转换函数 $h_1(q_{it}; \gamma, c) = 0$ 时或转换函数 $h_1(q_{it}; \gamma, c)$ 时，是该模型的两种极端状态；若 $0 < h_1(q_{it}; \gamma, c) < 1$ 时，代表在两种状态之间平滑转换。当 $m = 2$ 时，表明转换函数 $h_z(q_{it}; \gamma, c)$ 含有两个位置参数：

$$h_2(q_{it}; \gamma, c_1, c_2) = \left[1 + \exp\left[-\gamma(q_{it} - c_1)(q_{it} - c_2)\right]\right]^{-1} \tag{5.14}$$

$h_2(q_{it}; \gamma, c_1, c_2)$ 关于 $\dfrac{c_1 + c_2}{2}$ 对称，并在该点达到最小值，所对应的状态称为中间状态。若 $q_{it} = c$ 或者 $\gamma \to 0$，$h_1(q_{it}; \gamma, c) = 0.5$ 时，平滑转换模型退化为线性固定效应模型；若 $\gamma \to \infty$ 时，平滑转换模型退化为门限模型。因此，线性固定效应模型和门限模型都是平滑转换模型的特殊形式。

根据面板平滑转换模型（PSTR）的基本原理，构建如下模型来分析基本医疗卫生服务与贫困之间可能存在的非线性关系。

$$\begin{aligned}
\text{Pov}_{it} = {}& \mu_i + \beta_{00}\text{CPI}_{it} + \beta_{10}\text{CFD}_{it} + \beta_{20}\text{CEL}_{it} + \beta_{30}\text{CED}_{it} + (\beta_{01}\text{CPI}_{it} + \beta_{11}\text{CFD}_{it} \\
& + \beta_{21}\text{CEL}_{it} + \beta_{31}\text{CED}_{it}) h_z(\text{AGE}_{it}; \gamma, c) + \varepsilon_{it}
\end{aligned} \tag{5.15}$$

$$\begin{aligned}
\text{Pov}_{it} = {}& \mu_i + \beta_{00}\text{CPI}_{it} + \beta_{10}\text{CFD}_{it} + \beta_{20}\text{CEL}_{it} + \beta_{30}\text{CED}_{it} + (\beta_{01}\text{CPI}_{it} + \beta_{11}\text{CFD}_{it} \\
& + \beta_{21}\text{CEL}_{it} + \beta_{31}\text{CED}_{it}) h_z(\text{URB}_{it}; \gamma, c) + \varepsilon_{it}
\end{aligned} \tag{5.16}$$

其中，被解释变量为贫困水平 Pov_{it}，解释变量为基本医疗卫生服务水平 CPI_{it}，控制变量为金融发展水平 CFD_{it}、劳动力就业水平 CEL_{it}、居民受教育水平 CED_{it}。μ_i 为各地区间差异的非观测效应，ε_{it} 为随机扰动项，q_{it} 为转换变量。城镇化、老龄化作为转换变量，用来衡量城镇化和老龄化通过基本医疗卫生服务影响贫困率变化的非线性效应。$h_z(q_{it}; \gamma, c)$ 为关于 q_{it} 的连续有界 $0 \leqslant h_z(q_{it}; \gamma, c) \leqslant 1$ 的转换函数。

二、变量选取与数据来源

贫困发生率。衡量贫困程度的指标众多，贫困发生率是一种较普及且相对简单的测量贫困程度的指标。由于 2010 年之后，《农村贫困监测报告》对贫困发生率的统计口径进行了调整。考虑到统计数据的连贯性，本书借鉴徐爱燕、沈坤荣（2017）的方法，选用纯收入分组中最低 20% 人口的收入与当地平均收入的比值，来度量不同地区的贫困程度，数据源于《中国农村统计年鉴》。

医疗卫生服务水平。正如前文所述，政府提高基本医疗卫生服务水平能提升低收入群体医疗卫生服务的可及性，不仅有助于更好地促进经济增长，还能够使人们享受更好的医疗卫生服务，提高劳动者素质，促进劳动生产率的提高。基本医疗卫生服务水平的衡量方法与前文一致，即选择每千人医疗卫生人员数、每千人医疗卫生床位数、每百平方公里医疗机构数综合指数来衡量一个地区基本医疗卫生服务水平。

金融发展水平。选取金融发展水平作为控制变量，来分析金融发展水平对贫困发生率的影响。已有文献研究表明，金融发展水平的提高能有效促进国民收入增长，国民收入增长则带动了贫困人口流动性比率的增加，进而促进贫困人口收入份额的增加（崔艳娟、孙刚，2012）。因此，金融发展水平差异会影响区域贫困程度。金融发展水平用金融机构年末存贷款余额 ÷GDP 来衡量，该数据源于历年《中国金融年鉴》。

劳动力就业水平。就业是收入的基本来源，一个地区的就业状态是影响收入水平和贫困程度的重要因素。选取劳动力就业水平作为控制变量，来分析劳动力就业状况对贫困发生率的影响。劳动力就业水平用各省从业人员数占人口总数的比重来衡量，该数据源于各省历年统计年鉴。

居民受教育水平。教育无疑是影响贫困的一个重要因素。选取居民受教育水平作为控制变量，来分析居民受教育程度对贫困发生率的影响。居民受教育水平用人均受教育年限，即 6 岁及以上人口受教育年限的平均数来衡量，该数据源于各省历年统计年鉴。

老龄化程度。本书选取老龄化程度来衡量一个地区人口年龄结构对医疗卫生支出减贫效应的影响。人体的各项机能会随年龄的老化而衰退，各种老年性疾病、慢性病发病率增加，健康资本存量不断贬值；同时老年人具有就诊率高、住院时间长、短期愈合可能性小的特征，老龄化人口所耗费的医疗卫生费用较多。因此，一个地区的老龄化程度，自然会影响政府医疗卫生支出的效率。老龄化程度反映的是一个地区人口的时间（年龄）结构。本书选取老年抚养比指标（即 64 岁以上人口占工作人口的比重）来衡量老龄化程度，该数据源于各省历年统计年鉴。

城镇化水平。本书选取城镇化水平来衡量一个地区人口区域结构对基本医疗卫生服务减贫效应的影响。人口密度较高的地区，其政府提供公共服务具有规模经济效应。更高的人口密度可以使得医疗卫生服务能够更便捷地被人们获得，从而提升政府卫生支出效率（解垩，2008）。城镇化率是衡量一个地区人口空间密度的重要指标，该数据源于各省历年统计年鉴。

本书选取我国 30 个省（自治区、直辖市，以下简称"省"）为分析样本（由于西藏数据缺失严重，故将其剔除，台湾、香港、澳门不包括在分析范围之列），样本期间为 2003 ~ 2018 年。

三、实证结果分析

1. 模型的线性与非线性检验

根据计量经济学基本原理，在对面板平滑转换模型进行估计前，需要对研究样本数据先进行"线性检验"，检验样本数据是否存在体制转换效应。所以需要先对检验模型进行"线性检验"，确认该模型非线性部分的存在性，即对转换函数 $h_z(q_{it}; \gamma, c)$ 中的平滑参数 y，在 0 处进行一阶泰勒渐进展开，展开后的辅助回归式为：

$$Pov_{it} = \mu_i + \beta_0 X_{it} + \beta_1 X_{it} q_{it} + \varepsilon_{it} \tag{5.17}$$

这样，对模型（5.15）、模型（5.16）"线性检验"就等同于式（5.17）中的 $\beta_1 = 0$ 作为原假设进行假设检验。

需要构建 LM 检验统计量和 F 检验统计量，以验证结果的稳健性，LM 检验统计量表达为 $LM = \dfrac{TN(SSR_0 - SSR_1)}{SSR_0}$，F 检验统计量表达为 $LM_F = \dfrac{SSR_0 - SSR_1}{\dfrac{SSR_0}{TN - N - 1}}$。

其中，SSR_0 为线性假设条件下的面板残差平方和，而 SSR_1 则为模型（5.15）、模型（5.16）假设条件下的面板残差平方和。在线性假设下，LM 检验统计量遵循渐进 $\chi^2(1)$ 分布，F 检验统计量遵循渐进 $F(1, TN - N - 1)$ 分布，T 是样本时间段，N 是异质性样本的个数。根据相关原理，如果"线性检验"拒绝原假设，还要进一步进行"剩余非线性效应"检验（$H_0: r = 1; H_1: r = 2$），验证是否存在转换函数。模型（5.15）、模型（5.16）中存在由两个转换变量决定的两个转换函数 $h_1(q_{it}; \gamma_1, c_1)$、$h_2(q_{it}; \gamma_2, c_2)$，类似于"线性检验"，通过采用转换函数 $h_2(q_{it}; \gamma_2, c_2)$ 在 $\gamma_2 = 0$ 处的一阶泰勒渐进展开构造辅助回归式、LM 检验统计量和 F 检验统计量，从而进行"剩余非线性检验"。如果再次拒绝原假设，则继续进行"剩余非线性效应检验"（$H_0: r = 2$；$H_1: r = 3$）。检验直到不能拒绝（$H_0: r = R$）为止，此时 $r = R$ 为 PSTR 模型转换函数的最优个数。

在"线性检验"过程中，分别采用 LM 与 LMF 检验统计量对假设检验（$H_0: r = 0$；$H_1: r = 1$）进行检验，结果如表 5－5 所示（"线性检验"栏）。结果发现 LM 和 LMF 检验统计量显著拒绝了两者为线性关系的假设，这充分说明基本医疗卫生服务与贫困率之间存在显著的非线性关系。

在"线性检验"的基础上，为探究基本医疗卫生服务与贫困率之间的非线性关系，进一步进行"剩余非线性检验"。分别采用 LM 与 LMF 检验统计量对假设检验（$H_0: r = 1$；$H_1: r = 2$）进行检验，以确保检验结果的稳健性，结果如表 5－5 所示（"剩余非线性检验"栏）。根据 LM 和 LMF 检验统计量的统计值和相应的 P 值，进一步证实模型（5.15）、模型（5.16）的设定是有效的。

表 5－5　　　　　　　　　线性检验与剩余非线性检验

模型	转换变量	线性检验（$H_0: r = 0$；$H_1: r = 1$）		剩余非线性检验（$H_0: r = 1$；$H_1: r = 2$）	
		LM	LM_F	LM	LM_F
(5.16)	AGE	12.351 (0.001)	7.642 (0.055)	2.087 (0.143)	1.587 (0.116)
(5.17)	URB	25.587 (0.103)	13.436 (0.001)	3.480 (0.224)	1.073 (0.322)

注：括号内为 LM、LM_F 统计量的 P 值。

2. 模型的估计结果和解释

在 PSTR 模型（5.15）、模型（5.16）中，贫困发生率对基本医疗卫生服务的弹性表示为 $e_{it} = \beta_{00} + \beta_{01} h_z(q_{it}; \gamma, c)$。由式（5.14）可知 $0 < h_z(q_{it}; \gamma, c) < 1$，所以贫困对基本医疗卫生服务的弹性 e_{it} 是 β_{00} 和 β_{01} 的加权平均值。若 β_{00} 为正（负），表示基本医疗卫生服务对贫困的影响随着转换变量的增加而增强（减弱）。若 $\beta_{00} + \beta_{01} > 0$，则认为基本医疗卫生服务对贫困以促进效应为主；$\beta_{00} + \beta_{01} < 0$，则认为基本医疗卫生服务对贫困以抑制效应为主。通过 MATLAB 7.10

软件对模型（5.15）、模型（5.16）进行估计，结果见表5-6。

表5-6 面板平滑转换模型的估计结果

参数	转换变量 AGE			转换变量 URB		
	参数估计值	标准差	t 统计量	参数估计值	标准差	t 统计量
β_{00}	-0.202	0.018	-6.873 ***	-0.107	0.013	-3.362 ***
β_{10}	-0.131	0.004	4.409 ***	-0.168	0.017	1.803 **
β_{20}	-0.283	0.013	-2.611 **	-0.235	0.012	-1.446 *
β_{30}	-0.138	0.021	3.764 ***	-0.204	0.005	3.982 ***
β_{01}	0.124	0.012	1.845 **	-0.126	0.008	2.918 ***
β_{11}	-0.109	0.007	-0.620	0.073	0.013	-0.628
β_{21}	-0.235	0.017	-0.734	-0.148	0.007	-1.135 *
β_{31}	-0.197	0.006	1.573 **	0.061	0.011	1.258 *
γ	3.903			8.992		
c	-1.015			-0.234		

注：*** 、** 和 * 分别表示1%、5%和10%水平上显著。

根据估计结果（见表5-6），基本医疗卫生服务对贫困的影响受城镇化水平和老龄化程度的制约。随着两个转换变量城镇化水平和老龄化程度的变化，基本医疗卫生服务减贫效果也相应发生变化。

（1）基本医疗卫生服务减贫效应的门槛特征。

①老龄化程度对基本医疗卫生服务减贫效应的门槛特征。

以老龄化程度作为转换变量时，基本医疗卫生服务的回归系数都在5%水平上显著。$\beta_{00} < 0$，$\beta_{01} > 0$，$\beta_{00} + \beta_{01} < 0$，$c = -1.015$。说明我国基本医疗卫生服务与贫困之间表现为负相关关系，基本医疗卫生服务水平的提高会明显减缓贫困的发生，即基本医疗卫生服务具有减贫效应。比较基本医疗卫生服务水平、金融发展水平、就业水平及居民受教育程度对贫困的影响系数（分别为 -0.202、-0.131，-0.283，-0.138），可以发现基本医疗卫生服务的减贫效应仅低于就业，比金融发展水平和居民受教育程度都高。进一步分析非线性部分参数估计值，可以看出基本医疗卫生服务的减贫效应受到老龄化程度的影响。随着老龄化程度的加剧，基本医疗卫生服务对贫困的影响相应发生变化。当老龄化程度为 0.096（$e^{-1.015} = 0.096$）时，$\beta_{00} + \beta_{01} = -0.202 + 0.124 = -0.078 < 0$，即基本医

疗卫生服务对贫困的影响变小了。也就是说，老龄化程度超过 0.096 这个门槛值，基本医疗卫生服务减贫效应被弱化了（弹性系数从原来的 0.202 变成 0.078）。老年人具有就诊率高、住院时间长、短期治愈可能性小等特征，因此所耗费的医疗卫生费用要高于普通群体。一个地区的老龄化程度越高，医疗卫生资源被少数人挤占现象就越严重，享受政府提供基本医疗卫生服务的群体就越少，从而抑制了基本医疗卫生服务减贫扶贫的效果，该结论与高梦滔、顾昕（2007）的研究结论相一致。同时，$\gamma = 3.903$ 表明模型转换的速度缓慢，说明转换函数随着老龄化的不断提升呈现平稳渐进变化的趋势。

②城镇化水平对基本医疗卫生服务减贫效应的门槛特征。

以城镇化水平作为转换变量时，基本医疗卫生服务的回归系数都在 1% 水平上显著。$\beta_{00} < 0$，$\beta_{01} < 0$，$\beta_{00} + \beta_{01} < 0$，$c = -0.234$。$\beta_{00} = -0.113 < 0$，说明我国基本医疗卫生服务与贫困之间也表现为负相关关系，基本医疗卫生服务水平的提升对贫困有抑制效应。但基本医疗卫生服务对贫困的抑制效应随着城镇化水平的变化而变化。当城镇化水平达到 0.583（$e^{-0.234} = 0.583$）时，$\beta_{00} + \beta_{01} = -0.107 + (-0.126) = -0.233 < 0$，即基本医疗卫生服务对贫困的弹性系数从原来的 0.107 提高至 0.233，也就是说，基本医疗卫生服务对贫困的抑制效应显著加强。从估计出来的参数值，可以发现城镇化水平和老龄化对基本医疗卫生服务减贫效应的影响存在明显不同。随着城镇化的推进、人口密度的增加，民众对基本医疗卫生资源的可及性和获得性明显提高，从而使基本医疗卫生服务的效率大大提升，其减贫效应也随之提高。另外，$\gamma = 8.992$，表明模型在不同体制之间转换的速度非常快，趋近于简单的两体制 PTR 模型。

（2）基本医疗卫生服务减贫效应的地区差异分析。

我国地域辽阔，不同省份老龄化程度和城镇化水平差异较大，从而造成基本医疗卫生服务减贫效应存在明显的地区差异。在所有样本观测值中，老龄化程度越过门槛值（0.0965）的有 135 个，跨越门槛的样本占总样本数的 31%。2018年大部分省份老龄化程度都越过门槛，江西、贵州、广西等已临近槛值，只有西藏、青海、宁夏、新疆、海南、广东等省份离门槛值还有较大差距。这表明，对于我国大部分省份而言，基本医疗卫生服务的减贫效应没有充分发挥出来，其受到老龄化程度的抑制。即使这些省份不断增加政府的医疗卫生支出，但基本医疗卫生服务的减贫效应被老龄化程度的提高而抵消。在所有样本观测值中，城镇化水平越过门槛值（0.583）的有 208 个，跨越门槛的样本占总样本数的 48%。2018 年，安徽、江西、河南、湖南、广西、贵州、云南、青海、新疆、西藏等省份城镇化水平都未达到门槛。这表明，对于这些中西部省份而言，基本医疗卫生服务的减贫效应还有较大的提升空间，通过稳步推进城镇化进程和逐步提高基本医疗卫生服务水平，基本医疗卫生服务的减贫效应将会被进一步释放。

四、研究结论

本部分运用面板平滑转换模型考察了基本医疗卫生服务减贫效应的门槛特征及地区差异，得到以下基本结论：其一，政府基本医疗卫生服务与贫困存在非线性关系，即基本医疗卫生服务对贫困的影响受制于老龄化程度和城镇化水平，老龄化程度和城镇化水平决定了基本医疗卫生服务减贫效应的强弱。其二，老龄化程度和城镇化水平对基本医疗卫生服务减贫效应的影响方式和影响程度存在差异，若老龄化程度越过门槛值0.096，基本医疗卫生服务对贫困的影响系数从0.202变为0.078；若城镇化水平越过门槛值0.583，基本医疗卫生服务对贫困的影响系数从0.107变为0.233。也就是说，老龄化程度的提高将抑制基本医疗卫生服务的减贫效应，而城镇化水平的提高则强化基本医疗卫生服务的减贫效应。其三，基本医疗卫生服务减贫效应存在显著的地区差异。除青海、宁夏、新疆、海南、广东等省份外，大部分省份老龄化程度都越过或临近门槛值，基本医疗卫生服务的减贫效应随着老龄化程度的提高而逐步弱化；安徽、江西、河南、湖南等城镇化水平较低的中西部省份，随着城镇化水平不断提高，这种减贫效应将不断强化。

总体而言，基本医疗卫生服务具有显著的减贫效应，但其减贫效应受制于老龄化程度和城镇化水平，老龄化程度越高，减贫效应越弱，城镇化水平越高，则减贫效应越强。该研究结论具有重要的政策启示意义。首先，从中央层面，要进一步提高基本医疗卫生服务水平，保障居民享有基本公共卫生与医疗服务，最大限度满足人们日益增长的医疗卫生服务的需求。特别要确保贫困人口和低收入人群获得最基本、最有效的医疗卫生服务，关注医疗卫生服务的可及性、可获得性，尽可能地使贫困人口和低收入群体从医疗卫生服务中受益，充分发挥基本医疗卫生服务的减贫效应；其次，从地方层面，省级政府在提升基本医疗卫生服务水平的同时，应当结合本地区老龄化程度和城镇化水平的实际情况，注重调整基本医疗卫生支出水平和支出结构。对于老龄化程度较高的省份，在满足老龄群体医疗卫生需求的同时，要避免老龄化人口对医疗卫生资源的挤占现象。应该更大幅度地提高医疗卫生支出水平，确保医疗卫生支出的增长幅度明显高于老龄化人口增长速度。对于城镇化水平较低的省份而言，基本医疗卫生服务的减贫效应还有较大的提升空间，应大力推进城镇化进程，提高人口密度，发挥医疗卫生服务的规模经济效应。

第四节　财政支农减贫的结构效应及门槛特征

中国共产党高度重视解决贫困问题，为根除贫困做出不懈的努力，实现7亿多贫困人口摆脱绝对贫困，创造了人类减贫史上的奇迹，成功走出一条中国特色扶贫开发道路。正如阿马蒂亚·森对我国减贫成就的评价，中国为全球减贫做出的贡献在世界上的地位是独一无二的。财政支农是我国扶贫和减贫最重要的手段之一。财政支农是指国民财政预算支出中用于拨付农事生产或与农业生产紧密相关的资金支出。财政支农的主要目的是降低农民的生产成本，提高农业生产力，从而提高农民收入。显然，财政支农不只为减少贫困的发生而存在，但财政支农具有减缓贫困现象发生的功能，财政支出通过提供惠及全民的公共产品或公共服务，从而减弱经济发展中的不平等程度。

一、财政支农的减贫效应

我国财政支农政策诸多，可以从不同角度对财政支农进行划分和归类。基于研究目的，笔者将财政支农划分为三大类，即社会性支出、生产性支出和扶贫项目支出。这三类财政支出对农业、农村和农民的影响方式与影响程度明显不同，因此它们对贫困的传导机理存在差异。

社会性支农由农村教育支出、农村医疗卫生支出、农村社会救助支出等组成。其中，政府的农村教育事业费和教育基建支出是农村教育支出的主要部分，农村医疗卫生支出也即政府对农村的医疗卫生事业费支出，农村社会救助支出特别指政府支付农村的救济费用，主要用于支援农村孤儿、残疾人、"三无"老人和家庭收入难以维持当地最低生活水平的贫困户。政府教育支出通过减少居民对教育的投入产生直接减贫效应，而且增强受教育者摆脱贫困的能力，从而产生具有长效性的间接减贫效应。政府医疗卫生支出的增加，意味着医疗服务水平得到提升，医疗卫生服务覆盖面扩大，居民可获得的医疗保障得以完善，不仅确保低收入群体享受医疗卫生福利，减少医疗支出，而且有益于提升国民的生理和心理健康，能够提升居民获得更多收入及摆脱贫困的能力，从而有效地避免低收入群体"因病致贫"和"因病返贫"。农村社会救济、城镇居民最低生活保障、自然灾害救助等是针对特殊群体进行的转移性补助，能使符合救济条件的群体直接提高收入水平，有利于其摆脱贫困状况。因此，政府在教育、文化、医疗卫生、社会救助等方面的社会性支出不仅会直接增进居民的收入水平，而且会影响居民个人行为，促使居民特别是低收入群体获取某些能力和机会，从而避免贫困发生。当然，社会性支农可能会造成资源扭曲效应，降低贫困人群的工作积极性，从而恶化其收入水平。

生产性支农包含支农支出、农业基础建设支出和农业科技支出。支农支出是政府预算用于农村发展农林水事物生产及生产补贴，农业基础建设支出是政府预算用于农村公路、农用水利灌溉等基础建设和农综研发费，农业科技支出是政府预算用于支付农业科技研究费等。生产性支农支出能够直接促进农业部门增长。农林水事生产及生产补贴对减少农村贫困发生的作用体现在两个方面：一方面，农林水事生产及生产补贴能够降低农村居民的生产成本，确保贫困居民能够参与生产，进而脱贫；另一方面，政府农林水事生产及生产补贴使农村居民获得更优质生产资料，促进农业生产效率的提高和农业生产总值的增加，解放农村生产力，从而提高农村居民摆脱贫困的能力和缓解农村贫困程度。农业基础建设和农业科技支出在提高农业生产率的同时，能够增进对劳动力的需求，从而提高居民收入和减少贫困。政府对农村公共服务、公共设施等公共方面的投资，既拉动了农村经济增长，又缩短了地区差异、缓解了贫困现状。政府对农田水利灌溉、农业研发、农村教育、农村医疗卫生和基础设施等方面的支出显然推动了农业产出增长，有利于农村减贫政策的进一步落实。

扶贫项目支出包含众多特定项目，主要构成有国家以工代赈资金、中央扶贫发展资金、中央财政预算扶贫贷款、中央专项退耕还林还草工程补贴和林场贫困补助等。中央这些扶贫项目支出指向性明确，就是对特定贫困群体进行帮扶，使他们脱贫致富。各省市也根据自身实际设立扶贫专项，同样具有扶贫减贫功能。与中央财政相比，省级扶贫项目支出具有信息优势，能够为贫困人口提供更有针对性的公共服务。

社会性支出、生产性支出和扶贫项目支出可以通过促进经济增长和改善不平等状况进行双向发力减少贫困的发生。财政支农具有明显的规模效应，我国财政支农效果不佳的主要原因在于财政支出的力度不够。社会性支出、生产性支出和扶贫项目支出只有达到一定规模，财政资金的规模效应才有可能得以发挥，才能有效地提高低收入群体摆脱贫困的能力和缓解贫困的程度。收入群体获得微弱的社会性财政扶持补助不会改变他们的贫困状态，基础建设、科技、金融等生产性扶持力度太小也不足以提高他们的生产率，从而改变他们的落后局面。有文献研究表明，财政支农支出对于促进农村居民消费表现出明显的门槛特征，当城乡收入差距跨越特定门槛值时，财政支农支出对农村居民消费的促进作用下降。因此，财政支出对贫困的影响也可能存在门槛效应，即随着各类财政支出的不断提高，他们对贫困的影响程度会发生变化。

政府财政支农政策对农村减贫、扶贫的效果，很大程度上取决于财政支农的制度设计和执行效率。政府干预并不一定导致福利的帕累托改进或帕累托最优的实现。财政支农政策能否实现资源最优配置，不仅取决于目标制定时是否准确地将农民对公共产品的消费需求集合为"社会"需求。显然，不同类型的财政支农支出减贫效果存在差异。随着不同类型的财政支农支出的不断增加，其对贫困的影响是否发生变化？财政支农支出减贫效果是否存在"拐点"？现有文献在考察财政支农支出减贫效应时，大多都忽略了财政支农的门槛特征。借助 2007~2017 年省级面板数据，构建面板平滑转换模型，揭示财政支农支出与农村贫困之间的内在联系，探寻财政支农支出的结构效应与门槛特征，为进一步调整和改善我国财政支农政策提供理论依据。

二、财政支农减贫的实证检验

1. 模型选取

选用面板平滑转换模型分析财政支农与农村贫困的内在关系，构建模型如下：

$$\text{Pov}_{it} = \mu_i + \beta_{00}\text{SFE}_{it} + \beta_{10}\text{CFD}_{it} + \beta_{20}\text{CEL}_{it} + \beta_{30}\text{CED} + (\beta_{01}\text{SFE}_{it} + \beta_{11}\text{CFD}_{it} + \beta_{21}\text{CEL}_{it} + \beta_{31}\text{CED}_{it})\,h(\text{SFE}_{it};\ \gamma,\ c) + \varepsilon_{it} \quad (5.18)$$

$$\text{Pov}_{it} = \mu_i + \beta_{00}\text{PFE}_{it} + \beta_{10}\text{CFD}_{it} + \beta_{20}\text{CEL}_{it} + \beta_{30}\text{CED} + (\beta_{01}\text{SFE}_{it} + \beta_{11}\text{CFD}_{it} + \beta_{21}\text{CEL}_{it} + \beta_{31}\text{CED}_{it})\,h(\text{PFE}_{it};\ \gamma,\ c) + \varepsilon_{it} \quad (5.19)$$

$$\text{Pov}_{it} = \mu_i + \beta_{00}\text{SAP}_{it} + \beta_{10}\text{CFD}_{it} + \beta_{20}\text{CEL}_{it} + \beta_{30}\text{CED} + (\beta_{01}\text{SFE}_{it} + \beta_{11}\text{CFD}_{it} + \beta_{21}\text{CEL}_{it} + \beta_{31}\text{CED}_{it})\,h(\text{SAP}_{it};\ \gamma,\ c) + \varepsilon_{it} \quad (5.20)$$

其中，被解释变量为农村贫困程度 Pov_{it}，解释变量分别为社会性支农支出水平（SFE_{it}）、生产性支农支出水平（PFE_{it}）和专项扶贫支出水平（SAP_{it}）三种财政支农类型，控制变量分别为农村金融发展水平（CFD_{it}）、农村劳动力就业水平（CEL_{it}）、农村居民受教育水平（CED_{it}）。地区间差异的非观测效应以 μ_i 表示，随即干扰项以 ε_{it} 表示干扰，转换变量以 q_{it} 表示，$h_z(q_{it};\ \gamma,\ c)$ 作为 q_{it} 在 $0 \leqslant h_z(q_{it};\ \gamma,\ c) \leqslant 1$ 范围内的转换函数。

2. 变量说明与数据来源

农村贫困程度（POV）。众多文献选取贫困发生率来衡量一个地区的贫困状况。由于 2010 年之后，《农村贫困监测报告》对贫困发生率的统计口径进行了调整，考虑到统计数据的连贯性，本书借鉴徐爱燕、沈坤荣（2017）的方法，选用纯收入分组中最低20%人口的收入与当地平均收入的比值，来度量不同地区的贫困程度，数据源于《中国农村统计年鉴》。

社会性支农支出水平（SFE）。用农村教育、农村医疗卫生、农村社会救助三项支出之和与财政支出的比值来衡量社会性支农支出水平。各省农村教育支出、农村医疗卫生支出、农村社会救助支出分别来自《中国教育经费统计年鉴》《中国卫生统计年鉴》《中国民政统计年鉴》，各省财政总支出数据源于各省历年的统计年鉴。

生产性支农支出水平（PFE）。用支农支出、农业基础建设支出和农业科技支出之和与财政支出的比值来衡量生产性支农支出水平。上述数据源于《中国农村统计年鉴》《中国财政年鉴》及各省历年的统计年鉴。

扶贫项目支出水平（SAP）。财政预算扶贫支出的主要构成有扶贫专项贷款支出、扶贫发展支出、以工代赈支出、退耕还林还草补贴、林场贫困补助等，上述各项支出之和与财政支出的比值用以衡量扶贫项目支出水平，数据源于《中国农村贫困监测报告》《中国财政年鉴》及各省历年统计年鉴。

农村金融发展水平（CFD）。选取农村金融发展水平作为控制变量，来分析金融发展水平对农村减贫效应的影响。农村金融发展水平以各省农村投资资金中农户和非农户投资项目资金之和与农业产值增加量的比值来衡量，数据源于《中国金融年鉴》《中国固定资产投资统计年鉴》及各省历年统计年鉴。

农村劳动力就业状态（CEL）。选取农村劳动力就业水平作为控制变量，来分析劳动力就业状况对农村减贫效应的影响。农村劳动力就业水平用全国各省乡村从业人员与总乡村人口的数量比值来表示，数据来自《中国农村统计年鉴》及各省历年的统计年鉴。

农村居民受教育水平（CED）。选取农村居民受教育水平作为控制变量，来分析居民受教育程度对农村减贫效应的影响。农村居民受教育水平用农村家庭劳动力文盲、半文盲人数与总农村家庭劳动力的比值来衡量，该数据来自各省历年统计年鉴。该变量用"1与文盲率之差"表示，文盲率等于不识字或者识字很少的农村居民家庭劳动力总量的比重，数据源于相关年份的《中国农村住户调查年鉴》。

本书选取中国30个省（自治区、直辖市，以下简称"省"）为分析样本（由于西藏自治区的统计数据严重缺失，故该地予以剔除；考虑到台湾、香港、澳门的特殊性，不列入分析），样本期间为2007~2017年。为了剔除价格因素对相关变量可能产生的影响，本书以2007年作为基期，用各省居民消费价格指数（CPI）对相关变量进行平减处理（见表5-7）。

表 5 − 7　　　　　　　　　　　　**变量的选取及描述性统计**

变量名称	平均值	标准差	最小值	最大值
农村贫困程度（POV）	0.132	0.306	0.011	0.625
社会性支农支出水平（SFE）	0.108	0.264	0.010	0.331
生产性支农支出水平（PFE）	0.086	0.165	0.005	0.194
扶贫项目支出水平（SAP）	0.078	0.158	0.004	0.167
农村金融发展水平（CFD）	0.192	0.254	0.136	0.583
农村劳动力就业状态（CEL）	0.610	0.201	0.217	0.741
农村居民受教育水平（CED）	0.872	0.295	0.761	0.952

3. 实证结果分析

（1）模型的线性与非线性检验。

根据面板平滑转换模型的构建原理，判断模型转换效应是否存在，需要在模型估计前对样本数据进行"线性检验"。线性检验结果如表 5 − 8 所示。LM 和 LM_F 检验统计量显著拒绝了两者为线性关系的假设，这表明财政支农支出与贫困程度之间存在显著的非线性关系。

基于线性检验，接着进行"剩余非线性检验"。对于假设检验（$H_0 : r = 1$；$H_1 : r = 2$），运用 LM 与 LM_F 检验统计量进行检验，保证检验结果具有稳健性。三个模型分别在 0.01，0.05 和 0.1 的显著性水平上拒绝原假设，表明面板数据具有明显的截面异质性，社会性支农支出、生产性支农支出和扶贫项目支出与农村贫困程度之间均存在显著的非线性关系，由此验证了采用面板平滑转换模型估计的合理性。

表 5 − 8　　　　　　　　　　　　**线性检验与剩余非线性检验**

模型	转换变量	线性检验（$H_0 : r = 0$；$H_1 : r = 1$）		剩余非线性检验（$H_0 : r = 1$；$H_1 : r = 2$）	
		LM	LM_F	LM	LM_F
(5.18)	SFE	7.863 (0.115)	10.341 (0.036)	4.112 (0.097)	6.081 (0.208)
(5.19)	PFE	5.104 (0.107)	3.560 (0.125)	2.217 (0.137)	2.162 (0.235)
(5.20)	SAP	4.665 (0.084)	2.802 (0.153)	4.114 (0.126)	1.896 (0.045)

注：括号内为 LM、LM_F 统计量的 P 值。

（2）模型的估计结果和解释。

在模型中，农村贫困程度对财政支农支出的弹性表示为 $e_{it} = \beta_{00} + \beta_{01}h_z(q_{it};$ $\gamma,\ c)$。$0 < h_z(q_{it};\ \gamma,\ c) < 1$，所以农村贫困程度对不同类型财政支农支出的弹性 e_{it} 是 β_{00} 和 β_{01} 的加权平均值。若 $\beta_{00} + \beta_{01} > 0$，表明该类财政支农支出对农村贫困程度具有促进效应，$\beta_{00} + \beta_{01} < 0$，则表明该类财政支农支出对农村贫困程度具有抑制效应。通过 MATLAB 7.10 软件对式（5.18）至式（5.20）进行估计，结果见表 5 - 9。

表 5 - 9　　　　　　　面板平滑转换模型的估计结果

	系数	（1）式	（2）式	（3）式
线性部分参数估计	β_{00}	- 0. 167 ***	- 0. 126 **	- 0. 079 *
	β_{01}	- 0. 093 *	- 0. 093 *	- 0. 093 *
	β_{20}	- 0. 220 ***	- 0. 220 ***	- 0. 220 ***
	β_{30}	- 0. 121 **	- 0. 121 **	- 0. 121 **
位置参数	c	- 2. 154	- 2. 333	- 2. 674
斜率系数	γ	16. 763	2. 091	39. 874
非线性部分参数估计	β_{01}	- 0. 046 **	0. 033 *	- 0. 103 ***
	β_{11}	0. 153	0. 153	0. 153
	β_{21}	- 0. 103 *	- 0. 103 *	- 0. 103 *
	β_{31}	- 0. 205 **	- 0. 205 ***	- 0. 205 **

注：*** 、** 和 * 分别表示在1% 、5% 和10% 水平上显著。

①财政支农对贫困影响的结构效应。

从表 5 - 9 中，可以发现不同类型的财政支农其减贫效果明显不同，存在结构效应。从（1）式的估计结果看，社会性支农对贫困的影响线性部分估计结果为 - 0.167，且在1% 水平上显著，非线性部分估计结果为 - 0.046，在5% 水平上显著；生产性支农对贫困的影响线性部分估计结果为 - 0.126，且在5% 水平上显著，非线性部分估计结果为 0.033，在10% 水平上显著；专项扶贫支出对贫困的影响线性部分估计结果为 - 0.079，且在1% 水平上显著，非线性部分估计结果为 - 0.103，在1% 水平上显著。

总体而言，三种类型的财政支农对贫困都有抑制作用，但程度上存在差异，社会性支农支出的减贫效果最明显，而生产性支农支出的减贫效果则最不理想。

该研究结论与秦建军、武拉平（2011）和李盛基（2014）的研究结论基本一致。按照逻辑推论，农林水利、农业基础建设、农业科技等生产性支农支出，不仅降低农业和农村的生产成本，而且提升农业生产效率，从而提高农村居民摆脱贫困的能力，其对缓解农村贫困应该是最有效的。但从实际的运行看，其减贫效果却不太理想。究其原因，可能是因为这些生产性财政支农支出没有使低收入群体受益，或者说，政府提供的农林水利、农业基础建设、农业科技等公共资源可能只是使部分积极开展生产性活动的农民受益，没有有效地覆盖全体农民，特别是那些无能力开展生产活动的农民，可能没有从政府持续增加的生产性财政支出中得到直接的利益。社会性支农支出减贫效果最明显，表明贫困群体或低收入群体能够享受到政府在教育、医疗和社会救助等领域提供的公共服务，有效地增进贫困群体或低收入群体的收入水平，或者促使贫困群体或低收入群体获取某些能力和机会，从而摆脱贫困。因此，低收入阶层收入帮扶的"抚恤和社会福利救济费用"和"社会保障补助支出"可以使更多的人脱贫或者避免致贫。

②财政支农对贫困影响的门槛特征。

面板平滑转换模型是面板门槛回归模型的进一步拓展，是用一个连续的转换函数替代面板门槛回归模型中离散的示性函数，能实现参数根据转换变量的变化做连续的、平滑的非线性转变。从设定的模型可知，农村贫困程度对财政支农支出的弹性表示为 $e_{it} = \beta_{00} + \beta_{01}h_z(q_{it}; \gamma, c)$。从社会性支农对贫困影响的方式来看［即式（5.18）的估计结果］，$\beta_{01} < 0$，$\beta_{00} < 0$，$\beta_{00} + \beta_{01} = -0.213 < 0$，$c = -2.154$。当社会性支农支出超过这个门槛值时（$e^{-2.154} = 0.116$），社会性支农支出减贫效应强化了（弹性系数从原来的 0.167 变成 0.213）。式（5.18）估计的参数 $\gamma = 16.763$，表明模型转换函数转换的速度较快。从生产性支农对贫困影响的方式来看，$\beta_{00} < 0$，$\beta_{01} > 0$，$\beta_{00} + \beta_{01} = -0.093 < 0$，$c = -2.333$。表明社会性支农支出与贫困程度之间总体表现为负相关关系，非线性部分参数估计值 $\beta_{01} > 0$，可以看出生产性支农的减贫效应具有门槛特征，随着生产性支农支出逐步提高，生产性支农支出对贫困发生率的影响相应发生变化。当生产性支农支出水平为 0.097（$e^{-2.333} = 0.097$）时，生产性支农支出对贫困发生率的影响变小了。也就是说，生产性支农支出超过这个门槛值，生产性支农减贫效应被弱化了（弹性系数从原来的 0.126 变成 0.093）。式（5.19）估计的参数 $\gamma = 2.091$，表明模型转换函数转换的速度比较慢，呈现平滑渐进的变化趋势。从专项扶贫支出对贫困影响的方式来看，$\beta_{00} < 0$，$\beta_{01} < 0$，$\beta_{00} + \beta_{01} = -0.182 < 0$，$c = -2.674$。当专项扶贫支出超过这个门槛值时（$e^{-2.674} = 0.069$），专项扶贫支出减贫效应也被强化了（弹性系数从原来的 0.079 变成 0.182）。式（5.19）估计的参数 $\gamma =$

39.874，表明模型转换函数转换的速度非常快。从不同类型财政支农减贫的门槛特征来看，随着财政支农支出结构的调整，财政支农减贫效应在不断变化。

根据上文估计结果，本书进一步分析不同类型财政支农对贫困影响的地区差异。根据统计数据并结合不同类型财政支出对贫困影响的门槛值，将各省财政支农支出状态进行分类（见表5-10）。表5-10显示，安徽、云南、江西、广东、青海、贵州等省份社会性支农支出超过了0.116门槛值，而浙江、天津、江苏、湖北、湖南、山东等省份社会性支农支出与这个门槛值还有一定的距离；河南、山东、安徽、黑龙江等生产性支农支出则超过了0.097门槛值，而广东、浙江、天津、福建、青海等大部分省份未达到这个门槛值；甘肃、新疆、青海、贵州等中西部省份扶贫项目支出越过了0.069这个门槛值，部分西部和东部发达省份均未达到这个门槛值。安徽、云南、江西、青海、贵州、甘肃、新疆等中西部省份农村贫困人口较多，符合救助条件的人员众多，农村社会救助支出及扶贫项目支出较多，由此造成社会性支农支出和扶贫项目支出往往居高不下。经济发达的广东、天津等省份贫困人口比例少，农村社会救助支出较少，但从其财政支出结构看，农村教育支出、农村医疗卫生支出增幅较大。河南、山东、安徽、黑龙江等农业较为发达的省份，农业基础建设支出、农业科技支出等生产性支出较多。

表5-10　　　　　　　　　不同类型财政支出对贫困影响的地区差异

门槛值及区间	省份
SFE≥0.116	安徽、云南、江西、广东、青海、贵州、山西、广西、福建、甘肃、新疆、陕西
SFE<0.116	浙江、天津、江苏、湖北、湖南、山东、四川、辽宁、重庆、黑龙江、河南、河北、吉林、内蒙古、海南、宁夏、北京、上海
PFE≥0.097	河南、山东、安徽、黑龙江、云南、吉林
PFE<0.097	广东、浙江、天津、福建、青海、江苏、湖北、山西、辽宁、重庆、河北、内蒙古、海南、宁夏、北京、上海、新疆、陕西、江西、四川、贵州、湖南、广西、甘肃
SAP≥0.069	甘肃、新疆、青海、贵州、宁夏、安徽、云南、江西、山西、广西、陕西
SAP<0.069	北京、上海、浙江、天津、江苏、广东、福建、湖北、湖南、山东、四川、辽宁、重庆、黑龙江、河南、河北、吉林、内蒙古、海南

根据财政支农支出状态分类，从财政减贫、扶贫效果视角，有相当部分省份财政支农支出结构存在优化空间。浙江、天津、江苏、湖北等社会性支农支出和扶贫项目支出未达到门槛值的省份，应该进一步提高教育、医疗、社会救助、专

项扶贫支出占财政总支出的比重，充分发挥社会性支农支出和扶贫项目支出的减贫效应。河南、山东、黑龙江等生产性支农比重越过门槛值的省份，应调整支农支出结构，在持续加大生产性支农支出的同时，更应该注重教育、医疗、社会救助等领域的财政支出，争取社会性支出占财政总支出的比重稳步提升。安徽、云南、江西、青海、贵州、甘肃、新疆等经济相对落后的省份，应在财政支农支出中持续提高社会性支农支出和扶贫项目的比重，确保贫困群体获得稳定的财政扶持，同时加大农业基础建设支出、农业科技支出等生产性支出，帮助贫困群体提升生产能力。

三、研究结论与政策启示

本章运用面板平滑转换模型和省级面板数据研究了财政支农减贫的结构效应和门槛特征，得到如下基本结论：第一，社会性支农支出、生产性支农支出、扶贫项目支出与农村贫困程度的非线性关系都是存在的，但影响程度明显不同。社会性支农支出对贫困的影响最显著，而生产性支农支出对贫困的影响最不明显。第二，社会性支农支出、生产性支农支出、扶贫项目支出对贫困的影响存在门槛特征。其中，生产性支农支出达到门槛值水平时，其对贫困的影响明显减弱，而社会性支农支出和扶贫项目支出达到门槛值水平时，对贫困的影响则显著增强。大部分省份财政支农支出结构存在优化空间，不同省份财政支农支出结构优化的路径有差异。

上述研究结论对我国政府规划财政支农、优化财政支出结构，更好发挥财政支农的减贫效果具有一定的参考价值。首先，应持续加大财政支农支出规模。政府财政支出是促进公共资源分配更加高效、公平，进而惠及贫困群体的重要手段之一。为了实现持续的农村减贫效果，需要扩大财政支农支出规模，使财政支农支出既能通过经济增长实现间接减贫，又能通过扶贫救助实现直接减贫。虽然在经济发展不同阶段，贫困形成的原因存在差异，减贫、扶贫的手段应当相应调整，但财政支农依然是减贫、扶贫最重要的手段。中央和地方政府应当持续加大财政支农力度，尤其是加大对贫困地区的转移支付。其次，调整财政支农支出结构。从实证结果来看，财政支农减贫效应明显，但存在结构差异和门槛特征。因此，政府在持续增加财政支农支出总量的同时，更应该注重调整财政支农支出结构。大幅度提高农村教育支出、农村医疗支出等社会性支农支出。当前，我国的反贫困已进入重要的战略转折期，要注重以推进教育、医疗卫生等基本公共服务均等化为重点，全面解决包括相对贫困，能力贫困及机会贫困在内的发展型贫困。健全适合城市和农村具体情况的社会保障制度及面向特殊贫困者的财政救助体系，保障贫困群体养老、医疗、教育、就业等基本需求。再次，创新财政扶贫制度。中央政府应当强化转移支付对地方政府的激励和约束作用，针对地方政府支出结构变化规律和各类转移支付在激励及约束作用上的特殊性，通过优化转移支付结构和资金分配方法来强化对地方政府的激励和约束。完善农村土地、户籍等相关制度，使财政支农政策与农业政策、土地政策、信贷政策、投资政策、区域发展政策形成合力，发挥政策体系在农村减贫方面的整体作用。最后，制定因地制宜的财政政策。财政支农支出的减贫效果存在省际差异，各省在安排财政支农支出时不应简单地参考以往经验，应结合自身实际情况，及时调整财政支农支出结构。财政支农支出的减贫效果很大程度上取决于财政支农支出结构，合理的支农支出结构能显著提升其减贫效果。

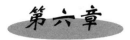

第六章

基本医疗卫生服务均等化的经验借鉴

本章对美国、日本、英国、德国等发达国家，以及俄罗斯、印度、巴西等金砖国家的基本医疗卫生服务制度及均等化实践进行研究，提炼出国际社会中发达国家及发展中国家实现基本医疗卫生服务均等化的一般规律；再结合我国国内安徽省、福建三明、陕西神木等地推进基本医疗卫生服务均等化的理论政策和实践现状，总结出海内外典型地区探索基本医疗卫生服务均等化的经验。

第一节　国外基本医疗卫生服务均等化实践

一、发达国家基本医疗卫生服务均等化实践

1. 美国

美国实行以市场为主的卫生保健制度，其制度的理论基础源于哈耶克自由主义经济理论。美国的医疗卫生服务以营利为目标、商业保险为主体、联邦政府和州政府资助的公立医疗保险为辅助，遵循自由竞争的市场规则。政府在医疗服务和药物支付方面直接承担的责任有限，通常只负责制定法律法规、监管和医疗基本保障。失业者、低收入者、残疾人，以及 65 岁以上老龄人口和 18 岁以下儿童可以享受到公立医疗保险项目和医疗救助。支付体系由联邦政府、雇主和个人联合构成。美国所有医疗服务都由医生和医疗机构两大主体供给。根据职能的划分，医生分为家庭医生和专科医生；根据性质的划分，医疗机构可分为公立医疗

机构和私立医疗机构；根据设立目标的差异，医疗机构又可以分为营利性医疗机构和非营利性医疗机构。政府在医疗卫生领域发挥着主导作用，但仅仅体现在医疗卫生资金的投入和医疗服务的政策引导两个方面。2019年，在美国的医疗卫生部门中，雇用了约11%的美国工人，相关支出约占政府支出的24%。其中，医疗保险是非工资补偿的最大组成部分，占比为26%，医疗保健也是消费者最主要的支出之一。在美国医疗服务体系中，医疗服务的供给内容包括初级诊疗服务、综合医院服务、长期保健服务和精神保健服务四大类。其中，初级诊疗服务表现为基层医疗服务机构的全科医生处理日常生活中基本的常见病、多发病，而综合医院服务则提供包括临床诊疗在内的更高质量的专业化医疗服务。

首先，市场的功能在美国医疗服务体系的筹资和生产上发挥重要作用。政府在市场发挥作用的过程中扮演着重要角色，能够在市场的创新竞争中通过其自身的权威性和政策的科学性为其保驾护航。企业或个人通过购买医疗保险来获得基本公共医疗服务，保险公司针对特殊人群制定个性化的服务内容是美国基本公共医疗服务制度中的一大特色。购买者可以根据自身需要自由挑选医疗保险的项目，这能够充分满足民众在健康方面的异质性需求。由于市场的充分竞争性，各医疗机构通常会控制运营成本、节约医疗卫生资源、提高生产组织效率、优化医疗供给服务。

其次，供给模式与管理模式逐步完善规范。医生和医疗机构通过市场的作用机制，向公众提供医疗卫生服务，公众则通过自己购买的医疗保险支付医疗服务费用。政府在医疗服务领域中发挥的作用主要是维护市场秩序，促进市场作用的发挥。在美国，公众享受到某项医疗服务需经过如下流程：第一，在政府或医疗保险公司中购买医疗保险。美国政府针对医疗保险提出"医疗服务"和"公费医疗补助制"专项计划，只有政府议员、富人阶层等指定人群能够享受此类完全由政府斥资的项目，对普通民众特别是贫困人群而言，这些优质服务项目是不可及的，他们享受医疗卫生服务则要自费购买医疗保险公司的保险产品。第二，在医生或医疗机构中享受医疗服务。普通公众在保险公司购买保险后，保险公司将会分发特定的私人保险卡和指定就诊的医生名单，患者再根据保险单形成个人医疗就诊档案，而后通过指定医生的初步诊断来确定是否进行下一步的诊疗。如果患者所患疾病为一般性常见疾症，医生会根据患者的具体状况自行诊疗，开具药品处方，帮助患者恢复；如果患者所患为疑难杂症或危及生命的重大疾病，医生会将患者送入相关医疗机构进行全方位的诊疗。第三，患者利用购买的医疗保险支付医疗费用。患者就诊结束后，保险公司会进一步确认患者的病情、治疗方式等相关情况，确保无误后直接向患者就诊的医疗机构支付患者在患病期间所产生的医疗费用。美国日常医疗服务事务则由美国联邦社保局、公共卫生局所共同组成的公共医疗服务中心统一负责，各州政府保健医疗机构参与医疗保障体系的日常运行和分级管理。同时，为了保障特殊人群的基本医疗卫生需要，美国针对性地出台了一系列保障项目，例如针对印第安人和其他部分少数民族提供的免费医疗服务。这项保障制度具有明显的群体针对性和群体倾向性，其所产生的经费独立于政府其他的医疗服务支出，不属于一般性的医疗保障服务项目。

再次，医疗保险市场充分竞争。私营医疗保险在医疗保险市场中扮演着重要角色，私营医疗保险计划产生了美国每年约50%的医疗服务费用。商业医疗保险计划是美国私营医疗保险的主要表现形式，其凭借着品种数量众多、供给形式多样、涉及内容宽广等优势在美国医疗保险市场中占据重要地位。在医疗保险市场中，政府通过各项税收优惠、财政补贴等形式来壮大医疗保险市场的运营，发挥着至关重要的作用。美国医疗保险主要划分成三个层次。第一个层次是工薪阶层和中产阶级购买的私人健康保险服务，参加者可以根据自身情况来选择不同的、符合自身需求的医疗服务，这也是美国当前主流的医疗保险系统。第二个层次是美国的公共医疗保险体系。这一体系源于美国政府的五项权利法案，由政府向指定的特殊人群统一提供医疗卫生服务。其主要内容包括老年人、贫困失业者、伤残人士的医疗资助，军人及退伍军人的医疗保障，政府领导部门公务人员的医疗保健，印第安人医疗服务计划等。第三个层次是为贫困人群、失业人群或无能力购买保险人群设计的医疗服务保障（救助）系统。这一系统由州及地方政府卫生机构负责，发挥着公共医疗保障和救助作用。加入系统后，贫困患者在需要时可以到公共医院、教学医院、公共诊所、社区卫生中心的急诊室的"第一窗"享受免费的医疗卫生服务。

最后，医疗融资渠道多元化。按照购买主体之间的不同，美国的医疗融资渠道大致可分为三类：第一类是以美国政府为主的公共融资渠道。公共融资渠道主要满足公共医疗卫生服务保险体系和医疗服务保障（救助）系统的融资需要，其资金主要源于政府的一般税和工资税。联邦健康融资管理局统一负责资金的征收和管理，并代表政府直接向医生或医疗机构支付医疗费用，公共医疗保险体系和医疗服务保障（救助）系统受众对象都能在这一过程中获益。第二类是以州和地方政府为主的公共筹资渠道。美国政府和州联邦医疗援助机构合作，聚集联邦、州一般税收以及雇主和雇员的工资税收，为穷人和残疾人购买疫苗接种和提供社区服务等医疗服务，以及实行部分公共卫生计划，为国营职工或托管医疗机构向私营医疗保险公司缴纳保险费。第三类是以雇主为主体的私人筹资渠道。在美国，不论是政府还是企业，都会为他们的雇员购买私营健康保险公司或管理保健组织提供的保险项目，提高雇员日后享受医疗诊断及保险服务的便利性。

2. 日本

日本医疗保障制度在长期的改革过程中不断完善，并逐步建立了一套医疗质量好、服务水平高、保障体制健全的医疗保障体系。2019 年，世界卫生组织在《世界健康报告》中，选用了"医疗水平和医疗供给方式""公众接受医疗服务的难度""医药费负担公平性"和"医疗保险覆盖程度"等综合性评测指标，对各国的医疗服务保障体系进行综合评测，日本在所有亚洲国家中名列首位，被冠以"医疗服务品质好""医疗负担程度公平""医疗保险覆盖程度广"和"国民平均寿命高"等示范标签。日本的医疗卫生体系主要包括全民社会医疗保险、医疗卫生资源的适老安排和三级医疗圈。该体系兼顾公平和效率，总体上满足了全民对基础医疗卫生服务的需求，而这都得益于日本的医疗卫生政策改革。日本医疗卫生政策改革经过漫长的时间，从多个方面同时入手，逐步完善了日本的医疗卫生制度和服务体系。

首先，推进医疗卫生保险和法制建设。1922 年，日本成为亚洲首个引入西方社会保险机制的国家，并在同年通过了《健康保险法案纲要》，很大程度上保障了工业化和产业化工人群体的基本健康权利。1938 年，日本又通过并完善了《国民健康保险法》，进一步保障了城市居民的健康权利。1945 年，第二次世界大战战败后，日本在美国的安排下进入经济重建时期，为了加快推进城市化发展，日本政府通过各项政策措施推动农村人口向城镇化转移。虽然这一举措有效提高了城市化水平也促进了社会经济的发展，但进一步拉大了城乡之间的收入差距，大量的人口流入也使城市的医疗保障体系出现诸多问题，加大了政府的财政压力。为了应对这一问题，日本政府开放了原本只面向大企业职员和公务员的社会养老保险制度，将短期内新增的大量中小企业劳动者和农民纳入社会养老保险的覆盖范围，使他们可以享受到基本的医疗卫生服务。在这一过程中，日本逐渐形成了覆盖全民的基本公共医疗卫生服务体系。目前，日本的医疗卫生体系由保健系统和医疗系统两大部分构成，保健系统的运作主体主要是保健所和保健中心。日本保健方面的法律覆盖范围较广，涉及层次较深，总体来讲较为完善，主要包括健康促进、老人保健、母子保健、营养改善、预防接种、医疗药物以及墓地选用、逝后埋葬等领域。在健康保险方面，日本的健康保险模式呈现出政府管理和社团管理相结合的特点。政府管理模式的服务对象主要是中小企业和日工劳动者，而社团管理模式主要针对大企业职员（含职工家属）。对于没有职工保险的一般国民，则根据"国民健康保险"制度，由市町村政府统一负责他们的医疗健康保险事务。几经修改的《国民年金法》基本实现了年金覆盖日本全体国民，使农民和未就业保险者都能享受到健康保险和年金的福利。为了减轻国民患病诊疗的经济负担，同时也为了保障低收入人群和病患高风险人群的基本健康权利，日本的保费缴纳金额并非由病患风险和医疗手段决定，而是参考个人的综合收入，按照一定比例缴费。总体而言，日本医疗的保险制度覆盖面广，涉及程度深，充分体现了其良好的社会性、人本性和公平性。

其次，实现医疗服务供给基础阶段、中间环节和终端后续的全程监管。日本社区卫生工作主要围绕老年人和妇幼的保健领域展开，在日本医疗保险服务中，以老年人医疗保险、妇幼儿童医疗保险和退职者医疗保险最为常见。日本医疗保险体系的管理由社会保险厅及其下设机构统一负责，地方政府的权利仅限于健康保险的运营。日本居民也可以根据自身工作和收入水平选择不同的社会医疗保险，而且因为这些保险的保障内容大体相近，对应的医疗服务水平也不会有明显的差别，居民不会因为购买了不同的保险而在医疗资源的利用和服务上受到不公平对待，这使得国民在医疗保障上的权利基本上是平等的。日本的《儿童福利法》和《母子健康法》涵盖了保健指导、健康诊察等医疗服务内容，并根据婚育期、围产期妇女，新生儿、学龄前儿童的特点和不同的医疗服务需求，明确服务重点，提供分类、分阶段的医疗援助指导。这两部法律还提出保健计划，力图完成全体民众基本健康教育、健康诊察等工作。目前，日本国民享受医疗卫生服务的便利性较高，只要持有医疗保险卡，他们就可以在任何时候，到全国100多万家医院、诊所中的任何一家就诊。医疗保险的费用也由个人、企业和国家共同承担。其中，个人支付的比例较小，费率大约为工资收入的8%；国家机关和企业工作人员直接从每月的工资中扣除一部分充当医疗保险费用；分散状态的农民和私营企业员工，按月定期自行向当地社会保险部门缴纳费用；失业者和丧偶者的健康保险费主要源于失业保险金和遗属年金。由于保险类型不同，保险基金筹集原则、缴费的方式差异较大。日本的医疗保险资金主要源于被保人及其单位缴纳的保险费和国家的财政补贴。在缴纳形式上，企业员工和国家公务员等有工作单位和有工资收入者的保险费从工资中扣除；参加国民健康保险的农民和自营业者等没有工资收入的人群，自行到政府管理部门缴纳保险费。不同群体根据自身的特点，选择合适的医疗支付方式，可以保证医疗经费的有效供应。由于公共卫生服务的投入资金不断扩大，政府的财政赤字压力不断增大，使日本政府的资金筹措由政府完全主导模式向政府与社会合作的模式转变。这种合作模式不仅要通过公共财政政策来实现，也需要中央与地方政府之间的分工合作，以及地方政府之间的协调配合。另外，更重要的是政府要通过金融政策，与企业和社会团体形成多方面、全方位的合作体系，从而保障全民可以更好地享有基本卫生公共服务。

再次，强化医疗协会的作用。医疗质量监督测评委员会在日本医疗卫生体系中享有极高的地位，其下属的院内药物管委会等会定期听取患者就医诊疗时的反馈及社会各界有关人士的意见，及时有效地解决医疗服务中的相关问题。政府和健康医保互助会主办的一系列医疗保障项目共同组成了日本的医疗保障机制，这两类医疗保障机制合作默契又有明确的分工。健康医保互助会主要针对大型企业，而剩下的中小型企业主要由政府进行扶助。医疗保险包括雇员健康保险（Employees Health Insurance，EHI）和国民健康保险（National Health Insurance，NHI）。国民健康保险一般向农民、失业者和自由职业者等无稳定收入的群体提供健康保险。其针对无就业能力、无收入来源的特殊群体提供免费的医疗服务，并免除他们的医保费用；针对农村贫困人群及自由职业者，则采取医保费减半缴纳的援助措施。雇员健康保险的服务对象是有工作的在职人群，如政府公务人员、企业就职工人等。

最后，促进医疗资源协同供给。在早期，日本卫生部门就推行了双向转诊制度，该制度建立在层级明确、协同分工的三级医疗圈的基础上，通过政府部门的合理前瞻规划，协调医疗机构间的合作与分工，从根本上缓解了日本医疗卫生资源配置不均衡的问题，切实增强了基层卫生服务能力，极大地满足了居民的医疗卫生服务需要。该制度规定了各个医疗卫生机构必须根据患者的患病情况和特定需要，客观衡量自身的技术专长，为患者提供最好的医疗服务。如果患者需求和医疗卫生机构本身的专长不匹配，则该机构需要帮助患者找到可以更好满足他们需求的医疗机构。当某个医疗卫生机构遇到一些疑难杂症而无力医治时，也可以通过网络和电话进行预约，将患者转移到特定的功能医院和区域的医疗保障医院，进行进一步的治疗。为了进一步满足老年人群的医养服务需求，养老康复机构和医疗机构要充分考虑社会中医疗诊治需求与养老康复需求并存的特点，并实现两者之间转诊和医疗配套养疗服务。这一制度有效促进了医疗卫生机构之间的转诊治疗合作，充分发挥了各个医疗卫生机构的专科强项服务能力。

日本的医疗卫生制度改革取得了世界瞩目的成就，但也存在一些弊端。因为改革大大加重了政府的财政负担，日本政府也因此提高了医疗费用中的个人支付比例，虽然这一做法可以很好地缓解政府财政压力，也可以控制医疗费用的上涨，促进医疗质量的提高，但增加了居民的医疗压力。目前，在所有发达国家中，日本已经成为医疗费用占 GDP 比例最低，而个人医疗费用负担比例最高的国家。而且，日本的经济长期位于低迷状态，失业率高居不下，社会老龄化严重，新一代国民社会幸福感低下，使得日本"全民皆保"制度面临重重困境。

3. 英国

凭借着全球首创的全民免费医疗保障体制，英国的医疗服务体系被世界卫生组织认为是世界最好的医疗服务体系之一，同时也是欧洲最大的公费医疗机构。英国的全民免费医疗保障体制是基于"公平"的理念设计的，其所提供的医疗卫生公共服务也充分体现了"公平"原则。在这一制度下，英国的全体公民可以享受免费或价廉的医疗卫生服务，甚至不需要购买医疗保险就可以很好地享受多种质优的医疗服务。英国的医疗卫生服务体系将公平性和全面性作为医疗服务的总体目标，强调政府在医疗服务的重要作用和自由经济带来的平等机会，医疗卫生资源由政府全面规划配置，国家卫生服务系统集成了医疗卫生服务、医疗保障和服务监督的功能。

1572 年，伊丽莎白女王签署了一系列法案，将普通税作为济贫基金，真正将社会保障纳入政府的责任范围内。1576 年，为了促进就业，政府规定有劳动能力的穷人要到"教养院"劳动，随后又设立了"济贫院"，用以收容无劳动能力和生活不能自理的穷人，以满足贫困群体和弱势群体的基本生活和医疗需要。1601 年，英国政府颁布的《济贫法》，规定了政府在贫困和失业方面的救助责任，为现代社会保障制度的建立和完善奠定了基础。17 世纪末 18 世纪初，英国确立了私人医疗保险和工人医疗互助制度，并建立了相关的民间组织，如"友谊协会""工人俱乐部"以及"共济会"等。这不仅成功降低了各种疾病暴发的风险，有效应对了疟疾带来的挑战，也在英国医疗保障制度历史上发挥了极其重要的作用。至 19 世纪末 20 世纪初，大量技术娴熟的工人人群组成了"友协会""共济会"等非营利组织，地方性自愿医疗保险机构逐步发挥作用，帮助产业工人解决了实际生活中的许多困难。医疗保障也因此逐渐受到英国政府的重视。1911 年，英国正式颁布《全民强制医疗保险法》。在该法案中，政府承诺国家对其公民的医疗保健负责，并规定为因疾病或分娩而无法工作的人提供现金补贴和医疗服务。自此，政府和私人自愿的健康保险逐渐被医疗保障所取代，公众的健康保障也开始受到政府的关注。

1946 年，英国通过普税筹资等方式，创建了国民医疗卫生服务体制（National Health Service，NHS），这也是全球第一个惠及全民的医疗保障举措。在英国的国民医疗卫生服务体制中，国家通过发挥财政调节作用和医疗机构国有化的方式，向全体公民免费提供医疗保障服务。在英国，服务对象均按需获得全方位、多方面的免费医疗服务，医疗服务的供给不因服务对象的收入多寡、阶层差异和社会地位的高低而有所区别。医疗资金由政府统一进行征收、管理，由各地区的卫生部门根据其地区的情况进行预算、报批，最后再由中央下达至地方，然后将医疗资金分配到地方医疗机构和全科医师。在英国的医疗卫生服务体系中，其卫生管理网络体系大约分为三级。初级主要表现为社区卫生保健机构负责的辖区居民医疗保健服务，包括疾病的预防和常见小病的治疗，守护公众疾病的第一道关隘；二级是行政区属的全科诊所，全科诊所对急诊病情、复杂疾病和危及生命的大病给予专业的诊疗服务，并且为行政区居民提供私人医疗保健医生诊疗等专业服务；三级是具有一定规模、较强专业能力的综合性全科医院，其主要负责病患的诊后恢复、专业护理和后续保健等服务。

1979 年，撒切尔夫人首次在英国发起"新医改"运动，其目的是推进医疗保障的中央地方预算制向市场机制转型，在医疗服务的供给中引入市场竞争的力量，破除政府在医疗卫生服务中的统揽全能型的供给机制，促进公共服务供给者进行良性、公平、高效竞争，实现医疗服务提供者与购买者分离，构建政府购买医疗服务机制。英国政府于 2010 年出台《公平与卓越：解放国家医疗服务系统》白皮书，对国内长达 60 余年的免费医疗服务体制进行优化改革，以建立医疗服务更全、医疗保障范围更广的国家医疗服务系统。综合来看，英国新医改呈现如下特点。

首先，政府由包干型向服务型转变，引入高效的市场竞争机制。政府在由包干型向服务型转变的过程中，中央政府权力不断下放，医疗资金的统一管理权力由中央转向地方分散。为了更好引入高效的市场竞争机制，英国将医疗卫生资源交由市场进行高效配置，并撤销了所有的初级医疗机构，规定公立和私立医院面向一切公众开放。同时加强医疗卫生服务的供给主体多元化建设，促进医疗服务供需分离；建设医生就诊评价措施，倒逼医生提高医疗服务水平，切实解决医生和患者之间的医患矛盾；根据区域差异和医疗资源分布特征，推动地区间的医疗卫生均衡协调发展。此外，英国还着力于促进私立非营利医院的发展。因为，私立非营利医院所特有的无配给约束、运营透明、民众参与度广、社会资金来源多元等特征，不仅可以促进有为政府和有效市场的医疗卫生事业协调共进，还可以减少市场机制中医疗交易的隐形成本，避免医疗卫生服务供给者的道德风险问题和寻租困境，为社会公益性医疗保障事业保驾护航，提高社会公众对于医疗卫生服务的满意程度和信赖指数。

其次，优化医疗保障体制，加强医保基金监管。英国十分重视医疗保障资金的筹集、积累和可持续性使用。英国 NHS 体系覆盖面极广，从病种预防到诊后康复，无论大病小病，均有多样化可选择的医疗保健服务，并且群众有权免费享受。此外，英国十分重视病种预防和诊后保健，每年用于病种预防和诊后保健的部分不低于医疗保障资金总额的25%。而且该领域内的医疗保险服务形式各异，能够很好地满足不同人群的异质化需求。在英国，公众在公立医院就诊所产生的医疗服务费用，由医保基金会全面支付；而在私立医院就诊所产生的医疗服务费用，将由个人或者私营医保公司支付。医疗保障资金的可持续性使用建设保障了患者在诊治过程中对病情诊疗的知情权和自由选择就诊医师的权利。从诊前到诊后，患者的医疗卫生服务由其自身选择的就诊医生全权负责，如若患者对其提供的服务不满意，则有权更换就诊医生。而后，医保基金会综合考察社区居民的年龄状况、病史情况和综合性发病率的测算来设定人头费，并将此费用付给负责社区内医疗保健的全科医师。授权的全科医师职业收入与医保基金的人头费用支出相关联，在人头费用中也包含了患者的转诊费用。因此，患者的转诊率会影响全科医生的职业收入，两者呈反比关系。所以，可以通过转诊率倒逼全科医生提高医疗服务的质量，实现医疗保健服务的有效供给。

最后，优化医疗体制，推进患者选择多元化。英国十分重视国内的就诊信息反馈，患者在诊疗过程中具有较大的主动空间。在就诊期间，患者可以及时反馈医生的行为、自身的服务感受等信息，而后医疗机构和卫生部门根据患者的反馈情况采取下一步的措施。就诊反馈制度的建立有利于进一步完善对医疗机构和主治医生的监督，提高他们的工作效率和服务水平。英国法律明文规定，全体英国公民对中央政府出资并负责管理的医疗卫生服务有基本的享用权利，而且公民们享受到的医疗卫生服务是公平的。在英国的医疗服务体系中，医院服务具有极其重要的地位。按照功能和服务范围的不同，英国的医院可以分为专科性医院和综合性医院，两者提供的医疗服务相近，主要都是接收遭受意外事故的紧急患者和社区内要求转诊的患病公众。同时，全科医师服务也是英国医疗服务体系中的重要组成部分，他们负责满足本辖区内的公众医疗保健需求，扮演着"社区健康守门员"的角色。全科医师负责社区内传染病防控、一般性疾病诊疗、紧急安全事故的急救等工作，他们会根据社区内居民的健康状况，进行初步的诊断，再根据自身的医疗设备条件来确定是否需要帮助患者转诊。而地方政府提供的社区卫生服务主要是针对服务性群体的公共卫生服务，也包括一些针对个人的医疗服务。英国还实行了严格的医药分离制度，从根本上缓解了过度医疗的问题，有效减轻了国家财政和居民的医疗费用负担。

然而，英国的国家卫生保健体系也存在着两个明显的弊端：一方面，国家的免费医疗福利，造成了医疗资源的过度使用和严重浪费，这大大增加了国家用于医疗保健的财政支出，政府不得不提高税收来应对赤字危机，这又引发普通百姓的不满情绪。另一方面，过于严格的分级保健制度限制了医疗系统效率的提高，非急诊患者就医需要提前预约，并经历较长的等待时间，可能导致患者的病情恶化，错过最佳的治疗时期。因此，英国国家卫生保健体系引入内部市场竞争机制，通过税收减免和低额税费交纳等优惠政策鼓励民营医院的发展，从公立医院转诊到民营医院的病人所产生的医疗费用由政府 NHS 基金支付。这一措施既满足了国民的基本医疗和保障需求，又分流了患病人群，减轻了公立医院的诊疗压力，缩短了患者的预约和就诊等待时间，同时也进一步减缓了卫生服务的财政支出增长速度。由此，英国公立医院通过两个阶段被逐步改造为国家卫生保健体系信托医院和基金信托医院。

4. 德国

德国统一后，充分借鉴资本主义经济和社会福利体制的优点，发展出一套特色鲜明的医疗卫生服务制度。在这一制度下，形成了福利性强、优质医疗卫生服务覆盖面广，由"国家、社会、个人合理分担"费用的医疗体系。私人或者民营医院是德国医疗卫生服务机构的常见形式，但更为专业的医疗服务通常只有各地的公立医院、各类公益性医院，以及一些专门化的护理机构和康复机构能够提供，这些医疗机构由医院联盟（协会）、法定保险机构联盟、医生联盟等组织承担监督和管理的职责。诊所设立、设备安排、技术水平等医疗资源的配置必须按照政府的规划严格执行，以更好地解决城乡之间、地区之间医疗卫生资源的均衡布局问题。

一般医疗卫生服务体系和以传染病监控为主的公共卫生体系共同构成了德国的医疗卫生服务体制。在德国，一般医疗服务体系具体表现为三大类型：首先是医院。具体分为公立医院、私立的营利和非营利医院，其共同的职责为接纳患者的就诊和住院治疗。公立医院的管理及投资由政府和高校全权负责；私立营利医院的基建及设备投资由政府斥资，日常运营管理则由股东和私立医保公司负责；私立非营利医院由教会、医疗协会及社会慈善机构负责。其次是开业全科医师。政府在综合考察区域地理、人口特征、产业现状和政策实施情况的基础上，对具有资质标准的开业诊所进行区域规划布局。在开业诊所就职的全科医生主要负责患者的健康检查、病情咨询和日常保健等服务工作，并根据患者的自身情况建立患者的个人就诊档案。最后是护理及康复。针对老年人、伤残者和特殊人群的日常保健护理是德国的一般医疗服务体系中的重要组成部分，日常保健护理有效地保障了社会弱势群体的身体健康。而康复则主要针对患者在医疗机构就诊、治疗后的身体康复。由政府卫生行政部门主管的公共卫生服务体系是德国医疗卫生体系的重中之重。公共卫生服务体系由联邦、州和县级三级政府共同投入财政资金，三者按照比例进行分担。日常公共卫生的建立及处理由联邦政府完成，当传染性疾病出现并危及公众生命健康时，由卫生监管机构上报，而后出台应急措施和防控方案。

德国是全球第一个充分考虑了医疗卫生服务对象所覆盖人群的性别、年龄、既往病史和支付能力等因素，在综合衡量个人医疗服务的基本需求后不断完善社会医疗保险制度的国家。德国的医疗卫生制度体系规定了所有人必须参加社会保险，以便享受社会医疗保险带来的医疗卫生服务。在德国，居民患病以后所享受的医疗待遇水平也基本一致，并不会因为其所购买的医疗保险的机构、费率及实缴保额的不同存在明显差异。部分人群因未购买私人保险而无力承担的巨额医疗费用，最终由政府的社会局支付。该体系的优势在于灵活的付费制度，患者可以通过疾病基金向医疗服务提供者间接付费，而不是按照传统模式向医疗服务提供者（医院或门诊）直接付费。具体而言，该制度由疾病基金负责向被保险人收取保费，然后通过协商、谈判等形式控制合同价格，并确定向医师协会购买的相应医疗服务的薪酬总额来满足与被保险人之间确定了的医疗保障内容，最后由地区医师协会根据相关的医疗卫生服务标准向医师支付薪酬，从而构建起"被保险人—医师协会—医师"的间接付费模式。新医改多管齐下，推动了医疗体制的改革与发展。

首先，构建具有充分公平性和可及性的医保体系。1883 年，德国《医疗保险法》——全球首创的政府医疗保障制度法案登上历史舞台。由此，德国开始了国家健康保险制度（National Health Insurance）或社会健康保险制度（Social Health Insurance，SHI）的全民覆盖建设。在《医疗保险法》中，详细阐述了医保体制的核心是社会医保，对社会医保的组织结构、建立原则、服务内容和涉及人群也有明确的规定。较为完善的法制化医保体制建设，让德国的医疗卫生服务质量和医保水平在世界国际舞台上被视为范例。国内均衡分布的医疗卫生服务体系，不论从地理上还是人文社会中，都能够让德国国民享受均等的、高质量的医疗卫生服务。同时，德国的医疗卫生制度注重区域间医疗卫生服务费用的合理性和质同性。相同质量的医疗服务在不同区域对应的价格相同，患者就诊时可以不必考虑区域间的医疗水平差异和经济负担差异，使患者可以更加方便地就医。在德国，同样重视社会失业人群、低收入人群、老年人群等弱势群体的生命健康权利和患病就医权利，这些弱势群体可以享受国家医疗政策的特殊照顾和医保基金的再分配福利。不论富裕地区还是穷困地区，发病率高的地区还是发病率低的地区，社会精英还是弱势群体，医保基金均会保障他们的基本健康权利，并适当向贫困地区、弱势群体还有发病率高的地区倾斜。

其次，加强政府机构与社会组织的合作。德国政府在本国的医疗体制中发挥着主导作用，其表现形式大致分为以下几类：根据国内医疗卫生事业发展现状和外部环境挑战来研究并制定本国医疗卫生事业的建设走向和发展规划；建立健全国内医疗卫生服务领域的法制化建设，并加强立法监管；为本国的医疗卫生基础设施提供财政和资金支持；在公共卫生服务领域，加强病情的预防和传染病的防控；为社会弱势群体的医疗服务进行一定程度的经济负担分解。而德国的社会组织也为医疗卫生事业建设做出重大贡献，其代表着所建组织的集团利益和社会公众的健康权益，并且在医疗卫生服务行业中扮演着供给者、建设者和监管者的角色。德国政府与本土的社会组织协作方式多样，并同时发力于德国的医疗体制建设。政府完善自身的服务、明确自身的职责，减少对国内医疗卫生事业发展的行政干预，给予社会组织充足的活动空间，提高了社会组织的工作效率。社会组织在参与医疗卫生事业建设的同时，也对医保基金进行监管，以克服医保基金流失、滥用的不良现象。相应地引导患者进行科学的医疗卫生诊疗，避免因为信息不对称而造成医患关系紧张、患者利益受损等问题，同时减少医疗资源的浪费。在医疗卫生的重大决策中，政府与社会组织会进行协商，以更好地保障全民的健康权利。在民主平等的法制建设下，对于医疗卫生体制建设，德国的联邦政府、州政府与社会组织共同享有决策的表决权和建议权。而在德国的医疗卫生服务供给中，法制化的供给模式建设也将医疗卫生服务领域的供给分为几个板块。初级、二级流动医疗卫生保健服务主要由内科医师、牙医、药剂师等个体经营的营利性机构负责提供；三级医院医疗卫生服务主要由医院负责提供。目前，德国政府对医疗卫生的投入不断加大，"以税养医"的政策在医疗体制中有效实行，医保的法治化建设不断完善优化，《医保竞争法》《用药经济法》等法律的出台让德国医保得到强力的政策保障。

最后，推进控制医药费用的"法治化建设"。德国在医药费用控制方面制定了较为健全的制度。医药费用的控制对象包括药品的供给方和药品的需求方。在药品的需求方，控制药费的举措包括根据患者的医保基础健全患者的报销医药目录；制定患者医药费用的"支付天花板"；加强、规范进口医药的使用和处方药的代替使用等。在药品的供给方，控制药费的举措包括制定医生的收费上限；落实药品的价格折扣；完善定价参考体系等。2004年，德国出台了《社会医疗保险现代化法》，提出要加强对医保公司第三方支付的监管，并通过药品的供给方和需求方的联动，缓解医患信息不对称问题，从而有效控制、降低药品的价格费。一方面完善药物替代使用机制，鼓励需求方使用常见药和一般药，抑制对进口药和高价药的需求；另一方面通过政策优惠和产业扶持，要求供给方主动降低药品价格。在德国，医生的药品处方权和药店的药品售卖权是分离的，医生开的诊疗处方由患者自行选择药店购买，这很大程度上杜绝了医生从药店索取回扣的不良现象。而且主治医生在进行高价药品的开方时，必须要有第二名相关专业的权威医生签名同意，这也避免了医疗资源的浪费，消除了患者不必要的经济负担。

德国政府完善国家医疗卫生服务制度的主要手段包括：持续扩大社会医疗保险的覆盖面，抑制医疗费用的上涨，采取价格谈判的药品采购制度，加大公众择医自由度，完善医疗机构的补偿机制以及强化卫生行政监管体系的落实。德国的医疗保障体系通过建立社会共同筹资的渠道和风险转移的保险机制，构建起公平、可及的国民医疗卫生服务体系，并不断进行改革调整，以期实现一种促进跨部门式的一体化护理体系。

二、其他金砖国家基本医疗卫生服务均等化实践

1. 俄罗斯

俄罗斯现行医疗体系的思想宗旨和实践经验主要源于苏联时期的医疗保障体系建设，其目标是"全民免费"。苏联时期，国家采用预算制承担了所有的医疗费用，而个人在享受医疗卫生服务过程中不需要支付任何的费用。但全民福利却造成了严重依赖机构和医技从业人员的数量增加，造成了严重的冗员冗费现象，反而制约了医疗技术和医疗卫生服务质量的提高，同时给政府带来巨大的财政压力。苏联解体后，复杂的社会形势和严峻的经济形势进一步加剧了国家的财政负担。原有的医疗体制也无法适应当下的市场化经济体制，苏联的免费医疗模式弊端逐渐凸显，医患矛盾愈演愈烈，民众的服务信赖度和健康满意度不升反降，医疗体制的改革迫在眉睫。在这种大背景下，俄罗斯政府继承了苏联的医疗系统，并在此基础上对旧有的部分医疗服务制度进行了大刀阔斧的改革，逐渐形成了免费的法定强制医疗保险和自费的私人医疗保险相结合的医疗保障制度。1992年，《俄罗斯联邦居民医疗保险法》（以下简称《医疗保险法》）的颁布标志着新医改拉开序幕，俄罗斯开始在医疗基金筹资、保险制度完善、服务质量优化、项目覆盖范围、体制监督管理和人员专业提升等方面进行全方位的改革，改变了医疗费用支付的预算拨款制，俄罗斯的医疗保险制度不断完善。联邦和地方各州政府，

积极扶持各类医保机构，并根据各区域内的医疗综合情况，重新制订医疗保险计划，进一步明确医疗服务的供给范围、供给条件和医疗保险缴费标准。全体俄罗斯公民都参加医疗保险，医疗保险费用由国家、被雇单位和雇员按照标准比例共同承担。俄罗斯医疗卫生政策也向失业、无收入者等社会特殊群体倾斜，他们的医疗保险费用被纳入国家的财政预算之中，由政府统一支付，很大程度上降低了弱势群体在医疗保险方面的经济负担。在医疗保健领域，中央政府将医疗卫生决策的垄断控制权分散到联邦和地方，地方卫生部门拥有充分的自主权，由当地政府负责管理，有效缓解了医疗保健资源分布不合理的问题。

1999年，俄罗斯通过了《国家社会救助法》。这一法案保证了全体俄罗斯公民在推行的医疗保险计划中能够平等地享受政府提供的免费医疗服务。在这一全民医疗保险计划中，由联邦政府统一制定基本的医疗服务政策，而后各级地方政府再根据联邦政府制定的政策，结合当地的具体情况实施相关的医疗保险计划方案，各级地方政府的医疗服务供给质量不能低于国家的基本要求。地方政府的医疗保险计划可以包含更多的额外服务，但这些服务费用只能由地方政府承担。

普京政府十分重视医疗卫生服务事业，在不同时期采取了多项深化医疗体制改革的措施，逐步建立起由政府、私人企业和公民个人共同承担费用的社会保障体系，使公民得以享受养老保险、医疗保险、社会福利和社会救助等多层次的医疗服务。俄罗斯在改革过程中鼓励私人资本和企业家创建私立医院，对医疗服务机构进行私有化和市场化改造；由公立医院向低收入群体提供免费的基本医疗卫生服务，从而杜绝医生领取药品回扣的不良现象，有效减少医疗资源的浪费。在医药分离制度改革中，有关机构限制了医生除处方权以外的权利，并规定医院只能进行诊断和治疗，不能进行药品售卖，否则即被视为违法行为并得到相应的处罚。患者凭医生开立的处方到药店购药，并按照规定的公费支付费用。医疗服务人员的工资由国家统筹支付，病患的医疗费用和住院产生的部分费用由其参保的医疗保险承担，医疗保险基金的90%来自各企业交纳的医疗保险费，剩下的10%来自联邦政府的拨款。由于政府医疗卫生投入经费的限制和高收入群体的医疗需求矛盾，政府允许公立医院开展部分付费医疗服务。

俄罗斯实施了多项提升医疗卫生服务质量的举措。一是医疗卫生服务改革。这项改革把部分高价住院服务的范围转到门诊部门，发展初级医疗卫生服务，提高卫生保健的效率。在医疗服务体系中，把初级医疗卫生服务作为居民获得医疗服务的基本环节。初级医疗服务中需求最大的就是门诊。从2009年开始，初级医疗服务增加了一个新的部门——健康中心。健康中心主要提供一些专业的医疗保健服务：（1）结核病服务（结核病药房，结核病医院和疗养院）、皮肤科服务、性病药物治疗服务、精神科服务、妇产科护理、妇产医院及医院的产科病房。（2）专门的儿童医疗服务门诊。这类门诊主要是通过大城市医院设立儿童诊所和儿童诊所区提供专门的儿童服务。（3）高科技医疗保健门诊。该门诊的医疗服务是基于科学和技术、高素质的医务人员研究的最新成果，进行独特的医疗技术服务，包括心脏、肝脏、肾脏等内脏移植，神经外科脑肿瘤，遗传性和全身性疾病的治疗，白血病，严重的内分泌病变及高复杂性的手术。

二是医疗保险制度改革。俄罗斯以医保覆盖全体国民为目标，保障公民免费享受医疗服务的权利。俄罗斯公民的自愿保险，是在政府强制保险项目范围基础上，对享受的额外医疗服务项目进行的投保，投保方既可以是个人也可以是集体。同时《医疗保险法》的有效实施，为实现俄罗斯公民平等享有医疗卫生服务提供了有力保障，同时也为俄罗斯国内区域医疗服务供给规模的扩大和供给质量的提高创造了机会。俄罗斯高度重视医疗保险基金的作用，在医疗保险资金的筹集方式和征收渠道上做了大量工作。主要包括：依法对各类企业和社会组织强制收取医疗保险费用；根据医疗卫生事业发展现状，增加财政医疗保险费用；公众个人依据自身收入情况、家庭特征和健康需求来自行缴纳医保。各类资金、银行和其他金融机构也为俄罗斯医保基金的收取和使用方面给予强力支持。

在医疗卫生体制改革后，俄罗斯最新的医疗体制和传统意义上的"免费医疗"服务体制已有了较大差别，医改后推行的免费医疗供给建立在全民享有医疗保险的制度基础上，实现了政府全面支付的免费医疗向公众全民覆盖的医疗保险制度跨越式转变。从俄罗斯的医疗体制发展中，可以看到苏联对于医疗体制的探索和思路理念，但即使是建立在全民覆盖医疗保险基础之上的医疗体系，也需要强大的经济实力和完善的市场化机制做支撑。而俄罗斯的经济发展缓慢，庞大的财政支出未必能够持以为继，其医疗体系的发展仍任重道远。

2. 印度

在被英国殖民统治时，印度的医疗保障主要表现在以传染病防治为主的公共卫生领域。但由于当时的政治情况特殊，该医疗保障并未产生明显的效果，高质量的医疗卫生服务仍然只存在于少数阶层之中。印度独立后，就迅速展开医疗保障体系改革，改革的目标是构建基本免费的医疗保障体系。刚刚独立时，印度本土国民的预期寿命仅为27岁。国民堪忧的健康状况和质量低下的医疗服务，使得印度政府不得不马上修订宪法中关于医疗保障的条文。1949年，印度政府在宪法中明确规定，全体印度国民拥有免费享受基本医疗的权利。虽然这一医疗保障制度覆盖了大部分民众，但依然局限于传染病防治、接种疫苗等基础性公共卫生服务，且服务质量水平较低。但是该体系的运行对于维护印度社会秩序稳定，促进社会公平具有重大意义。印度的中央政府、联邦政府和地市级政府为公共卫生事业的发展给予财政支持。其中，联邦政府的资金投入最多，占全部公共卫生投入的九成。

公立医院、城市保健中心和家庭福利中心共同组成了印度现行的城镇公共医疗服务体系，其三者角色扮演各异，职责承担不同。由政府斥资建立的公立医院是城镇公共医疗服务体系的主力军，其建设规模和就诊能力是三者中最强的，患者可以根据自身的情况向公立医院寻求门诊治疗、住院诊疗等医疗卫生服务。但由于印度人口密度大、基数大等原因，城镇公立医院的设备、人力供给不足，就诊工作应接不暇，患者也因此难以得到及时的救治，就诊压力巨大。由社会委员会负责建立的城市医疗保健中心和家庭福利中心，则主要提供辖区内部居民的初级医疗服务、病情咨询、传染病防控等基础性工作。印度城市居民在患病后，通常会先到社区内的城市医疗保健中心或家庭福利中心进行初步诊断和基础性的救治。虽然患者到医疗保健中心或家庭福利中心就诊较为便利，但医疗保健中心和家庭福利中心设备落后，条件简陋，医生专业受限，存在较大的卫生安全隐患。若患者病情较为严重，则无法在这些机构得到良好的救治，患者需要转诊至公立医院进行进一步诊疗。在印度农村，医疗三级保健网构成了主要的医疗服务体系。印度农村医疗三级保健网是 20 世纪 80 年代在政府的斥资和规划下建立的，其主要机构包括初级医疗中心、医疗保障站和社区医疗健康中心，它们的职责是免费满足印度农村人口的基本医疗卫生服务需求。

在印度现行的医疗卫生系统中，其投入和产出比居高不下，具体表现为较少的公共医疗卫生投入来实现全民医疗，有效降低死亡率和患病风险。印度宪法规定，如果公民所患为非严重疾病，便可以获得免费医疗；如果公民所患为严重疾病，则必须支付部分费用。印度的医疗保障体系中，政府承担了大部分普通民众的医疗费用。同时，政府的各项税收是印度的医疗保险基金的主要来源，约占90％。这几乎让所有人都可以免费享受公共医疗卫生服务。

印度现行的医疗保险制度惠及全体国民，患者在各家公立医院接受医疗救助的同时，不需要缴纳基础诊疗项目的费用和医疗药物费用。但现行的医疗保险制度只为患者支付在公立医院接受救助产生的费用，私人医疗保险在印度国民中的受众面较窄。这是因为，其高昂的缴纳费用和购买的限定基本只限制在印度的精英、富人阶层，此类群体根据参保金额的缴纳享受医疗保险服务。虽然受众面较小，但私人医疗保险依然凭借供优质的服务在印度的医疗体系中占有重要地位。

印度的国家卫生事业和妇幼儿生育事务由国家卫生部门统一负责，印度卫生部门下设的卫生管理局、传统医药管理局和家庭福利管理局则负责协助管理。和其他国家一样，印度政府高度重视对社会弱势群体医疗保障的救助工作。2005年，印度政府正式提出"全民农村健康计划"，将最基本的医疗保健服务覆盖至贫困地区的妇女儿童、老年人及伤残、生活不能自理人士。这一项计划的实施由各级保健站和保健中心共同负责，资金筹措工作由政府负责。在计划实施期间，医疗卫生财政投入占全国 GDP 的 2%～3%，并且以年均 10% 的速度持续增加。2018 年，印度政府又启动国家健康保护计划，该项计划也被称为"莫迪医疗"，主要针对印度国内偏远地区的特殊贫困人群。

印度政府实施了一系列改善全国各邦医疗卫生状况的改革措施，这些措施不仅仅着力于提高农民群体在享受基本医疗卫生服务方面的公平性和可获得性，也保障了农村地区和乡镇妇女儿童的健康权益，同时还改善了饮水和公共卫生设施条件，满足了人们对传染性疾病预防、非传染性疾病和地方病诊疗的卫生医疗需求。

印度联邦政府的医疗卫生制度改革也深入到医药品领域。高昂的进口药品让多数国民望而却步，印度政府通过降低本土医药的价格费用，放松对仿制药的管控，让全体印度公民切实享受到价格低廉的医药产品，减轻了国民购买药品带来的经济负担。

3. 巴西

巴西贫富差距问题严重，但巴西居民的健康状况和政府医疗卫生服务体系却接近中等发达国家水平。在巴西，各级医疗机构在政府的扶持下向民众提供免费的基本治疗，每一位居民都有免费享用基本医疗卫生服务的权利。巴西公共卫生机构主要负责公共医疗卫生事业，包括全国所有的公立卫生站、医院、血库、医疗科研机构等。由联邦政府统一对公共医疗卫生机构的绩效进行考核，以保证考评结果的公平性和可信度。然后，政府根据评定结果、各个机构完成的医疗任务数量和技术等级进行财政补贴，从而实现对各级医疗机构的有效管理。民营医院、诊所、私立保险机构等机构团体也是巴西公立系统的重要组成部分，这些机构有助于满足巴西整个社会各阶层的差异化医疗服务需求。巴西政府制定的一些联邦法令详细规定了国家、州和地区三级政府所应承担的费用比重，对医疗体系的组织形式和管理方式进行规范，保障了每个公民的健康权。分区分级治疗制度的推行，可以帮助基层医疗机构履行职能，发挥作用。综合来看，巴西的医疗卫生服务供给具有如下特点：

首先，有统一的医疗卫生体系。"三医合一"的卫生行政管理体制促进了医疗服务体系的优化、医疗保障制度的完善和医药生产流通的有效监管。巴西的宪法明确规定由联邦、州和市级政府共同保障公民的生命健康安全。巴西的医疗卫生服务体系主要涉及三个层级：一是初级卫生保健，也是巴西国家卫生保障体系最为重要、最为关注的医疗服务领域，主要由国家负责提供。巴西现行的医疗保障制度也力图实现基层民众全覆盖和医疗费用的有效控降。例如，巴西政府针对基层卫生保健中的健康高危人群和社会弱势群体提出家庭健康计划和社区健康代理计划。其中，家庭健康计划成为巴西市级地区医疗健康服务供给中最主要的保障体系。家庭健康计划指的是，政府为城市社区配备医疗服务小组，服务小组由一名主治医生和两名护士以及六名社区医务从业人员组成，其主要职责为传染病预防、病情初诊、联系专家和大型医院转诊。这些服务小组在巴西的基层医疗卫生服务体系中发挥"守门员"的作用。二是由国家和私人机构合理承担的二级护理。二级医疗护理体系可以在性传播疾病、危重病情急救等特殊疾病的诊疗中发挥作用。但由于长期缺乏对医疗费用支付的有效监管，二级医疗护理体系高费用弊端日益凸显。三是三级护理，此级保健护理由巴西的私人医疗机构主导，其服务对象只涉及精英、富裕阶层，服务项目多为高端医疗救助项目。近年来，私立营利和非营利的医疗机构大力蓬勃发展，超过医疗机构总数的 2/3。

其次，完善医疗卫生服务网络。巴西现行的医疗卫生服务网络主要分为四个层级。第一是初级卫生保健机构，主要负责提供病情初诊、难重症转诊、传染病预防和居民健康保健等服务。在巴西，公众在患病后，首先到社区机构中的家庭医生处就诊，家庭医生根据患者的自身病情和医保现状进一步诊疗。如若患者病情较为严重，则需要通过家庭医生转诊到医院进行下一步诊疗。第二是负责接受转诊病患的公立医院，负责患者的诊疗和护理、医学研发、医学教育等。第三是私立医院，私立医院又分为纯私立医院和公私混合医院。纯私立医院不享受政府的医疗财政补贴，因此也不向公众免费开放，所有项目均收取费用，医疗服务的价格也较高。公私混合医院同时也需要分担公立医院的部分公共卫生服务职责。第四是由联邦政府统一设定的急救点。急救点由市医疗协调中心负责管理，其设立需要考虑人口的规模、分散特点、交通状况等因素。

再次，对医疗卫生体系筹资进行高效管理。巴西医疗卫生资金的筹集主要源于政府税收。巴西《预算指导法》规定，卫生预算的增长速度需要快于国内GDP 的增长速度，在联邦、州和市级政府的公共卫生财政预算中，对于征取、筹资的具体比例也都有最低限制。根据世界卫生组织发布的《2016 年世界卫生统计》，巴西政府 2014 年国内卫生财政总支出占 GDP 的 8.3%，在全社会的卫生支出中，政府的财政支出占比达 47.5%。在进行医疗体制改革之前，巴西政府通过

《全国社会保险医疗救助制度》规定，具有固定收入的人群缴纳一定的医疗保险费，享用免费的医疗服务。然而巴西贫富差距太大，无固定收入人群在巴西人口中占据了相当大的比例，这项政策也因此无法惠及全体居民，大部分人群因为收入过低被拒之门外。巴西政府为了解决医疗供给问题，完善各项立法并建立统一的医疗体系。

最后，促进基本药物的稳定、便捷和廉价供应。巴西政府在基本医药的价格控制、统一采购和流通使用上发挥了重要作用。政府向民众免费提供的189种基本药物主要针对民众多发疾病，其中包括高血压和糖尿病等多种常见疾病的高效治疗药品。在药品的费用支付机制中，联邦政府负责一般的费用支付，而州、市政府负责另一半的费用承担。对于药品采购，由各市统一进行以降低采购成本。例如，巴西确立的79种罕见药物项目在其政府进行统一集中采购后，其价格降至市价的50%。近年来，"公民药店计划"在巴西迅速展开。通过这一计划，全国将近8万个药店可以有效地满足民众购药需求，对于国家明确的特殊药品，民众在购买时只需要支付售价的10%，剩下的90%则由政府承担。

三、经验借鉴

目前，世界上的许多国家都面临着基本医疗卫生非均等化和失衡性发展问题，如何克服这些问题，实现基本医疗卫生的均等化一直以来都是各国医疗卫生体制研究的重点和追求的目标。放眼世界，由于经济实力、政治体制、历史文化、地理位置等方面的差异，各国对于基本医疗卫生服务均等化的理解不尽相同，各国基本医疗卫生服务均等化的思路起源、实践举措和实施效果也存在较大差别。但可以从各国在医疗卫生领域上的改革探索和发展模式中总结出一些宝贵经验。

第一，各国基本医疗卫生供给的目标都是实现国民全覆盖。虽然不同国家在综合国力、医疗卫生资源、历史文化等方面存在差异，但基本医疗卫生服务均等化的价值导向基本趋于一致。医疗卫生制度发展的终极目标在大多数国家可以总结为"健康全覆盖"或者"人人享有初级卫生保健"。不论是英国的国家医疗卫生服务系统，还是美国以市场经济为主的医疗卫生保健制度，又或者是巴西的统一医疗体系和补充医疗体系互补的医疗保障制度，服务范围都覆盖了超过85%的居民。因此，"保基本"应当作为我国基本医疗卫生制度改革的方向，保障全体居民最基本的健康权利，维护我国居民最基本的生存权和发展权。近年来，我国基本医疗卫生服务的改革目标为"人人享有基本医疗卫生服务"，然而我国的医疗服务体系还存在一些问题，公共基础医疗卫生服务的保障水平依然不高，尤其是人口基数巨大的农村地区，其医疗资源可获得性亟须提升。

第二，公共财政是实现基本医疗卫生服务均等化的基本保障。根据发达国家和金砖国家的实践经验，要实现基本医疗卫生服务均等化是一项艰难的过程，需要在长期的改革中循序渐进，不能一蹴而就。公共财政均衡化是实现基本医疗卫生服务均等化的基本手段，因为转移支付制度在一定程度上决定了国家公共财政的均衡化水平，而基本医疗卫生服务均等化也要求各级政府合理分配财政权利，对中央和各级地方政府之间的事权进行明确合理的划分，从而使各级政府都有足够的财政能力服务于公共医疗卫生事业。世界各国的历史传统、现实国情、政治文化和价值取向存在显著差异，而这些差异被映射到法律所赋予的基本医疗卫生服务领域，大部分国家都努力推进各级政府间公共财政的均衡，以公共财政保障制度推进基本医疗卫生服务均等化事业。

第三，政府是基本医疗卫生服务实现均等化的主导力量。政府是公共利益的引导者，是维护社会公平的决定性力量，基本医疗卫生服务的公平在很大程度上依赖于政府部门主导的公共权力，单纯依靠市场和社会并不能有效保证基本医疗卫生服务的供给是均等公平的。公民的健康福祉是医疗卫生制度改革追求的基本目标之一，实现这一目标就必须要有强大的制度保障。从各国实践经验来看，政府在基本医疗卫生服务均等化中占据主导地位，虽然不同国家基本医疗卫生服务供给模式存在差异，但政府始终都在医疗卫生规划、资金筹资管理等方面扮演着规制者的角色。大部分国家对医疗服务市场医疗服务标准质量及安全性等进行监管。英国政府是医疗卫生服务的提供者和购买者，还兼负各医疗机构财政拨款的职责，以确保公民享受免费的医疗服务的权利。德国政府采用间接的管理和控制手段，激发社会参与医疗卫生事业的积极性，构建政府与社会共同承担医疗卫生服务的合作模式。

第四，缩小城乡差距是基本医疗卫生服务实现均等化的核心任务。由于经济社会发展的不一致性和异质性使得城乡差距难以被消除，城乡差距一直以来都是世界各国共同面临的难题，而不是某些国家的独有现象。发达国家为了缩小城乡差距，实现城乡基本医疗卫生服务均等化实施了一系列有力的举措。这些举措主要是根据城市经济较为发达、农村经济较为落后的基础现状，制定并出台城市向农村实行基本医疗卫生服务帮扶政策，推动城市高质量的医疗卫生资源向农村进行补给。例如，英国为偏远地区和交通不便利的地区构建便捷的交通体系，进行医疗基金援助，促进城乡保障的一体化，提高全体英国国民在享有医疗卫生服务方面的公平性和可及性。日本也是通过交通设施的投入和医疗基金的援助，帮助偏远地区的患者突破交通限制和收入限制得到及时救治。在日本，偏远地区的保健所和诊疗所均由政府投资建立，自治的医科大学也由政府斥资完成，旨在培养高端医疗从业人才，并通过人才实现本地医疗救助，确保偏远地区的国民也能够很好地享受高质量的医疗卫生服务。当前，由于我国幅员辽阔、人员众多，城乡经济社会发展差距较大，城乡基本医疗卫生服务依然存在较大差距。实现医疗保障覆盖全民和基本医疗卫生服务均等化的目标，必须通过医疗卫生体制改革对城乡进行统筹规划，切实提高农村居民医疗卫生服务质量与供给水平。此外，必须持续加大对基层医疗机构的投资建设力度，规范医疗卫生机构的管理模式，加强对医护人员的技能培训，全面提高基层医疗机构的医疗服务水平，从而推进农村医疗卫生服务供给水平和基层居民健康状况持续改善。

第五，精细化推进基本医疗卫生服务均等化是缓解基本医疗卫生资源紧缺的重要途径。基本医疗卫生服务资源的配置受到基本医疗卫生服务需求、利用效率、供给水平以及医疗保险制度等方面的影响，构建合理高效的资源配置需要综合考量各项因素之间的差别，否则极易造成资源浪费、资源供给不足等问题。综合观察世界各国的基本医疗卫生资源使用现状，新加坡的住院病房等级付费制度能够高效地配置基本医疗卫生资源。在新加坡现行的基本医疗卫生服务体制中，公民的医疗保险费用由政府与个人共同分担，患者诊疗所产生的住院费用支付具有结构性的差异。同时，政府对医疗服务资源进行精细化配给，避免了医疗资源偏颇浪费和使用不当等问题，医疗资源能够高效流向某类特定群体，使社会弱势群体得到有效的救助，从而实现高质量的基本医疗卫生服务真正惠及全民的目标。新加坡医院的病房依照设备先进度、医护人员专业度和就诊环境等条件分为A、B、C三类。A级病床代表着新加坡医疗机构的最高诊治水准，患者在享受医疗服务时，政府不给予任何的财政补助，所有产生的费用由患者个人承担。而在C级病床，患者在救助后可获得的官方津贴高达80%，此类病床更适合收入状况不佳、经济负担能力较弱的群体。新加坡的住院病房等级付费制度的良好运行，对其国内的医疗资源分配具有重要意义。

第二节　国内一些地区基本医疗卫生服务均等化探索

医疗体制改革是实现我国基本医疗卫生服务均等化的制度保障，对我国追求基本医疗卫生服务均等化具有重要的现实意义。我国一些地方政府为了更好地实现基本医疗卫生服务均等化，积极探索医疗卫生体制的优质化改革，成为探索医改的典型案例，为我国实现基本医疗卫生服务均等化积累了宝贵的经验。

一、安徽省医疗改革探索

1. 安徽省医改总体情况

2009 年，安徽省开始在全省范围内实施基层医药卫生体制综合改革。大致经历了从 2010 年试点基层综合医改，到 2012 年县级公立医院改革，再到 2015 年城市公立医院改革的过程。安徽医改的主要内容是：保障基本药物制度顺利推行，推进基层医疗卫生机构管理体制、补偿机制和人事分配制度改革，实现基层医疗卫生机构管理体制和运行机制的根本性转变，从根本上解决看病贵、看病难的问题。2015 年初，安徽省被国务院医改领导小组确定为全国 4 个深化医改综合试点省份之一。同年 2 月 10 日，安徽省推出了《安徽省深化医药卫生体制综合改革试点方案》，明确药品、耗材、设备实行集中采购。其中：药品全省集中招标，各地带量采购；高值医用耗材限价挂网，阳光采购；乙类和单价在 200 万元以上的大型医用设备省级集中采购。在 2017 年出台的《安徽省"十三五"深化医药卫生体制改革规划》中，重点对以下三个方面做出了集中概括：一是对已有的、较为成熟的改革经验做法进行深化并全面推广，包括县域医共体、药品耗材集中带量采购、编制周转池等。二是对启动试点的工作进行持续创新，用支付方式的改革推进医疗机构合理运行与医务人员的行为规范，以高年资护士为纽带做实城市医联体，围绕"放管服"创新医疗、医药、医保监管制度等。三是结合实际统筹协调发展，增加中医药全面振兴发展体系，体现安徽省中医药特色优势，大力发展健康产业，鼓励社会办医，把健康脱贫列入改革任务并协同推进，充分发挥世界银行贷款等项目在推进医改、助力医改中的作用。2019 年，安徽省针对省内医疗卫生领域财政事权和支出责任做出了全新改革，改革主要围绕公共卫生、医疗保障、计划生育和能力建设四个方面进行。安徽省顺应现代财政制度改革方向，形成中央领导、权责清晰、依法规范、运转高效的医疗卫生领域财政事权和支出责任划分模式。

在管理体制方面，改革明确了乡镇卫生院公益性事业单位的性质，将政府建立的基层医疗卫生机构全部纳入编制管理和财政保障。在补偿机制方面，取消基层医疗卫生机构账户，收入和支出根据"核定任务、核定收支，绩效考核补助"的原则，由国库支付中心统一管理，财政按月进行资金拨付，确保其正常运行。在人事分配制度方面，使用"定编定岗不定人"和绩效考核的人事分配制度，基于服务的人口数、人口特征、地理位置、服务的需求核定服务人数，即"定编"，根据基层医疗卫生机构的功能定位和需要提供的服务核定工作岗位，即"定岗"。建立以服务数量、质量、效果和居民满意度为核心，公开透明、动态更新、便于操作的工作任务考核机制。通过竞争，将人员纳入编制管理，进行绩效考核，实行用人制度和合同管理。

安徽省在核定基层医疗机构任务和收支的基础上，初步制定了绩效考核补助的实施细则。经常性支出的差额部分，由政府在预算中予以足额安排，由同级财政根据考核结果予以拨付。2010 年，全省 32 个试点县市施行基层医疗卫生机构药品零差率销售，通过省药品招标采购中心平台统一采购药品，并由县级国库集中收付管理基层医疗卫生机构收支。

安徽省实现了全国首个县级医院药品全省统一网上集中招标采购。2012 年12 月，全省首次统一招标工作完成。中标的 7000 多个品规的药品价格，在保证质量不变的前提下，按国家指导价下调了 36.6%。2012 年 12 月，安徽省县级公立医院综合改革再次在全国率先启动并全面推开。全省有 148 家县级医院药品实行零差率销售，遥遥领先于全国其他省市地区。安徽省在县级医院补偿机制方面也进行了大胆探索，通过增加政府财政投入和收取医疗技术服务费，补偿因执行"零差率"导致收入减少的县级医院。改革过程中，安徽始终遵循"社会稳定有保证、医保基金可承受、不减少医院收入、能降低群众负担"的公立医院综合改革目标宗旨。

"十三五"以来，安徽省在医疗卫生服务供给体系建设中继续发力，进一步优化公共卫生服务体系和基本医疗卫生服务体系、医疗保障体系、药品供应保障体系以及综合监管体系。在《安徽省 2016 年深化医药卫生体制综合改革试点重点工作任务》报告中，深化公立医院综合改革，推动分级诊疗制度建设。尤其推进家庭医生签约服务，建立健全全科医生制度，提供基本医疗、健康管理、转诊预约等签约服务。2019 年 11 月，安徽省正式发布《安徽省互联网医院管理办法（试行）》，为推动省内互联网医院建设与发展，规范互联网医院管理，提高医疗服务效率做出重大贡献。

2. 安徽省医改成效评析

2009 年，安徽省以建立公益性基层基本医疗卫生制度为目标，重新构建基层医药卫生机制，在 4811 个基层医疗卫生机构试行基层医药卫生体制综合改革，包括管理体制和补偿机制、人事分配制度等改革。经过十年的发展，安徽省医疗保障改革取得的工作成效主要体现如下：

公益性定位正式确立，新机制顺利转轨运行。改革后，地区基层医疗卫生机构的公益性定位进一步明确，基层医疗卫生服务和基本公共卫生服务得到大幅度加强。政府财政保障了基层医疗卫生机构的运行经费，使其进入编制管理。安徽省医疗机构实行新型人事管理机制，通过核定编制、确定岗位、合理分流等办法，竞争选拔了基层医疗中心主任、乡村医院院长，并增招了10000多名医学专业毕业生，优化了医务人员结构。

大幅度降低了药品价格，群众满意度显著上升。2009年新医疗改革试点启动以来，安徽省实行基层药品的零差率销售制度，基本药物目录涉及的所有药品平均价格大幅度下降。为破除以药养医、药价虚高的弊端，安徽省创造性地提出省级招标、医疗机构联合带量采购的对策。以省级药品集中招标中标为市场准入，将省级招标中标价作为药品的医保支付参考价；省属医疗机构和各市分别组成医疗机构采购联合体，按照"遴选目录、确定数量、分类谈判、以量换价、合同管理、网上交易"原则，通过省药品采购平台等官方平台发布具体采购信息，药品购销主体在双方自愿、公开透明、协商一致的前提下，实行量价挂钩，确定药品的实际成交价格，签订规范的购销合同。2016年，安徽省推动集中采购药品全国省级最低中标价政策，有效降低了药品价格。2019年，安徽省在集中药品采购价格谈判过程中，在2016年以来全国省级药品中标价的最低价或者省属公立医疗机构2018年度实际采购价的中位价、最低价及两票制的第一票价格的基础上进行药品价格入围谈判。在未过评的35个常用药品谈判中，价格平均降幅在35.16%以上，单品最高降幅达63.44%。在抗癌药品的谈判中，药品价格平均降幅达39.52%。药价的下降为全省居民和医保基金带来切实利益。

顺利开展分配政策调整，激发医务人员积极性。通过制定并调整全省基层医疗卫生机构的绩效工资政策，构建以服务品质、患者满意度和医治效果为核心的基层医疗考核细则，初步构建了按工作业绩取酬、按岗定酬的分级考核体系，建立了较为完善的绩效考核制度，同时也建立了基层医疗卫生机构正常运行的财政保障体系。

二、福建三明市"三医联动"改革

医院营运成本高、医生实得绩效低，群众"看病难、看病贵"问题在我国大部分地区都不同程度地存在。福建省三明市在医疗体制改革前，医保基金收不抵支，医疗保险基金累计欠医院医药费接近2000万元。2012年2月，三明市对22家县级以上公立医院的医疗保障系统进行重新设计，实行"医药、医保、医疗"

联动改革。自此，22 家县级以上医院医疗服务收入占比由 2012 年改革前的 18.37%，增加到 2018 年的 42.05%；药品耗材收入占比由 60.08% 下降到 33.15%；城乡居民医保患者住院个人次均自付费用由 2194 元下降到 1757 元。

三明市的医改路径中，第一个联动为医药，旨在通过"三明联盟"采购平台带量采购，破解医药在流通环节中价格虚高的问题，切实降低医药价格。第二个联动为医保，主要目标是破除原有管理机制，推进医保支付方式改革，加强环节管理，杜绝医保资金的铺张浪费。第三个联动是医疗，旨在提高医务人员的医疗服务水平，保障其服务质量，管控廉政风险，形成医务人员的激励约束机制。

1. 三明市"三医联动"改革路径

医疗改革。从医疗领域，三明市主要围绕公立医院的管理体制展开医疗改革。首先，改革公立医院的政府单一投入机制。改变公立医院的投入机制，在保证公立医院公立属性的基础上，提出医院"硬件投入靠政府、软件和运行管理靠服务"的改革目标，即医院硬件建设由政府财政承担费用，而医院日常运营经费则由医院自行承担。医院改建、扩建的经费，以及一些大型的医疗设备购置等支出均由政府财政负担。其次，改革公立医院的收入分配制度。率先实施院长"目标年薪制"，在 22 家公立医院建立并推行绩效考核体系和薪酬体制，对改革试点医院的院长统一执行院长年薪制，并对其年度工作进行严格的考评，再根据考评结果决定院长的收入和医院的绩效。院长年薪制实施后，院长平均年薪同比上涨高达 63%。对参与改革的公立医院实行工资总额制度。2015 年起，三明市在公立医院薪酬制度改革上进一步探索，对市县级以上公立医院实行全员目标年薪制，进行全院工资总额的二次分配。按照计算工分制原则，工分由三部分构成：一是由职务、职称和工龄等因素构成的基础工分，占比不超过总工分的 30%；二是以体现工作量的服务人次构成的工作量工分；三是由医疗质量、次均费用、药占比等医院内部整体情况和患者满意度、帮扶救援任务等第三方评价构成的奖惩工分。工分管理模式打破医生开"大处方、贵重药、大检查"的逐利机制，建立了"多劳多得、优劳优得"的绩效工资制度。同时，这一制度强化了医药分离，即将核定医护人员薪资收入时的指标设定为工作量、品行、满意度等业务方面，而医院的药品、耗材、诊查费和检查项目等收入与医护人员的服务相分离，保证医药产品与医护人员服务的独立运行，从而杜绝医生"以药养医"的做法。实行工资总额制度后两年期间，医院工资总额增幅高达 55%。再次，推行多形式诊疗制度。为了打通上下级医院病人的流动渠道，激活医院的上下联动机制，提高医院的资源利用效率，三明市在全市范围内实行"基层卫生院—二级医院—

三级医院"的分级就诊和双向转诊制度。设计医师多点执业制度、医院医联体制度、医保报销差别化政策，从而形成基层卫生院、社区医院处理常见病、多发病，三级医院处理专业性相对较强的疑难杂症，各县级医疗单位则负责协调以及提供承上启下的综合诊疗服务，确立了该体系的分层就诊的医疗系统。

医保改革。医保改革是三明市医改的重头戏。长期以来，城镇职工医保、城镇居民医保和新型农村合作医疗隶属于人社和卫生等不同行政部门，容易产生重复参保、政出多门、医疗保险基金难以统一管理等问题。2013年6月，三明市率先进行了医保基金统一管理的机构调整，筹建了"医疗保障基金管理中心"，调整了职工医保、居民医保和新农合三类医保，通过管理中心统一与公立医院进行经费结算，实行三类医保基金全市统筹的制度。建立门诊统筹制度，将职工医保、居民医保和新农合基金的普通门诊费用纳入报销范畴，执行各自不同的报销标准，而报销的费用均由其所属的统筹基金负责承担。根据全市医院等级及医疗水平存在的客观差异，形成了按医院分等级划分报销标准的体系，并依据次均住院费用和门诊费用核算调整不同等级医院的起付线、报销比例和限额标准，从而促进医保报销政策杠杆作用的发挥，减少病患不必要的医疗费用支出。各级监督部门对基层医疗机构业务收入进行监督审计，贯彻"有奖必赏，有过必罚"的付费制度原则，既杜绝了诱导需求和过度医疗的发生，又强化了对医疗过程的监督管理。

医药改革。三明市取消医疗药品和耗材的销售加成，实行采购价与销售价的零差价制度，从而有效控制了医药费用的增长，避免了医药资源的浪费，减少了将药品和耗材先购入再转卖赚取差价的现象。同时，开创性地使用"两票制"和"一品两规"进行招标采购，即规定了药品再流通期间只能开具两次增值税发票的制度，减少了药品和耗材采购的中间增值环节，有效压缩了药品从生产源头到患者之间的价格水分，进而杜绝了腐败行为的滋生。药品零差价政策从根本上阻断了医院卖药创收的行为，使得医生回归到看病而非卖药的角色，从源头上促进了药品价格回归合理，正本清源，从而有效提高了医疗资源的利用效率。加强对基本药物的监督与控制。对制药企业药品品规进行实时跟踪和监控，实行严格的"黑名单"制度，有效减少了"官商寻租"和"医药合谋"现象的发生，降低了居民在医药产品上的支出费用。对抗菌药物进行控制，如果有药物连续三个月的开立量都排名前三则暂停使用，以制度的形式严格控制医师处方权限和抗生素药物使用，进而确保群众的用药安全和医疗费用，对违反制度的医生进行诚勉谈话等相应的预警和处罚。

2. 三明市"三医联动"评析

三明市通过医疗、医保、医药领域各自寻求改革突破点，推进医疗、医保、医药"三医联动"，对医药卫生体制进行全面化、深层次的改革。改革推行以来，成效明显。与改革前相比，院长年平均工资从 11.2 万元提高到 2018 年的 32.43 万元，医务人员年平均工资从 4.22 万元提高到 2018 年的 11.34 万元，增强了医务从业人员的职业获得感和认同感。三明市不断补充医疗资源短板，推进分级诊疗，降低药品耗材流通费用，规范医疗行为，既解决了百姓"看病难""看病贵"问题，又保持了医保基金收支平衡。通过改革，切实降低群众看病费用，城镇职工医保住院次均费用由改革前 2011 年的 6553 元下降到 2018 年的 5847 元，居民次均住院费用由 4082 元增加到 4869 元，年均增幅仅 2.55%。[①] 三明市通过取消医务人员绩效工资与医院收入直接挂钩政策，明确公立医院 6 项投入由政府承担，医院工资总额计算以医疗服务性收入为基数，让医院与商业化"脱轨"，让医生回归看病角色，通过实行医院全员目标年薪制、年薪计算工分制，打破人员工资与科室创收挂钩的分配模式，遏制医生"开发、制造病人"、过度治疗的创收冲动。提高看病报销比例，降低看病次均自付费用，让群众看得起病，2019年全市人均医疗费用为 1734 元，远低于全国平均水平。2018 年，三明市二级及以上公立医院医疗服务收入（不含药品、耗材、检查、化验收入，下同）占医疗收入的比例达到 42%。[②] 福建省全面跟进国家组织药品集中采购和使用试点，实行医用耗材阳光采购，并及时相应调整医疗服务价格。2018 年，福建省医药电子结算中心实现医保基金对医药企业的直接支付和结算，药品采购也平均降价 22.6%。

"三医联动"系统是一个统一、流动的系统，各个子系统间相互影响、相互制约也相互促进，破除孤立的改革模式，强调医疗、医保、医药三个系统统筹规划、协同推进。三明市公立医院改革通过"三医联动"的政策制定，使得各个子系统的改革政策形成各自的合力，影响其他子系统的运行，从而形成一个有序流动的整体。

三、陕西神木"全民免费医疗"探索

神木位于陕西省西北部、黄河西岸，自然资源丰富，是中国第一大产煤县、最大的兰炭基地、最大的聚氯乙烯基地，拥有西北最大的火电基地、浮法玻璃基

---

①② 三明市统计局、国家统计局三明调查队.《三明统计年鉴》(2019) [M]. 北京：中国统计出版社，2019.

地、电石基地。2017 年 4 月经国务院批准，撤销神木县，设立县级神木市。神木经济综合竞争力位列陕西省第一，2008 年开始一直位于全国百强县行列。

1. 神木"全民免费医疗"的制度安排

陕西省新型农村合作医疗改革将神木县列为试点县。神木的全民免费医疗工作由专门设立的"神木县康复工作委员会"负责统一指导，该委员会负责医疗保障各项工作的总体协调和组织调整落实，并且统筹全县对相关政策制度的制定与实施。先后制定并颁布了《关于在全县实施全民免费医疗工作的通知》《神木县全民免费医疗实施办法（试行）》《神木县全民免费医疗实施细则（试行）》等规章制度加以规范和调整，由此拉开了"全民免费医疗"试点建设工作的序幕。

首先，实现了"全民免费医疗"。神木免费医疗制度先覆盖少数党政机关和事业单位、国有企业、社会团体、民营企业和民营企业的人员，而后实现户籍地范围内全覆盖。"全民免费医疗"提高了医疗保障制度的公平性，满足了广大人民群众长久以来对于免费医疗的愿望。根据神木市 2019 年公布的数据，城乡居民参保率超过 99.5%，在全国遥遥领先。神木县的全民免费医疗改革特别重视保障贫困和低收入群体的医疗权利，并在这方面做了大量工作，既缩小了贫富差距，又在一定程度上解决并预防了"因病致贫、因病返贫"现象的发生。

其次，突出政府在医疗卫生筹资中的主导地位。神木"全民免费医疗"的资金保障源于发达的商业经济和稳定的财政收入。2009 年，神木制定了《神木县全民免费医疗实施办法（试行）》，该办法主要明确了全民医疗保险的基金来源，按照各种保险种类的不同划清了相关主体的责任界限。除了县财政拨付资金以外，职工医疗保险、新农合保险基金和一定的社会募捐资金共同构成了全县的医疗基金。

再次，不断提升全民免费医疗保障水平。神木县"全民免费医疗"制度的报销比例相对较高，保障也较为全面，参保者需要自筹的医疗费用负担相对较少。《神木县全民免费医疗实施办法（试行）》规定了全县居民在各级医疗机构的费用报销起付线，如果县级医院每人次的费用超过 400 元或乡镇卫生院的就诊费用超过每人次 200 元，则超过部分由县政府全额报销。若在县境外的定点医院的诊疗费用超过每人次 3000 元，则由政府承担超额部分的 70%，每人每年的报销上限高达 30 万元。从报销比例和给付范围看，神木县"全民免费医疗"制度的保障水平远高于当年其他地区。神木县将传统的政府直接提供医疗机构、医务人员和卫生医疗服务的供给模式，调整为政府采购医疗服务模式，即从政府购买医药、医疗设备等的公开招投标中变相降低了医疗费用的支出，也为公众提供更多的自主选择权。采取购买医疗服务的模式不仅兼顾了公平和效率，提升了医务人员的积极性，同时也提升了居民对政府的满意度。

最后，注重优化医疗卫生服务主体。神木县打破公立医院的垄断，把市场机制引入医疗体系，积极培育市场化的医疗卫生服务供给主体，丰富医疗服务的供给渠道，转移了单一卫生服务来源的不确定性风险。神木县政府充分考虑参评医院的人员情况、设备设施、科室设置、房屋状况等因素，采取量化指标的方法对全县所有医院（包括民营医院）进行综合评定，并予以排序以选定医保定点医院。

2. 神木基本医疗卫生服务均等化的探索

神木基本医疗卫生服务均等化的探索主要体现在以下几个方面：

首先，确保基本医疗卫生服务的筹资公平。神木县改变以往按照成本来核定医保定价的方法，在考虑居民具体情况的基础上，对个人或者家庭的支出水平进行核算，确定基本医疗卫生服务筹资水平，体现了医疗卫生筹资的公平性原则。无论是缴纳基本医疗基金，还是生病报销后患者承担的费用，都充分考虑居民的收入水平和支付能力。在缴纳基本医疗基金方面，神木县详细规定了凡是参加城乡合作医疗和职工基本医疗保险的人员均纳入"全民免费医疗"。在看病报销后个人或家庭承担的费用方面，神木县详细规定城乡合作医疗和职工基本医疗保险的人员都享有相同的住院待遇，住院后报销的起付线、免费范围、封顶线都执行同一个标准，这意味着报销后的个人或家庭的自付费用差异性很小，大大缩小了农民、城镇居民、干部职工医疗保障之间的待遇差异，使基本医疗卫生服务的公平性得以充分体现。

其次，重视基本医疗卫生服务的提供公平。实现医疗卫生服务公平性的关键，在于医疗卫生资源配置和医疗卫生服务的可及性。神木政府持续加大对医疗卫生服务的投入，保障居民的基本医疗卫生服务稳步提升，在确保居民享有基本医疗卫生服务的基础上，不断优化医疗卫生资源，满足居民对不同层次医疗卫生服务的需求。神木每千人拥有卫生技术人员、每千人口医疗机构床位数等指标比全国平均值要高出许多。

最后，确保基本医疗卫生服务的利用公平。神木实行的"全民免费医疗"制度忽略了民众在性别、财富、种族、地理等方面的差异，使得具有相同卫生服务需求的人可以得到并利用同样的基本医疗卫生服务，保证了基本医疗卫生服务利用的公平。神木县实现了城乡一体化，民众享受的免费医疗待遇完全相同，真正实现了"健康权是基本人权"的公正理念。

神木全民免费医疗制度实施以来，也出现了医药价虚高、医疗资源浪费、财政负担沉重等问题，受到众多非议。但其全民免费医疗的探索无疑对我国基本医疗卫生服务均等化具有重大的启示意义。

四、上海松江区"三医联动"改革

在实施"三医联动"改革五年后，上海于 2005 年末发布相关工作意见的通知，将松江区选为试点区，将松江区的公立医院划定成"三医联动"改革的试点医院，实施进一步的"三医联动"改革。

上海松江区的改革目标是要充分发挥医务人员参与改革的积极性，使医护人员主动提升自身业务水平、专业素养和服务能力；政府及相关机构切实履行相应责任，打破当前医疗卫生行业的僵化机制；有效控制医疗总费用，满足广大患者日益增加、升级的医疗需求；建立完善的医疗保障制度，确立科学的政府投入机制，实现医疗机构的可持续运行。改革的主要任务是确保政府职能的有效发挥，在明确政府财政投入的基础上建立完善的医疗机构补偿机制；转变医保付费方式；对公立医院的业务收入和支出实施分头管理和监督；建立医务人员考核绩效薪酬制度，使他们在劳动价值得到一定程度实现的基础上主动地投入到建设医疗卫生事业中去；重视提升药品生产流通领域方面的监察力度，防止药价盲目增长；切实提升偏远地区以及乡村患者的基本医疗保障标准，逐渐缩小不同地域以及不同人群之间在享受医疗卫生服务上的差距。

1. 松江区"三医联动"具体做法

有效配置实现有效就医。为提升医疗卫生体系服务质量，政府出台了《关于进一步加强松江区卫生人才队伍建设的实施意见》，充分发挥政府在人才培养上的主导作用，设立专项资金，全面加强农村卫生人员中专学历教育教学管理工作，对农村医疗卫生机构的人才培育和学科发展提供资金支持。同时，运用必要的经济和行政手段，引导并推动各基层单位加大人才培养投入和科技投入。卫生部门同财政部门建立与医疗机构部门预算管理相适应的医疗机构考核评价体系，以公共卫生、预防保健等社区卫生服务和基本医疗项目、服务数量与质量、工作效率、社会满意度为核心，采取考核评估结果与对医疗机构激励机制结合的措施，减少低效率和不作为情况的发生。2010 年，上海市卫生局、上海市医疗保险办公室等部门下发《关于年加强本市医疗机构医药费用控制的若干意见》的通知，强调要有效利用卫生资源，切实提高卫生资源利用效率，减轻社会和群众的医药费用负担，各相关部门细化、制定实施方案与开展相应的监督工作。充分发挥松江区基层卫生服务网络在区域医疗服务体系中的作用，实现对常见病、多发病的有效诊断和治疗。推进医疗资源整合与共享，建立社区医院联动机制，率先成立远程心电、医学影像、临床检验、临床病理"四个中心"，探索推进远程B超诊断中心建设，完善儿科医疗联合体运行，发挥危重孕产妇抢救中心作用，完善区域肿瘤疾病防、治、康复服务链建设。

构建协同持续发展机制。针对公立医院外部治理和内部管理存在的问题，松江区建立了有效的运行和管理机制，提出了一系列整改方案。其目标是，突出改革的系统性和协同性，调整并完善公立医院薪酬补偿机制，引入第三方评估机构，建立以公益性、绩效、目标任务、工作效率、服务质量、满意度为重点的考核体系。对社区卫生服务中心调配基本医疗卫生服务人员及日常运行经费。收支抵扣后镇级财政应给予运行成本补贴，补贴标准按户籍人口计算。在切断利润增长动力的基础上，建立区、镇公共财政分担政策和机制，加大区、镇两级政府预防保健经费投入，完善绩效考核，加强成本控制，确保医院朝全面、协调、有效率、可持续方向发展。创新探索药品供应、配送、使用全过程管理，实行财政补偿，合理用药并减少患者负担，持续降低公立医院的药品收入比例。同时，为了规范医药购销和医疗服务行为，政府必须进一步加强对药品采购的监督管理，保证药品的质量。为此，松江区政府取消了公立医疗机构自行采购的制度，将各医疗机构现行的药品分散采购模式转变为全区公立医疗机构集中采购、统一配送模式，实行全收全支管理，从根本上切断药品收入与医院之间的直接利益关系。从区域医保预付制向更加完善的"三医联动"机制转变，通过多方协同，保证供给、坚持合理途径，提高医保基金使用和医疗服务效率。积极探索现代医院管理制度，设立公立医院院长管理的责任目标，合理界定公立医院自主管理权限，探索院长选拔任用制度和院长绩效考核制度等。

区域服务管理双提高。完善分级诊疗体系，落实家庭医生制度。分级诊疗体系建设是深化医改的重要环节，家庭医生在分级诊疗体系建设中具有重要作用。为完善分级诊疗体系，相关部门以单病种为切入点，在高血压、糖尿病等慢性病分诊诊疗的基础上，探索建立区域分级诊疗标准，有效整合区域卫生资源，让基层医疗机构和社区医生有坚强的"技术后台"。社区卫生服务中心与二级医院签署双向转诊协议，社区卫生服务中心严格按照功能定位开展诊疗业务。对无法明确诊断和治疗的患者，转至符合条件的二级医院进一步治疗；对于康复的病人，则转移到社区卫生服务中心接受康复锻炼和健康指导。参加农村合作医疗的农民在村卫生室就诊时，挂号费、诊疗费及出诊费一律减免，同时门诊总药价减免

10%。为了推进松江区分级诊疗改革，设立了区域影像诊断中心、区域临床检验中心、区域病理诊断中心，以及由区中心医院牵头的腹透技术、慢阻肺分级诊疗信息平台、高血压心电远程监控平台、三级康复体系等医院社区联动项目。由家庭医生通过初级诊疗、疾病甄别、合理转诊、健康管理等举措，帮助患者实现"看病不用找熟人""让居民放心地把健康管理的钥匙交给守门人"。松江区"三医联动"方案中的医保改革与其他地方最大的不同是，将区级医保经费按"总额控制、结构调整"的管理制度，改为按区域定额预算管理。

2. 松江区"三医联动"评析

松江区在医疗改革实践中，坚持以"政府主导，坚持公益"为基本原则，以"人民群众得实惠医疗机构有动力、改革发展可持续"为主要目标，经过多年的改革，取得了显著成效。松江区公立医院在实施"三医联动"改革之后，医疗卫生体制有了明显的变化，政府对医疗机构的财政投入得到了有效利用，医疗机构的基本建设费用、运营维持费用得到了有效保障。但政府投入机制的可持续性未得到有效检验，政府资金的使用效率现在还没有一个明确的分析报告，需要时间去进行更深层次的调查证明。

医疗机构内部的工作效能和效率得到提高，整个机构呈现出一个良好的循环模式。松江区的公立医院乃至基层医疗机构的工作效率都得到极大提升，患者不再扎堆于大型医院，就诊患者开始向各基层医疗机构流动，实现了医患人群分流，很大程度上缓解了居民的医疗负担和医疗机构的承载负担。但是，如果要真正从根源上处理好当前存在的一系列社会医疗问题，还有一条漫长的道路要走。

目前，医保每年覆盖的人群数不断上升，覆盖的地域面积迅速扩大，能够提供的医疗服务及其他医疗资源也不断提升，医保基金也得到了有效利用。"三医联动"改革实施一年以后，松江区的基本医疗保险就几乎覆盖了整个区的居民，在此基础上，医疗保障水平得到提升，医保筹资能力得到加强，医保报销比例也有所提高，但是上升幅度有限，未能从根本上减轻患者医疗支出方面的重担。药品集中采购制度效果显著，药品价格下降幅度增大，同样的采购金额，与之前相比能够换取更多数量的同类药品。但是高价位的抗生素类药品在数量以及单价上并没有明显变化，对于一些高价药，仍旧缺乏有效监管。医疗费增长迅猛的势头得到有效遏制，但是这只能表明居民的医疗负担在短期内不会明显加重，并不意味着医疗费用已经不是居民的负担。总之，松江区"三医联动"改革取得了一定成效，医疗费用增长过快、居民医疗负担过重等问题得到了一定程度的缓解，社会各界对改革成效都持肯定态度，但是仍然有许多深层次的问题没有得到有效解决，改革路程漫长且艰辛。

五、经验总结

综合安徽省、福建三明、陕西神木等地推进医疗卫生服务改革的实践探索，可以总结出一系列宝贵的经验。

第一，要实现基本医疗卫生服务均等化，必须建立城乡统一的社会医疗保险制度。医疗保险的意义在于使不同风险的群体集中在一个风险的总池子里共同承担患病风险，享受平等的医疗救助机会，从而实现社会公平。当前，我国大部分地区的医保呈现出严重的"碎片化"现象，社会各群体间的医保待遇相差甚大，使部分群众产生不满情绪，这显然违背了医保制度设立的初衷。因此，整合不同医疗保险，建立统一的医疗保险是大势所趋。基本医疗卫生服务均等化的首要任务是确保居民所享受的医疗服务在物质水平上相对均衡。所以，政府应当遵循公平正义的原则安排基本医疗卫生服务的供给制度。神木县全民免费医疗突破城镇与农村在医疗社会保险中的差异，实现了对地域内的全面覆盖。三明市全面统筹职工、居民和农民等群体的保险基金筹措，在此基础上尽量缩小不同群体社会保险的差异。由此可见，实现基本医疗卫生服务均等化的基本前提在于建立统一的社会医疗保险制度。

第二，要实现基本医疗卫生服务均等化，必须着力推动公立医院公益性改革。在我国，公立医院在医疗服务市场处于垄断地位，全国大部分地区基本医疗卫生服务均由公立医院提供。而部分公立医院因为追求利益而忽视了医疗卫生服务的公益性。由于诊治的专业性和权威性，我国医患信息不对称的问题较为严重。受利益所驱，医疗机构经常会向患者开具不必要的药品处方或者进行不必要的手术诊疗，由此引发严重的过度治疗问题。在药品回扣中产生的"灰色收入"，其本质上是患者的医疗费用支出，这不但加重了患者的经济负担，也淡化了基本医疗卫生服务的公平性。政府为了推进基本公共服务均等化，不断增加对基本医疗卫生的投入，但"看病难""看病贵"问题仍没有得到解决。三明市医改的成功就是通过对公立医院的改革，缓解改革之前居民"看病难""看病贵"的问题；同时通过发挥财政补贴功能，解决公立医院的亏损问题；科学调整医务人员收入，激发医务人员工作积极性，患者满意度不断提高，由此走上了公益性道路。公立医院公益性改革的目标是不以营利为目的，在健全的政府财政投入制度和监管制度的前提下，全面提高公立医院的医疗服务水平，确保居民可以享受到优惠的基本医疗卫生服务。

第三，要实现基本医疗卫生服务均等化，必须优化医疗资源配置。我国"看病难"的问题主要存在于大城市中的大型医院，造成这一现象的根本原因是医疗资源的不合理配置。当前，大医院就医已成为我国民众的就医习惯，城乡居民无论是常见病还是危重病，均流向于大医院就医，大大加重了大医院的就诊压力。大医院人满为患，而基层医院乏人问津，这又进一步引发了医疗资源浪费问题。合理配置医疗卫生资源，强化基层医疗卫生服务能力，引导居民分向诊流，是解决医疗资源浪费问题最有效的途径，更是实现"人人享有基本医疗卫生服务"的最佳途径。在优化医疗资源配置方面，三明市通过划分不同等级的医疗机构，建立社区首诊和双向转诊制度，组建了以城市三级医院为龙头的区域间医疗联合体，从而解决了医疗资源的局限性问题，形成并完善"小病在社区，大病进医院"的合理就医格局。三明市"三医联动"改革成效明显的重要原因之一，就是减轻大医院医护人员的工作负担，强化基层医疗机构服务能力，加速了医疗卫生资源的周转，保障群众各层次医疗卫生服务需求的可及性和便利性。

第四，要实现基本医疗卫生服务均等化，必须引入市场化机制。医疗服务供给市场在一定的竞争机制下可以被充分激活，从而形成竞争性的医疗服务市场。这能够有效提高供给效率和医疗资源的配置效率，同时保障民众在享受基本医疗卫生服务时的选择权利。从医疗服务利用来看，社会经济和社会身份的差异不会使不同群体的医疗待遇水平产生明显差别，也就是说，获得相同的基本医疗卫生服务就具有相同的基本医疗卫生服务水平。神木医改的"全民免费医疗"具有不可复制性，但其通过引入市场机制，确保医保部门在与定点医院的价格谈判中处于优势，充分发挥买方垄断作用的一系列经验，无疑可以在全国推广。我们可以通过鼓励社会资本进入医疗服务领域，改革公立医院的垄断局面，放开医疗市场，鼓励建设民营医院，大幅提升医疗资源的供给水平，从而促进我国基本医疗卫生服务均等化。

第五，要实现基本医疗卫生服务均等化，必须医疗、医保、医药整体推进。医疗、医保、医药是基本医疗卫生服务三个不可分割的领域，如何处理好三者的关系，实现医疗、医保、医药联动是陕西神木和福建三明市医改共同努力的方向。医疗制度的有效规范能够保障医疗卫生服务的质量和居民的健康，同时决定了医保基金的收支平衡。基金覆盖率、保障水平、报销范围、付费方式等因素是衡量医保制度的关键性因素，并在一定程度上决定了医疗系统和医药系统的运行效果。对过度医疗进行限制，促进医生合理用药，试点第三方参与监管的机制改革，有效保障国家对基本医疗卫生资源再分配的能力。另外，我国基本医疗卫生领域的"碎片化"和"割裂化"问题亟待解决，政府应该积极推进医疗制度改革、医保制度改革和医药制度改革，多途并举，促进基本医疗卫生服务均等化的实现。

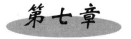

第七章

我国基本医疗卫生服务
均等化的实现路径

基本医疗卫生服务均等化是一个长期动态的过程。本章结合我国当前经济社会发展水平和基本医疗卫生服务均等化的一般规律，从供给价值导向、供给主体、供给体系及供给机制四个维度阐述基本医疗卫生服务均等化的实现路径。

第一节　坚持均等化价值导向，确保
医疗卫生服务供给公平

一、坚持公平正义和成果共享的供给理念

公平正义是人类社会永恒的基本价值追求和行为准则，更是社会主义的基本价值取向，贯穿于中国特色社会主义理论体系之中。共享发展是实现社会公平正义的基本方案，只有每个人都能享受到与义务对等的合理权利，才能推动社会的全面发展。因此，党的十八届五中全会将"共享"作为"五大发展理念"的出发点和落脚点、目标和归宿，提出"坚持共享发展……使全体人民在共建共享发展中有更多获得感，增强发展动力，增进人民团结，朝着共同富裕方向稳步前进"。2009年，新医改中提出"到2020年实现基本医疗卫生制度覆盖城乡全体居民"，基本医疗卫生制度覆盖城乡全体居民，是指使公众能够享有安全、有效、便利、价廉的医疗卫生服务，其核心是"人人享有"，本质内涵是"公平享有"，任何公民都享有同等权利，即使他们的年龄、职业、地域、支付能力存在差异。

该医改目标是我国政府为实现广大群众平等分配基本医疗卫生服务资源而努力的重要体现，同时是制度对医疗卫生公平的意义彰显。

公平正义与共享发展的一致性要求我们在新时代必须要牢固树立共享发展的价值理念，推进基本公共服务均等化，让发展成果惠泽每个公民。基本公共服务均等化融合了政治、经济、社会发展的政策目标，承载着广泛而深厚的价值诉求。基本公共服务均等化为社会成员解决义务教育、医疗卫生、社会保障、就业等其最关心的问题，从而获得民众的信任和支持。基本公共服务均等化是实现公平正义、推进共享发展的重要途径。在市场经济条件下，确保社会公平，实现基本公共服务均等化一般包含三个层面：首先是确保社会成员享受基本公共服务的"机会平等"，即社会成员拥有平等利用基本公共资源的机会；其次是保证提供基本公共服务的"过程公正"，即存在无差别的、普遍的规则且其能得到公正实施；最后是确保基本公共服务"结果公平"，即基本公共资源分配的结果符合对等原则且有利于"处境最不利者"。由于社会成员在体力、智力、家庭状况、社会关系等方面存在很大差异，即使赋予社会成员相同的发展机遇，也会产生不同的结果，因此发挥政府的调节作用保障弱势群体的基本生存权和发展权显得尤为重要。

马克思曾经说过，"健康是每个人的首要权利，是人类生存的首要前提，也就是一段历史的第一前提"[①]。为社会成员提供基本医疗卫生服务，确保民众在健康水平上享有公平是一个国家、一个政府的应尽职责。《世界卫生组织组织法》明确规定："每个人都有享受可能获得的最高健康标准的基本权利，不应当因为个人在种族、宗教、政治信仰、经济及社会条件上存在差异被区别对待。"正如《中共中央关于深化医改意见》提出的，"坚持以人为本，把维护人民健康权益放在第一位。坚持医药卫生事业为人民健康服务的宗旨，以保障人民健康为中心，以人人享有基本医疗卫生服务为根本出发点和落脚点，从改革方案设计、医疗卫生制度建立到服务体系建设都要遵循公益性的原则，把基本医疗卫生制度作为公共产品向全民提供，着力解决群众反映强烈的突出问题，努力实现全体人民病有所医"。《国务院办公厅关于建立现代医院管理制度的指导意见》明确提出"把人民健康放在优先发展的战略地位，将公平可及、群众受益作为出发点和立足点，全方位、全周期保障人民健康，增进人民健康福祉，增强群众改革获得感"。医药卫生事业关系亿万人民的健康，基本医疗卫生服务可以改善人的生产能力和工作效率，有利于推进经济与社会的长期进步，更是国家和民族的一项长

---

① 马克思恩格斯选集：第2卷［M］. 北京：人民出版社，1995：141.

期人力资本投资。长期以来，我国医疗卫生体制改革没有明确公平价值取向，致使基本医疗卫生服务享有的公平性难以有效体现，进而导致资源分配效率低、城乡医疗卫生领域发展不均、公共卫生服务能力较低、农村和社区等基础医疗卫生工作薄弱、医疗成本的持续快速提升以致医疗和生活负担加重等困境，是人民群众最为担忧的问题之一。

推进基本医疗卫生服务均等化，实现基本医疗卫生公平，应包括以下几个方面：一是可及性公平，即全部社会成员都无差别地享有机会获得一样数量与质量的医疗卫生服务，即使他们的能力禀赋、资源占有和身体健康状况不同，但有同等的机会享受医疗卫生服务。二是相对性公平，基本医疗卫生服务均等化不是指绝对的公平，而是在允许个体存在差异情况下的相对公平。人们对医疗卫生公平的价值取向及其理解受到社会经济和文化的影响。福利经济学认为，提供均等的医疗卫生服务能够大幅提升居民的幸福感，是社会公平性和福利优越性的重要体现。但从发达国家的实践看，全民公费医疗固有的低效率、低质量问题难以解决。绝对公平在我国现阶段是难以实现的，也不具有可持续性。三是医疗财政投入公平，政府应根据当地实际的医疗卫生服务需求状况投入资金。四是医疗筹资公平，即有相同支付能力的个人应承担相同的支出责任，而支付能力较高的个人应承担更多的支付责任。五是资源分配公平，即医疗卫生资源应当合理配置和有效利用，不论居住在城市还是农村，公众都享有同质、同量的基本医疗卫生服务。

二、遵循公平优先兼顾效率的供给原则

我国医疗体制改革一直没有很好地处理好公平与效率的关系，直接导致了医疗卫生资源的使用效率不高，以及资源在城乡间、不同区域和阶层的不公平分配。进一步完善我国医疗卫生体制，推进基本医疗卫生服务均等化，政府必须解决好公平和效率的关系问题。效率是一切经济活动的价值追求，可以更大限度地增进社会的物质利益。经济效率的有效实现，其结果并不一定为社会所期望，不一定符合公正平等与共享发展的价值理念。特别是在医疗卫生服务方面，公平与效率的互补关系并非天然形成和自发地发生作用，这种互补关系需要政府来协调才能促成。

坚持基本医疗卫生服务公正平等和资源共享的供给理念，说明医疗卫生资源的社会供给要遵循公平优先兼顾效率的基本原则。根据罗尔斯"社会生活的任何一位公民的生命尊严都应得到尊重，国家应该保障那些处于社会最底层的基本

生活，但单独依靠市场的分配无法实现这一目标"① 的观点，我们要通过投入有限的医疗服务保证社会最底层居民的公共医疗需求。要落实公平优先兼顾效率，就必须设法降低在医疗卫生领域市场失灵的风险，采取必要措施进行政府干预。通过公共卫生服务高效供给，解决公共卫生和基本医疗供给不足、医疗费用高涨、医疗垄断等问题。当然，政府干预医疗卫生要适度，过度干预不仅不能弥补市场的缺陷，相反会限制市场机制的正常功能，扭曲经济关系，从而降低医疗卫生资源的配置效率。市场经济体制是当今最为有效的经济制度。理论可以证明，完全竞争的市场会将资源配置到效率最高的领域，从而实现"帕累托最优"或经济效率最大化。各国的实践也表明，市场经济对促进经济社会的发展、稳定与繁荣具有不可替代的作用。同时，市场经济为社会成员提供了广泛的自由空间，促进了人的平等，一定意义上还具有实现公平的功能。市场经济的公平性一方面表现在"起点公平"，即在市场自由竞争中，社会成员大体站在同一起跑线上，平等地占有生产资料和社会资源，每个人都拥有平等竞争的机会和权利；另一方面表现在"过程公平"，即市场规则对社会成员都是一视同仁的，不考虑道义上是否应当，也不考虑规则运作的结果对哪些人有利或不利，市场规则不能歧视某个人或某一类人，也不能使某个人或某一类人拥有特权。市场经济虽然具有配置资源、提供平等机会的功能，但纯粹的市场竞争所追求的目的是要实现经济效率的最大化，市场只关注生产要素的最佳配置，按照利润最大化目标来实现资源的有效配置，这种有效配置只是实现资源利益的最大化，无法实现最佳的国民收入分配。在市场经济中，在竞争中处于劣势的社会成员往往在下一轮竞争中会处于更加不利的地位，竞争的结果必然导致社会分化，贫富差距扩大，甚至出现两极分化。因此，市场经济的"起点公平"和"过程公平"并不一定导致"结果公平"，有可能导致严重的结果不公平，这与公平正义和共享发展的价值理念相违背。理论上公平与效率不存在必然冲突，公平与效率具有互补性，是可以同时实现的。公平价值主导下的制度安排和制度设计，能够处理好社会、政治领域的争端性议题和关系，而效率价值主导下的制度安排和制度设计，有利于发挥市场经济的资源优化配置功能，能够提高社会成员的积极性。

基本医疗卫生服务于社会基本公共服务而言不可或缺。基本医疗卫生服务与其他基本公共服务一样，本质上是一种公共品，存在着很大的正外部性。对于公共品，如果完全由市场来提供显然是缺乏效率的，往往会导致供应不足和"搭便

---

① 约翰·罗尔斯著，何怀宏、何包钢、廖申白译．正义论（修订版）[M]．中国社会科学出版社，2009：102.

车"问题。除了具有基本公共服务的一般属性之外，基本医疗卫生服务还有其自身的特殊性。最明显地表现在基本医疗卫生服务供需双方存在信息不对称问题。基本医疗卫生服务的需求者（患者）对医学知识、疾病情况等信息掌握有限，在很大程度上依赖于对医生或医疗机构的信任与委托，诊疗措施、保健安排基本上是由供给方来决定。同时，医疗保险市场的信息不对称往往也会导致失灵。众所周知，保险产品是根据平均成本而不是边际成本来定价。健康风险低的人往往不会购买保险，而健康状况较差的人则可能隐藏自己的健康信息，这就导致逆向选择，增加保险公司和投保人的平均成本和风险因素。

因此，在公平正义和共享发展的理念之下，基本医疗卫生服务的行业特征与公共品属性共同决定了基本医疗卫生服务供给要遵循公平优先兼顾效率原则。首先，健康权是每个社会成员都享有的基本权利，必须公平地实现，否则就违背了基本人权。其次，基本医疗卫生服务具有明显的经济特征，但本质上是一种公共品，公益性和福利性决定了医疗卫生资源必须体现社会的公平性。再次，医疗卫生资源具有稀缺性，社会成员对稀缺资源都有基本的权利主张，稀缺资源的分配和利用必须确保公平优先。最后，公平是社会主义制度的本质要求及其优越性的重要体现，即没有实现公平正义与共享发展，就无法凸显社会主义制度的优越性。基本医疗卫生服务的供给效率体现了医疗卫生制度安排与医疗卫生服务运行之间适应程度的高低，表现为在医疗卫生资源的约束下，获得其健康效益产出最大化的状况。各国政府及其相关部门也将促进基本医疗卫生服务供给的效率提升作为基本政策目标，并努力实现。上文研究说明，我国医疗卫生资源配置不合理引起了医疗卫生服务效率低、医疗卫生资源配置不均、农村医疗卫生资源稀缺；基础医疗机构设施差、医疗设备少且陈旧、缺医少药现象仍然突出、农民健康得不到基本保障；大医院对城市医疗卫生资源的拢集且社区卫生机构服务水平低，使医疗资源需求者向大医院拥挤导致"看病难"等问题。首先，有效整合城乡卫生资源是提高医疗卫生资源供给效率的有力措施。设立适量的城市医疗卫生机构，提高其服务质量，纠正医疗卫生机构之间无序竞争、转嫁医疗成本等不合理行为。积极建立起以县为中心、以乡为枢纽、以村为基础的农村医疗卫生服务网络，推动基本医疗卫生资源能及时向农村输送。其次，建立起覆盖城乡全体居民的医疗服务体系以及系列相关的基本医疗保险体系。以社区卫生机构为主体建立基本医疗卫生服务的提供系统，进一步完善农村地区县、乡、村三级医疗服务体系，全面推进居民医保制度、职工医保制度和新农合制度建设，有效提升基本卫生医疗的保障水平。最后，强化基层医疗卫生机构的功能和作用。作为社会公众健康产品和服务的输出口，基层医疗卫生机构具有"低投入、高产出"的优势，是基本医疗卫生服务提供任务的主要承担者。要保障群众获得基本医疗卫生服务的基本权利，就需要着力提高基层医疗卫生机构的服务能力和水平。

三、明确基本医疗卫生供给目标

基本医疗卫生事业是人民群众健康福祉的重要保障，在医疗卫生领域应当将公平正义和共享发展作为价值理念，坚持公平优先兼顾效率，积极建构覆盖全体居民的医疗卫生体系，并由此使公众享受到安全价廉、有效方便的医疗卫生服务，提高国民整体健康素质。基本医疗卫生以公平正义和共享发展为价值理念，就应当满足社会所有成员获得健康的权利。《中共中央国务院关于打赢脱贫攻坚战的决定》更是明确提出"要实施健康扶贫工程，保障贫困人口享有基本医疗卫生服务，努力防止因病致贫、返贫"。实施健康扶贫是打赢脱贫攻坚战、实现农村贫困人口脱贫的重大举措，也是精准扶贫、精准脱贫基本方略的重要实践。因此，我国基本医疗卫生供给的首要目标应该是"人人享有基本医疗卫生服务"。

"人人享有基本医疗卫生服务"是提高基本医疗卫生服务公平性的必然要求，同时又是实现社会和经济平稳发展的内在要求。"人人享有基本医疗卫生服务"使社会成员获得机会均等的基本健康保障，能有效地提高社会成员的健康水平，提升劳动力资源供给，从而刺激和带动经济的增长。基本医疗卫生费用主要由个人承担，会使社会成员个体之间的收入差异转化为不公平的医疗卫生资源享有。富裕阶层能获得高质的医疗卫生服务资源，而贫困阶层却无法获得应有的医疗卫生资源，难以享受到基本的医疗卫生服务，不能享有健康、平等的社会基本权利。贫困群体健康状况恶化得不到及时有效解决，不仅会影响社会人群整体的健康水平，导致社会发展缓慢；而且会使患者和其家庭承受极大的经济和心理压力，带来社会不稳定因素的上升。当前，我国仍处在社会主义初级阶段，国家财政能力有限，区域发展和城乡发展不平衡还比较突出，只能优先保障人民群众最基本的健康需求，还未能满足所有的健康需求。因此，我国基本医疗卫生服务应当将"保基本"作为人民群众最基本的健康权利与最基本的生存权和发展权，维持公共事业福利性特征最基本的要求。社会经济水平的不断提高和公共财政支撑能力的持续提升，基本医疗卫生服务的覆盖范围不断扩大、保障能力逐步提升，从而使居民日益增长的健康需求得到尽可能的满足。基本医疗卫生服务均等化是分层次、分阶段的动态过程。应该在经济社会发展的基础上，循序渐进，积极努力地实现"人人享有基本医疗卫生服务"。政府要积极发挥主导作用，调动全社会的有益力量，使基本医疗卫生服务体系不断完善，医疗卫生资源得到有效配置，医疗卫生服务的分配更加公平，最终使城乡及不同地区、不同群体的居民享有大致相等的医疗卫生服务水平。

第二节 推进供给主体多元化，改善基本 医疗卫生服务供给质量

从供给主体看，医疗卫生服务存在政府供给、市场供给和社会供给三种形式。政府、社会和市场三大主体在基本医疗卫生服务的供给上各有长短，应该充分发挥不同主体的优势，完善多元化的供给机制。

一、履行政府职责，完善政府供给

政府是公共利益的引导者，保障公民基本权利，特别是关系到公众生命健康的基本生存权利是政府的义务。政府肩负着维护社会整体健康利益、保护个体健康权利以及促进健康公平与平等的健康责任，不能退出基本医疗卫生服务领域，更不能把保障居民健康的责任推给市场和社会，只有政府才能确保群众能够公平地享有安全廉价、有效方便的基本医疗卫生服务。因此，在推进基本医疗卫生服务均等化过程中，政府应当起主导作用。《中共中央关于深化医改意见》就明确指出，"深化医疗体制改革要坚持政府主导与发挥市场机制作用相结合"。

政府主导基本医疗卫生服务供给由基本医疗卫生服务的固有特征和市场机制的缺陷共同决定。正如程晓明（2010）所言，"基本医疗卫生服务的相关产品中有很大一部分属于公共产品或者准公共产品，即便它们具有较明显的社会与经济效益，但因为自身的非排他性和非竞争性，使它们在完全依赖市场机制的情况下无法持续供给。从该角度分析，在医疗卫生领域中市场机制不能完全实现医疗卫生资源的高效配置"。基本医疗卫生服务中的预防接种、传染病和突发公共卫生事件等纯公共物品没有盈利空间，市场没有供给积极性，只能由政府供给，肩负着为社会托底的重要职责。其实，基本医疗卫生服务的公共品属性特征并非基本医疗卫生服务市场失灵的根源，只是因为基本医疗卫生服务的"外部性"信息不对称性和"垄断性"特征使得医疗服务市场失灵表现出特殊性（曹永福，2010）。基本医疗卫生服务中的传染性疾病具有很强的"外部性"特征。武汉暴发的新冠肺炎疫情让全国人民深刻感受到了传染性疾病的"负外部性"。正是由于武汉新冠肺炎患者早期未能被及时发现、隔离和治疗，才使病毒传播，给经济

社会带来了一系列的问题，产生了负外部性。随后，政府非常重视对武汉新冠肺炎患者的及时隔离和治疗，有效地控制了病情传播，使全国人民回到正常的生活工作轨道，便产生了"正外部性"。扭曲价格机制会受到传染性疾病外部性特征的影响，以致基本医疗卫生资源未能被市场机制有效配置。同时，医疗卫生服务的信息不对称和垄断性特征，也会导致其市场失灵。医疗服务过程具有专业性和技术性特征，医疗服务供给者处于绝对的信息强势地位，可能会向患方提供过度或不必要的医疗服务，使得"供方诱导需求"。基本医疗卫生服务的固有特征，以及市场机制本身的某些缺陷和外部条件的某种限制会导致基本医疗卫生服务的市场失灵，这使得基本医疗卫生资源难以通过单纯的市场机制被配置到最优的状态。也正是因为市场机制未能在医疗卫生领域中完全实现医疗卫生资源的有效配置，所以必须由公共权力执行机关的政府来主导，以使城乡居民享受基本医疗卫生服务的权利和公平性得到保障。

在基本医疗卫生服务的权责履行方面，我国政府还有较大的提升空间，医疗卫生领域中存在"看病难、看病贵"的问题。居民健康权的实现和医疗卫生负担的公平性在医疗卫生体制改革中被忽视，甚至出现收入和医疗保障水平呈现正比的不良现象，即收入水平越高，享受到的医疗保障水平越高，反之收入水平越低，享受的医疗保障水平也就越低，由此导致健康公平失衡，全民疾病预防控制体系还比较脆弱，公共卫生领域和群众的基本医疗得不到有效保障。究其原因是政府主导的"缺位""错位"和"越位"。理论界与实务部门普遍认为，在基本医疗卫生服务领域中存在明显的"政府失职""市场失灵"或"政府没有承担起应有的责任"等问题。这恰如李玲（2010）分析的，"中国医疗体制面临的问题是'市场失灵'与'政府失职'双重失灵……医疗卫生在很多情况下都存在市场失灵，需要通过公共政策来校正，但政府恰恰把失灵的问题推向市场，用市场的办法来解决市场失灵的问题"。

当前，完善政府对基本医疗卫生服务的供给，就是要充分发挥政府在基本医疗卫生领域中的主导作用，坚持基本医疗卫生服务是社会福利和公益事业的基本定位，纠正"政府失责"，克服"政府失效"。具体而言，首先应该确保有足够的公共卫生资源以备供给。各级政府应增加政府采购和直接投入，逐步扩大在公共卫生领域的财政投入，满足公共基础卫生服务需要，如控制传染病传播、计划免疫、部分疾病预防、健康教育、突发卫生事件应急处理和卫生监督等。充分考虑我国城乡之间、区域之间经济发展水平的差异性，加大中央对地方的财政转移支付力度，确保基本公共卫生服务的均等化。其次是保证临床医疗服务的有效供给。加大对基本医疗卫生服务财政投入的同时，合理调整布局医疗卫生资源，引导医疗卫生资源向基层倾斜，向弱势群体倾斜。

要在基本医疗卫生服务中更好地发挥政府的主导作用，需要澄清以下几个方面的误区：其一，政府主导绝非"政府包办"。政府包办基本医疗卫生服务，往往会出现供给不足或者供给过度的情况，且容易淡化区域间的差异性，以"一刀切"的方式实施公共政策。不仅如此，基本医疗卫生资源的供给由政府包办很可能滋生寻租等一系列腐败问题。通过贿赂官员，寻租者可以获得生产和供给公共物品的特权，并利用所获特权谋取超过市场均衡条件的不合理利润。这类寻租腐败行为极易导致政府失灵，公共政策实施流程混乱无序，行政成本增加，社会资源浪费。政府主导作用的发挥主要体现在政府设计医疗卫生制度、规划基本医疗卫生服务进程、负责医疗资金筹资和监管医疗卫生市场等方面。其二，政府主导绝不是"高度行政化"。医疗卫生资源配置的低效、短期行为、结构性失衡等问题无法通过市场的手段来解决。在基本医疗卫生服务领域发挥政府的主导作用，绝非实行类似"高度行政化"模式的计划经济体制。政府对基本医疗卫生服务采取"高度行政化"既不能实现医疗卫生资源的高效利用，也不能实现医疗卫生服务的公平分配。政府应当尊重、探索社会和经济的发展规律，通过行政、法律等手段发挥"看不见的手"在医疗卫生服务市场的引导和调节作用，促进医疗卫生服务市场持续健康发展。其三，政府主导绝非"排斥市场机制"。有些学者认为，商业化、市场化改革取向违背了基本医疗卫生服务均等化的一般规律，会带来基本医疗卫生服务公平性下降、基本医疗卫生资源配置效率低下等消极后果。其实，基本医疗卫生服务公平性下降、基本医疗卫生资源配置效率低，不是市场化改革的必然结果，而是"政府失责"带来的。强调政府主导的前提是市场机制作用的发挥，如果医疗卫生服务市场机制仅仅空为摆设甚至不存在，那自然就没有发挥"政府主导"作用的前提。在基本医疗卫生服务覆盖全民的情况下，医疗服务机构完全可以市场化运作。

二、发挥市场功能，改进市场供给

如前文所述，基本医疗卫生服务存在外部性、不确定性、信息不对称性、诱导需求、垄断等固有特征，市场失灵是客观存在的。但是，市场失灵的存在并不意味着必须取消市场机制，从国内外实践看，基本医疗卫生服务公平正义的目标与商业化、市场化之间并不存在必然矛盾。基本医疗卫生服务公平正义要求强调的是基本医疗卫生服务的社会效益，实现基本医疗卫生服务均等化应该成为政府政策追求的目标，而实施基本医疗卫生服务市场化和商业化则是达到基本医疗卫生服务均等化的重要方法。基本医疗卫生服务引入竞争机制可以降低服务价格、提高服务质量，更有利于医疗卫生资源配置的优化。医保机构作为基本医疗卫生服务的"第三方"购买力量，可以从合法运营的医疗机构通过购买获得医疗资源。医疗机构之间为争取医保机构购买合同的竞争越是激烈，医疗卫生服务的提供就越趋于公平。市场化机制的引入，使医保机构过去的纯粹划拨行为转变为市场购买行为，使原本存在差异的城乡、地区和阶层之间的"健康需要"逐渐向"医疗需求"过渡，使基本医疗卫生资源的配置更加公平合理。同时，医保体系的全面覆盖和保障水平的逐步提高也推动相当一部分医疗卫生资源往社区基层、农村地区和弱势阶层流动，促进基本医疗卫生资源配置公平和基本医疗卫生服务的可及性公平的实现。

在医疗卫生服务体系建设中，我国政府积极鼓励市场资本参与，营利性医疗机构的作用和地位被逐渐认可。"将营利性医疗机构作为医疗服务体系的补充"和"以公立医疗机构为主导，非公立医疗机构共同发展的办医原则"的方案在2016年新医改中被明确提出。来自市场的基本医疗卫生服务在我国医疗卫生服务体系中的地位越来越突出。市场（营利性医疗机构）参与基本医疗卫生服务供给，营利性医疗机构根据公众收入和需求的差异从而向不同群体提供差异化的医疗卫生服务，特别是市场向包括农村在内的基层地区提供了一系列基本的医疗卫生服务资源，这在一定程度上弥补了政府医疗资源分配政策的不足，缓解了过度投入给政府带来沉重负担，也以较为高效的方法满足了基层群众在医疗卫生服务方面的需求。不仅如此，在基本医疗卫生服务市场引进市场机制形成不同所有制，鼓励营利性医疗机构加入，有利于医疗机构多元竞争化，激发基本医疗卫生服务供给市场的活力，能使患者拥有更为广阔和多元的选择空间，实现公众"用脚投票"，保障消费者的主权与公众主权。当前，我国基本医疗卫生服务供给最薄弱的区域是农村地区。农村的地理区位分布不集中，难以像城镇地区一样通过人口集聚发挥规模效益，因而在基本医疗卫生服务供给方面农村是较为明显的洼地。政府主要依靠县级医疗卫生机构、乡镇卫生院、村卫生室或者诊所构成的三级医疗卫生服务网络体系对农村地区的基本医疗卫生服务供给提供保障。由于缺乏足够的财力、物力和人力，政府很难向所有农村地区提供充足的医疗卫生支持。而市场则能通过大量私人运营的村卫生室、诊所和其他医疗卫生机构向农村地区提供医疗卫生资源，弥补农村地区医疗卫生资源的不足，从而体现了市场供给在农村医疗服务中的重要作用。政府购买服务能克服政府供给公共品存在的弊端，是满足民众公共服务需求的有效途径。在基本医疗卫生服务领域，政府购买服务就是政府将市场机制引入医疗卫生领域，通过合约赋予营利性医疗卫生机构向居民提供基本医疗卫生服务的权利并明确责任，同时监督、评估其职责履行状况。由政府直接提供医疗卫生服务需要依赖官僚监督的自觉性和可持续性，而政府购买服务则是依赖经济激励机制的建立和优化，这便是政府直接提供服务与购买服务的最大差别。政府购买服务现已是我国为社会提供基本医疗卫生服务的重要手段。政府购买基本医疗卫生服务，既要确保医疗卫生服务中的基本项目在各个地区可以得到普及，又要考虑到不同地区以及城乡之间的差异性，将是否有必要购买基本医疗卫生服务作为最终是否购买的依据，从而提高财政投入的产出效益。要明确购买基本医疗卫生服务项目的评价标准和定价标准，创新购买的支付方式。

三、调动社会力量，优化社会供给

政府部门和市场部门之外还存在非营利组织，非营利组织是本着社会福利最大化的目标，以解决社会矛盾和社会事务弊端为手段，致力于创造公共利益和社会效益的公益社会组织。非营利组织特别关注政府和市场忽略的公共卫生服务领域，可以起到弥补空缺的作用。在医疗卫生服务领域，非营利组织大部分由医学专业人士自发组成，凭借专业的医学知识、医用技能以及丰富的医疗卫生从业经验，向居民提供特殊群体救助、医疗保健知识宣传、救助服务上门到户、慈善捐赠、下乡入村义诊、艾滋病等特殊疾病预防治疗等形式灵活多样的医疗卫生服务。非营利组织不但能够将政府组织的非营利性特征和市场组织的主动灵活性特征融合起来发挥作用，而且能够很好地运用政府制度和市场机制的优势，在基本医疗卫生服务领域真正做到公平与效率共进，具备着不可替代的独特地位。从实践看，非营利组织在拓展基本医疗卫生服务的可及性方面发挥的作用日趋明显，已逐步成为提供基本医疗卫生服务的重要辅助者，是基本医疗卫生服务供给体系的重要补充。

因此，非营利组织是人民群众获得基本医疗卫生服务的重要来源，其凭借着地位的独立性和措施的灵活性，能够在政府与市场之间很好地发挥协同效用，弥补政府和市场供给不足。但我国非营利组织目前的发展环境存在诸多问题，如政策鼓励欠缺、相关制度不够规范等，这在较大程度上限制了非营利组织的发展空间。政府应当适当降低非营利医疗卫生组织的注册和运营门槛，简化注册登记流程，规范日常运营制度，支持各类专家学者成立各种形式的互助组织，为其提供更加公平和平等的发展空间与发展条件。完善对于规范非营利组织运营发展的相关制度，在多方面加强对非营利组织事前、事中、事后的全过程和全方位监管，尤其应当强化对非营利组织在事后违规的问责制和处罚制。非营利组织应当自我优化内部运营制度，自觉承担起组织社会义务，树立诚信可靠的形象，以公开透明的方式及时地为有需要的各类群体提供优质的基本医疗卫生服务。

四、明晰主体边界，完善协作机制

为了更好更快地满足人民日益增长的医疗卫生服务需求，需要政府、市场、社会多元主体优势互补，协同提供医疗卫生服务。基本医疗卫生服务供给多元化无论在理论层面还是实践层面都有许多尚待完善的地方。必须明晰政府、市场、社会的主体责任边界，完善多元化供给主体的协作机制。

供给主体多元化意味着在基本医疗卫生服务供给体系中存在三个供给主体。如果政府、社会和市场三大主体之间存在着责任划定模糊、任务分配不恰当、角色扮演不明确的情况，那么很可能诱发"权力越位"或者"职责缺位"等问题。"人人享有基本医疗卫生服务"是政府部门在医疗卫生事务工作中追求的目标，确保社会个体公平公正地享有安全有效、便利廉价的基本医疗卫生服务是政府义不容辞的责任。政府在基本医疗卫生服务供给中要发挥主导作用，明确自身在制度安排、公共筹资、卫生规划、监管以及立法等方面的责任。要不断推进理念创新、管理创新和发展模式创新，深化基本医疗卫生制度改革，建立起符合我国国情、全民受益的基本医疗卫生制度，建构保证卫生公正的制度框架，承担起公共筹资的责任，确保残疾、失业、低保等极度弱势人群能够不因经济状况而被排斥于制度之外，引导医疗卫生资源向城市社区、农村等薄弱领域流动，保证基层地区的基本医疗卫生服务可及性。明确市场供给的边界，即准许市场在法律允许范围内进入并且在政府的监管下提供所有的基本医疗卫生服务，在此领域内，市场通过价格机制，以利润诱导为手段，促进交易的发生与完成，最后实现基本医疗资源充分有效地供给。面对政府与市场在基本医疗卫生服务供给的不足，非营利组织能够有效地弥补，在基本医疗卫生服务多元供给体系中担负着补充者的角色。对于市场与社会的活动空间的大小，政府的管理力度和调控强度能够产生决定性作用，而市场和社会的边界范围又取决于其空间活动。因此，为了更好更有效地激发市场和社会活力，市场和社会的边界范围需要合理放大，故需要进一步释放市场和社会的活动空间，这也要求政府在明确自己责任的同时适当合理地减轻管理力度和调控强度。市场和社会进入基本医疗卫生服务领域，不仅可以提高基本医疗卫生服务的供给质量和效率，还可以在一定程度上减轻政府的负担，以及弥补政府的过度干涉弊端，使得多元化供给主体协作机制更好发挥作用。

政府、市场和社会的价值取向及运营模式存在很大差别，在三个供给主体协同供给的过程中可能会出现很多冲突，需要进行协调才能发挥多元化供给主体的协同机制。为更好更有效地实现并保障基本医疗卫生服务共建共治，供给主体多元化协同机制发挥着不可替代的关键作用。政府、市场与社会各自在基本医疗卫生服务领域具有不同的职责与功能，并且优势与弊端共存，而多元化协同供给机制则可以很好地让三者更好的互动合作、优势互补进而形成一个多方面、全方位的联动体系，发挥多元主体的整合作用，使得基本医疗卫生服务供给的效能最大化。建立并完善多元供给主体合作平台，并且促进多元供给主体之间协作形式的多样化和流程的规范化。借助网络治理结构，对各个供给主体职责和功能进行合理配置与创新优化，进而形成最有效的协作模式。此外，特许经营、购买服务、合同外包、志愿服务等也需要纳入基本医疗卫生服务供给体系当中，促进多元主体在联动体系内各司其职，采用风险共担和利益共享的方式有利于进一步完善协同供给机制，实现多元主体供给质量最优化。

第三节　健全基本医疗卫生服务体系，提升医疗卫生资源可及性

党的十九大报告明确提出要建立优质高效的医疗卫生服务体系。这种优质高效的医疗卫生服务体系就是要确保任何人，处在任何经济状况和社会政治状况下，都能享受到国家提供的医疗卫生服务。基层医疗卫生服务体系是向社会公众提供基本医疗卫生服务的主体，保障人人获得基本医疗卫生服务是基本医疗卫生制度"保基本"的重要基础。我国基本医疗卫生服务体系囊括医院和基层两级，医院和基层医疗机构是基本医疗卫生服务的主要载体，是民众获得可及、低廉、安全、有效的基本医疗卫生服务的提供主体。然而，我国现行基本医疗卫生服务结构功能失调，基层服务能力薄弱，大城市大医院负担过重且公益性淡化，导致民众对基本医疗卫生服务的可及性不高。

一、加快医院管理体制改革，推动公立医院公益性回归

公立医院是被我国政府纳入财政预算的非营利医疗机构，是我国医疗卫生行业的领导者，掌握着大量的医疗资源和众多先进的医疗技术，是我国人民群众看病就医的主体医疗服务机构。我国的公立医院具有公益性特征，不以追求经济效益为目标，是实现政府职能的重要载体。不论是从我国公立医院的绝对数量还是

所占的比例，抑或是其拥有的执业医务技术人数、研发的科研成果、先进医疗设备数量、诊疗患者人次及其所占比例等数据都可以看出，公立医院是我国医疗卫生服务体系的中流砥柱，扮演着不可替代的角色。我国公立医院不仅为全体居民提供着最基本的医疗保健服务，也承担了重大灾害与突发事件抢救任务。2003年非典传染疾病的预防和救治，2008年汶川地震的救死扶伤，2020年新冠肺炎的救治和预防等社会突发事件、重大自然灾害抢救支援的"排头兵"都是公立医院。

自改革开放以来，效率优先的市场化改革效果显著，但也为医疗服务带来弊端。公立医院垄断化、官僚化和行政化现象较为严重，使得国家提供的医疗服务远远低于居民日益增长的医疗需求。公立医院凭借其垄断地位，不断吸取社会优质医疗资源，造成了医疗服务供不应求和医疗价格畸高。公立医院内部自身管理体制存在的缺陷使得其定价机制与其收费机制不合理、监督机制与激励机制无法有效实施以及医疗风险化解机制不健全，从而导致公立医院出现公益性缺失倾向。一些公立医院出于对自身利益考虑，忽视应提供的公益性服务，竞相逐利追求不正当利益，使用"非正当销售"等手段强制患者接受非必要的检查诊断、用药、手术等过度诊断和过度治疗，或者通过收受药品或药材回扣等手段获取"灰色"收入，无法实现医疗卫生服务的公正性和可及性。同时，许多公立医院进行粗放式规模扩张，使基层医疗机构的优质医护人员往公立医院聚集，导致基层医疗机构的诊疗能力低下和技术落后，最终的结果是公立医院患者扎堆过度拥挤、基层医疗机构冷清，从而违背了公立医疗公益性的本质属性。

随着经济社会发展水平的稳步提升，居民对基本医疗卫生服务的需求不断提高，政府放权过度、职责缺失以及一味市场化，使得公立医院提供的基本医疗卫生服务难以满足人民群众的总体需求，且这一矛盾始终存在甚至深化。党的十七大报告中首次明确对公立医院做出定位："深化公立医院改革，坚持公立医疗卫生的公益性质，强化政府责任，积极为人民群众提供安全、有效、便捷、低廉的医疗服务。"政府在《关于公立医院改革试点工作指导意见》中再次明确，"我们要确保公立医院公益性不动摇，实行管办分离、医药分离、促进医务人员工作积极性、提高公立医院的运转效率、让群众看得起病，看得好病"。《国务院办公厅关于建立现代医院管理制度的指导意见》明确提出"把人民健康放在优先发展的战略地位，将公平可及、群众受益作为出发点和立足点，全方位、全周期保障人民健康，增进人民健康福祉，增强群众改革获得感"。

首先，完善公立医院的监管机制。我国公立医院是以政府为主体投资并创办的非营利机构，应面向社会提供公益医疗服务，使其逐步回归公益性。长期以来，由于我国医疗卫生事业的监管主体——政府在医疗行业的行政错位，集监督职责与运营角色于一身，使得医疗行业监管无法得到有效实施。应当将公立医院的归属权从卫生行政部门抽离出来，明确医疗行业的监管主体，在监管过程中由监管主体对公立医院的财务、采购、支出、医疗行为等进行监督。建立健全的、以公益性为导向的公立医院绩效考评体系，加强形成医疗效率、服务质量、医疗成本控制、医疗服务满意度、学科建设和科研等多方面、全方位的联动考核机制。深入推进管、办分离，政、事分离，营利性、非营利性分离，医、药分离"四分离"改革，理顺公立医院各个部门的职权。提高财政资金的配置合理性、医疗资源的整合优化性及医疗成本的控制有效性，切实降低医疗费用。完善以政府为监管主体、以市场为监督辅助、社会舆论督促和公众共同参与的医疗卫生监督体系，使得公立医院扮演好社会公众基本医疗卫生服务提供者这一角色，确保公益性在公立医院提供的基本医疗卫生服务中能够得到真正体现。

其次，完善公立医院的补偿机制。要解决以药养医等恶性问题，就需要加强财政补偿并完善补偿机制，改变补偿的方式。美国、加拿大等发达国家都是通过政府购买服务，按照服务量和工作绩效来进行补偿。医务人员的收入补偿对其提供的基本医疗卫生服务具有重大影响，而对于医疗人员的收入补偿主要位于其基本工资和绩效工资。在补偿机制的工作中，要着重体现公平与效率。根据基本医疗卫生服务量与服务水平来衡量其基本工资补偿，综合考虑收入与支出来确定其绩效工资补偿，通过医务人员服务的数量和服务标准化的预付制措施，使得补偿机制更加合理有效。改变补助的项目。将"成本—效益"管理理念引入公立医院补偿机制的改革中，采用差异定价原则，推行医疗服务项目差异收费。根据减去财政补贴后的成本，综合考虑费用与效率实用化原则来制定基本医疗卫生服务项目的价格；对于非基本医疗卫生服务项目的价格，要根据其成本在依法依规的合理基础上进行定价；对于一些特殊的医疗服务项目采取价格自由化，主要由市场定价。可以采纳"择优奖励"的方式实施补偿，即根据公立医院所提供服务的质量高低、好坏程度，运用"奖励补偿"的形式。建立健全高效、合理的医疗欠费补偿机制，着力改善医疗欠费现象，将医疗欠费补偿工作作为重中之重。大力推动诊疗"紧急优先"和"绿色通道"会员制度，医院、政府和社会共同出力，联合建立"医疗欠费共担基金"，在经济上为患者的紧急救治权保驾护航。针对特殊情况，如因遭遇重大灾害、突发紧急或意外事故等所造成的或由特别穷困患者产生的医疗欠费，可以采用政府救助基金和医疗救助基金等补偿方式来帮助其脱离欠费困境。

最后，完善公立医院运营机制。我国公立医院因其具有一定的特殊性，体制内矛盾问题长期存在。针对这些矛盾问题，应通过健全法人治理结构、完善各级权力问责制等措施予以有效解决。全面改革并创新公立医院管理体制机制，完善以理事会为决策层、管理会为执行层、监事会为监督层的医院现代法人治理结构和各级分权组织框架，落实稳固公立医院决策层的决策地位、执行层的自主权力、监督层的监管职责。推动理事会领导下的决策问责制，在决策制定、实施成效以及事后担责等方面充分发挥其相关主要领导的关键作用。以理事会为主的决策层，要坚持把为社会群众提供需要的优质医疗服务、满意度高的公共卫生服务和有效完成政府指令性任务以及积极承担社会责任、发挥社会效益等作为办医的基本原则；执行层应稳固落实运营自主权，充分发挥有效能动性，以提升公立医院自我管理和自我发展的决策能力为目标，积极采取适合自身特点的手段进行自我改革和自我优化。改革现行的薪酬制度，剔除现有不合理的酬劳条例，适当提高医务人员的薪资待遇、家庭补贴以及社会福利，真正允许医疗服务收入减去成本并按规定扣除抽成提取的各项基金之后的部分，合理流向医务人员的绩效与补贴，严厉打击医务人员"灰色收入"等乱象，确保医务人员在职业上只专注于医术的精湛性以及服务的优质性，就能获得经济地位、职业声望以及个人荣誉的提高。制定公立医院的盈亏情况及利润增长幅度、利润分配流向公示制度，让医务人员安心于提供优质服务。采取利润增长比例封顶、超额累进上缴、合理分流病患诊疗等办法限制医疗机构营业额及纯利润的过快增长，让医院及其医生专心于能治病、治好病而不是如何提升利润空间，避免医院陷入片面追求营业额及利润增长的发展困境中。

二、优化农村基本医疗卫生服务，提高农村医疗服务水平

自新型农村合作医疗制度实施以来，经过各级组织共同努力，农村基本医疗卫生服务水平较之前得到明显提高。但不可否认，在运行过程中，农村基本医疗卫生服务也暴露出一些弊端。对统筹层次的设置偏低和相关制度措施的不到位，引起部分农村流动人员没有参保资格、医疗保障使用权利不明确以及医疗服务资源使用权利被限制，造成参保和享受医疗服务的公平性缺失；现有补偿模式的缺陷导致"逆向选择"现象频发，对自己未来健康不看好的人参加，对自己未来健康自信的人则选择放弃，从而导致在"大病统筹"的模式下风险池缩小，进而使医疗基金难以为继；农村医疗救助资金严重不足，存在项目难以为继现象，且主要源于财政拨款，筹集方式比较单调且收效甚微；救助对象覆盖面窄以及救助病种范围较小，绝大多数多发病、常见病、慢性病等病症都没有被划入救助病种的

范围，使得农村医疗救助措施与农村人口日益增长的医疗需求不匹配，造成多数患病贫困人口仍因看不起病加上受病种限制原因而得不到救助的现象仍时有发生。因此，进一步优化农村基本医疗卫生服务体系，提高农村医疗服务水平仍任重道远。

首先，完善农村医疗卫生服务网络。我国农村居民日益增长的基本公共卫生服务需求是由县级医疗卫生机构、乡镇卫生院、村卫生室来供应的，是我国农村医疗卫生服务网络的中坚力量。县、乡、村三级医疗卫生服务机构的职责明确，在各自的领域各司其职，形成层层联动全方位提供优质服务的局面。村卫生室（站）主要提供村民一般性疾病症状的诊断治疗服务及承担该行政村的公共卫生服务职责；乡镇卫生院不仅提供其他常见病、多发病的诊疗服务，并且具有对本辖区内的村卫生室（站）进行技术指导的职责，是农村提供优质卫生服务的主力军；县级医院主要负责基本医疗卫生服务及危重急症病人的抢救，在农村基层医疗机构和高等级医院之间担负着转院就诊的关键职责，还要对乡镇卫生院、村卫生室医务人员进行专业的业务培训和相关的医疗服务指导。完善以县级医院为龙头、乡镇卫生院为骨干、村卫生室为基础的农村三级医疗卫生服务网络。后两级的乡镇卫生院和村卫生室与农村居民生活息息相关，作为农村可及性最高、便捷性最强的医疗卫生机构，是满足农村居民基本医疗卫生服务需求的首选单位。政府应当加大对乡镇卫生院和村卫生室的投入力度，提高财政支持的力度，对乡镇卫生院和村卫生室所承担的公共卫生服务项目给予充分的财政支持，完善政府投入机制，依法依规充分发挥市场机制，多渠道筹措资金，着力改善乡镇卫生院和村卫生室的基础设施。加强村卫生室、乡镇卫生院与县级医疗卫生机构的业务联系及专业水平对接，推动我国"三级"乡村医疗卫生机构全方位一体化联动管理。大力推进村医远程医疗和在线医疗共享等平台的创新发展，着力推动医务人员远程培训、专业人员远程指导的医疗沟通技术革新，逐步实现"三级"医疗卫生机构病历分析、医疗方案共享。充分利用互联网的传播优势，由优势医疗机构借助互联网与偏远地区、欠发达地区的医疗机构建立远程医疗服务协作网络。

其次，加强农村医疗卫生队伍建设。建立健全地方政府与高校联合培养高素质医务人才机制，推动实施医学院校高校毕业生与基层医疗卫生机构的定向免费培养计划，为农村医疗机构输送专业人才，从源头上解决人才匮乏问题。鼓励和引导高等医学院校毕业生致力于农村卫生工作，适当提高农村卫生服务人员薪酬及福利待遇，以优化农村卫生人才队伍结构。积极补充和优化农村基本医务人员的专业知识框架，完善选送基层卫生人才到优质强等级医院进修和邀请医疗专家到基层进行专业巡讲等制度，加强各等级医疗机构相互交流和学习，积极实行高素质医务人才分流，促进其分配的结构合理化，弥补现有基层医务人员培养体系和队伍建设的不足。

再次，对农村贫困群体进行重点救助。全面落实各项补助制度，大力宣传新农合补助政策，真正做到告知于民、用之于民。积极促使农村贫困人群参加新农合补助，尤其加强对农村最低生活保障对象、重点优抚对象、社会福利机构收养的"三无"人员、重度残疾人等群体的补助力度，对于参合个人缴纳部分由政府酌情予以全额补助。积极引导红十字会、基金会等社团组织、慈善机构和社工机构获得更好发展，自觉承担起相应的社会义务。大力开展对贫困地区和农村贫困人群的健康知识宣传，使该群体掌握基本的健康保健常识和医疗就诊意识，必要时本着"以人为本"的理念对其健康进行干预。加强农村传染病的防治，大力普及医护常识及公共卫生知识，正确引导村民进行农村环境综合有效治理，提高村民生产生活垃圾有效处理的意识水平，在居住环境和公共卫生这一根源上防止传染性疾病的传播与蔓延。

最后，完善农村医疗卫生保障制度。充分考虑各地区经济和卫生服务发展水平差异，当地政府部门在现有新农合大病保障制度的基础上，积极合理调和大病保障筹资与新农合整体筹资共进的关系。以满足农村医疗卫生保障需求为导向，不仅确保基本医疗保障整体水平提高，而且逐步加强对大病风险的防控能力。在基本医疗保障覆盖全体城乡居民的基础上，推动医疗救助有效实施和基本医疗保障有效落实并促进两者的有效衔接，根治农村贫困群体"看不起病、看不上病"这一现象。

三、大力发展社区卫生服务，提升城市医疗卫生服务便利性

我国一直存在着医疗卫生资源分配不均的现象，从而造成医疗资源不足与浪费并存。医疗卫生资源的匮乏与人民日益增长的医疗卫生需求不匹配的矛盾一直得不到彻底解决，特别在基层尤其以农村甚为严重，而医疗卫生资源的浪费主要表现在城市大医院存在着诊疗过度。发达国家的实践表明，完善的社区医疗卫生服务，不仅可以使医疗卫生资源匮乏与人民医疗卫生需求不匹配的矛盾得以缓解，还可以使城市大医院的医疗卫生服务更加有效便捷，从而有效地改善医疗卫生资源配置。英国医疗卫生服务体系注重疾病预防和医疗保障群体的全面性，高度便利可及性的社区医疗服务在英国国民医疗卫生服务中具有举足轻重的地位，是英国公民接受基本医疗卫生服务的重要途径。英国社区医疗卫生服务覆盖面广且制度相对完善，全民免费医疗的措施亦为其社区医疗卫生服务覆盖全国卫生服

务领域注入了强心剂。社区医疗服务工作对美国而言也是重中之重。为了使大医院诊疗拥堵、压力过大、专业医生看小病等现象得以缓解，解决医疗资源的缺乏与浪费的矛盾，同时满足人民的日常医疗卫生服务需求，政府将医疗卫生服务搬入社区，并采取区医疗服务与社会、私人医疗保险有机结合的方式，对社区医疗机构进行高投入和高补贴，为社区居民提供基本医疗卫生服务、家庭护理及长期护理。

在当代社会，社区卫生服务机构的服务内容主要囊括社区基本医疗卫生服务和社区公共卫生服务两个领域。社区基本医疗卫生服务对于解决所辖社区居民常见和多发疾病及时诊断、转院就诊工作等问题发挥着主力军的作用。而社区公共卫生服务领域主要致力于为所辖社区居民提供疾病预防、健康教育以及计划生育和养老保健等优质服务。《国务院关于发展城市社区卫生服务的指导意见》出台以来，我国各级政府大力推进城市社区卫生服务机构建设，城市社区卫生服务的医疗服务水平逐步增强。但城市医疗卫生优质资源向大医院集中，社区卫生服务资源短缺、服务能力不强等问题依然没有得到妥善解决。笔者开展了城市社区卫生服务满意度调查，向福州、厦门两个城市30个社区的居民发放了调查问卷。调查内容囊括多个方面，重点涉及就医就诊环境、药物及医疗设备的齐全度和先进度、医务人员的专业素养及服务态度等。调查结果表明，居民对社区卫生服务机构有着较大不满，其主要缺陷显露于医疗卫生环境、工作人员服务态度、医疗设备和药物以及整体服务水平等。总体来看，当前我国基层医疗卫生机构的作用尚未有效发挥，在功能和机制上还急需改善，红利还需进一步释放。

第一，进一步健全社区卫生服务机构的功能。组织各层级医疗人员、多层次医疗机构、各种管理服务组织积极参与社区卫生服务，搭建以社区卫生服务中心为主体的城市社区卫生服务网络。建立全科医生制度，以其为主力点进行优化并创新我国现有社区医疗卫生服务体系。而我国社区医疗卫生服务人员承担的任务较为多样，不仅包括治疗常见和多发病、疑难病及时报诊和转院就诊等相关工作，而且对于做好疾病预防工作亦有着不可懈怠的职责。完善地方基层医疗卫生机构和引进人才的相关政策，如采取地方与高校联合培养、提高基层医务人员薪酬及福利待遇等方式并进，减轻基层医务人员匮乏压力，充分促进优质等级医院和基层医院的交流学习。同时发挥好财政扶持的作用，坚持引进国内外先进医疗设备和医疗药物，"硬软件"两手并抓，带动社区医疗环境的良好发展和医疗服务水平的提升。建立健全基层医务人员到上级综合性或专业性医院进行公费性规范化、专业化培训制度和进修制度，使得医疗卫生人才培养体系日趋成熟，促进社区卫生服务机构和医疗卫生人才队伍职能专业化和服务优质化。补齐配强社区服务机构的医疗设备，实现对社区居民常见疾病的充分诊疗和一些重大疾病的及时诊断。对社区内居民进行全面普查，并建档立卡进而形成覆盖面广、专业性强的居民健康档案，便于随时随地对居民健康信息进行掌握和诊疗。继续促进社区卫生服务模式多样化、职能专业化、流程便利化，加大普及社区居民医疗卫生意识，切实做好社区居民"疾病警报器"工作，当好"健康守门人"角色。

第二，建立稳定的社区卫生服务机构建设投入机制。各级政府应当建立稳定长效的投入机制，规范引导资金向社区卫生服务以多种方式进行补助，健全相关制度，明确政府应承担的社区卫生服务财政投入比例和管理职责的落实。增加社区卫生服务机构的建设经费、设备购置费等基本所需经费，并对其完全公开化、透明化，简化社区卫生经费投入申报流程，保障社区卫生服务机构的日常完整运行。确切落实政府主要公共服务的承担职责，对卫生经费的使用规范管理，加强投入，促进流程及明细公开化、透明化。促进社区医疗服务资金来源多样化和渠道合理化，在加强中央、地方的财政补贴的同时，规范引入社会医疗保障基金的供给，辅以合理少量的医疗卫生服务收费，保障社区医疗卫生服务机构的高效率运转和社区医疗卫生事业的整体质量不断提升。

第三，完善社区卫生服务机构与其他医疗机构的协作分工机制。促进社区医疗卫生事业发展的关键节点在于社区医疗机构与其他医疗机构的分工协作和职能。吸收并借鉴国外社区医疗机构的有力做法，建立起符合我国国情的双向会诊机制，完善"小病在社区，大病在医院""社区医院及时互转""医疗救治在医院，基础疗养在社区"的医疗协作制度。使社区居民患病在社区医疗机构接受初步诊断和治疗，在社区医疗机构无法提供后续诊疗服务的情况下，协助病人通过转院就诊转往高一层次的优质医疗机构得到更进一步的诊疗，使社区卫生服务机构成为居民健康服务的"把脉人"。参与双向转诊的综合性医院负责加强对社区卫生服务机构医务人员的专业培训，在提高其业务能力的同时给予其技术支持，从而使下转患者能得到及时有效的规范诊疗。正确引导病人选择就诊机构，根据实际情况酌情合理分流病人，并在病情费用和就医过程着力发挥社会医疗保障作用。完善保险机构对于投保患者在社区医疗机构和等级医院就医费用的支付制度，并规范其支付措施。加强社区卫生服务机构与其他医疗机构的协作交流并完善其合作机制，使大医院对社区卫生服务机构的对口支援和帮扶方式多样化、资源分配合理化、技术支持专业化，形成"大院带社区""社区看齐大院"等良好态势。

第四节　优化"三医联动"机制，提高供给制度运行效率

基本医疗卫生制度是一项巨大复杂的社会工程，政府、市场和社会三者共同形成一个多方面、全方位的权责利体系，此项工程不仅与各部分职能的界定和划分息息相关，更要兼顾"公平与效率"，使其供给制度的运行效率最大化。基本医疗卫生制度还涉及医疗卫生经费的补偿方式、医疗卫生服务的提供、医疗卫生费用的支付方式、医疗过程和药品采购、供应环节中的监管。因此，需要统筹把握基本医疗卫生制度的发展规律，有效协调医疗、医保、医药领域的资源配置，确保每个公民都能公平享受基本医疗卫生服务，提高广大民众的健康水平。人力资源和社会保障部《关于积极推动医疗、医保、医药联动改革的指导意见》提出，积极探索、推动以医保的基础性作用为导向、以医疗卫生服务体系改革为重点，配合医疗、医保、医药等职能部门协同合作的整体性系统性改革。党的十九大报告更是明确提出"深化医药卫生体制改革，全面建立中国特色基本医疗卫生制度和医疗保障制度，健全现代医院管理制度，完善优质医疗卫生服务体系"。我国现行的基本医疗卫生服务提供体系、基本药物供应保障体系和基本医疗保险体系共同形成了覆盖我国城乡居民的基本医疗卫生服务体系的制度框架，其体系的优化发展为我国的医疗卫生事业进步提供不竭动力，但这并不意味着对于公众而言，公平和效率总是协调共进，医疗卫生体系的公平性建设往往更需加强。

一、构建统一的基本医疗保险制度，确保公众健康底线公平

任何一个国家或地区的医疗体制改革目标都是提高医疗卫生服务的绩效，包括医疗卫生服务效率、质量和可及性、居民的健康状况、对居民患病的经济风险保护、患者满意度等指标的改善。健全的医疗保险制度可以通过支付手段优化医疗资源的配置。医疗资源的可调性使其在"横向纵向"中均可充分再配置。大力促进医疗资源在不同等级医疗机构、同一医疗机构内不同科室甚至不同病种之间进行充分合理再分配。医疗保险不仅可以规制医院以及医护人员提供给患者的诊疗项目内容、消耗的药物及器材等服务补偿模式，还可以采取按项目、服务单元、病种以及疾病诊断相关组付费等方式，并通过限定报销额

度、比例控制治疗费用等行为来促进医疗服务部门的行为规范和提高服务质量，节约医疗服务资源。医疗保险也可以通过补偿比例提高等措施，引导患者综合其自身情况及其条件，合理选择卫生服务机构就医，促进等级医院和基层医疗机构的分流诊疗，大力推动私人医生预约和家庭医生上门服务模式的实现，着力改革、创新药品采购制度和药品价格谈判制，使得药品销售价格处于合理价格区间。另外，医疗服务水平的提高同时依赖于医疗保险监管机制的有效运行。医疗资源的再配置有效与否、分配流通过程是否规范、预期目标是否达到标准等都需要对医疗服务方进行必要的监管。而医保在监管过程中能够发挥着至关重要的作用，其既可以对医院门诊及住院人数、诊疗项目、药品器材使用情况进行实时监控，也可以通过分析就诊对象与刷卡数额的吻合性监控患者的诊断路径，避免异常费用的发生，更好地规范医疗服务举措，有效提高医疗服务满意度。

近年来，我国政府不断致力于加强医疗保险制度的建设性深度和覆盖面广度，加快建立并健全针对农村居民、城镇居民、灵活就业人员、企业职工以及公职人员等各类群体的医疗保险制度体系。但现行的医疗保障范围以住院为主，部分重病患者参保后个人负担仍然较重，家庭灾难性卫生支出比例较高。建立覆盖全民的基本医疗保险制度，要求当地部门需要根据区域内居民实际情况共同推进机会平等的医疗保险制度，进而让基本医疗卫生服务满足不同群体的需求，把握公众健康底线公平。

当前，城镇职工基本医疗保险和城乡居民基本医疗保险共同组成我国的基本医疗保障制度。应该从顶层设计上逐步推进城镇职工基本医疗保险和城乡居民基本医疗保险并轨统一的基本医疗保险制度，确保公众健康底线公平。全国统一的基本医疗保险制度，可以实现基本医疗卫生服务均等化，从而确保医疗卫生服务的公平与效率。医疗保险基金的建立是健康人群回馈于社会的公益性项目，是健康人群为非健康人群做贡献，其目的在于缓解非健康人群患病就医的经济压力。建立科学公平的基本医疗保险制度，确保医疗费用在健康人群和病患之间分摊，在民众健康与患病的不同时段分担，避免医疗费用均由病人在患病期间负担的艰难局面，使医疗卫生服务利用不公平现象得到矫正。健全的基本医疗保险还能够派生医疗服务的"第三方"购买机制。医疗的专业性决定了医患双方拥有的信息是不对称的，医疗卫生服务的提供方往往处于信息优势地位，医疗服务消费方对诊断治疗一无所知，处于弱势地位。因此，医疗服务方诱导消费方进行过度消费的现象屡禁不止。而由于医保体系的参与，使医、患两方关系变成了医、患和医保三方关系。医保代表广大参保者的利益，作为医疗服务的购买者，参与到医患之间的博弈关系之中，形成专业化付费机制，从而有利于实现医疗卫生公平价值。

建立全国统一的基本医疗保险制度，能够为社会最底层群体提供基本的医疗保障奠定坚实基础。而我国现行医疗保险制度下，处于社会最底层的群体仍然由于收入、家庭等各项因素无力担负医疗费用，甚至对基本的医疗保费都束手无策，更无须谈用余力去承担保费支付以外的医疗费用。所以，若只为此类社会最底层的群体购买医疗保险，他们生病时仍会因为无力担负保费外的医疗支出进而选择放弃治疗。所以，应当坚持基本医疗卫生服务公平正义和成果共享的供给理念，由政府在一定程度上全部承担社会最底层居民的医疗支出费用。

二、完善我国基本药物制度，提供质优价廉的基本药物

"以药补医"是我国医疗领域多种问题的源头。自我国新医改实施以来，各地相继出台并确切落实了一系列查处药品回扣、取消医药加成、加强药品监管使用等政策，使得不合理的医疗花费与人民药物需求的矛盾得以缓解，大部分药品价格的下降以及相同药效替代药物的研发使用，使得患者的医疗支出结构有所优化，让因药价过高造成的"看病贵"和"以药补医"等现象逐渐成为历史。药品质量和价格是影响居民药品可及性与可负担性的决定性因素，政府需要通过制度设计引导药品生产与供应企业控制成本和提升质量。进一步完善我国基本药物制度，加快药品供应保障体系建设，向公众提供质优价廉的基本药物。规范引入市场机制，坚持成本定价与效果定价相结合的原则，充分体现市场竞争和供求关系变化，进一步形成合理合规的基本药物指导价格体系，并且健全国家基本药物政府采购制度。坚持并完善透明化的药品公开招标和统一采购制度，通过药企、医院与医保机构的协商谈判，必要时通过市场与行政的手段对药品资源进行再配置，促进药品药械的供给方进行自我革新，进而优胜劣汰完善供给市场。着力加强基本药物价格监督管理，注重药品遴选环节安全性、时效性、科学性、公开性，将药品以及耗材的生产、采购、流通、分配等环节公开透明化，有效促进药品以及设备的招标模式多样化，严格制定相关药品以及大型设备的生产、采购等流程的执行标准，注重配备使用环节中各级医疗机构配备使用基本药物的最低比例和目录外药品配备使用的最高比例以及医务人员使用基本药物的规范性。加强对药品药械市场的社会监督，引入第三方评估技术和其他参评、制约手段，共同促进药价移向合理的价格区间。

三、理顺医疗、医保与医药的关系，释放"三医联动"效应

新医改以来，我国医疗卫生体制改革通过统筹医疗、医保与医药的各自创新与优化，形成"三医"（医疗、医保与医药）的协同联动效应，高效整合医疗、医保及医药三大领域的资源，确保每个国民都能公平享有医疗卫生服务。

正确理顺医疗、医保与医药的关系以及把握其协同发展规律，是释放"三医联动"效应的前提。一些学者认为，医疗保险制度改革是"三医联动"改革和医药卫生体制改革的核心，深化医药卫生体制改革就是要改革以医疗保险为核心的医疗保障，当务之急是完善基本医疗保险制度框架设计与政策模式选择（刘继同、陈育，2016）。仇雨临（2017）认为医疗保险是连接医疗服务供方和需方的纽带，在"三医联动"改革中发挥基础性作用，它通过支付机制、谈判机制、价格机制和监管机制，实现对医疗服务供方的调节，从而影响医疗服务、药品的供给方式、价格和质量。笔者认同高和荣（2019）的观点，在"三医联动"改革中起统领作用，以及处于核心地位的应该是医疗体制，推动"三医联动"改革的关键在于深化以医院及其医生为主体的医疗体制改革。医疗保险及医药只是医疗行为及医疗目标得以实现的载体，应该从属于医院的医疗服务以及医生治疗过程。离开了医疗，医疗保险及医药就失去了存在根基，"三医联动"就无从谈起。

"三医联动"就是要实现医疗、医保、医药系统改革，形成多方面、全方位的一体化系统，三要素之间相互促进、相互依赖，进一步形成我国基本医疗卫生服务事业良好发展态势。医疗、医保、医药本身就是不可分割的大系统，三要素之间互动，能有效提升医疗服务供给的公平性、可及性、可负担性和效率。对于医疗、医药、医保的管理模式和保障制度的体系改革和创新，世界各国、各地区都没有停止探索的步伐。韩国以及我国台湾地区都是在给医生加薪的基础上实施了"医药分家"改革。美国通过实施"管理医疗"的方式，抑制医疗费用的不断攀升，即医疗保险机构通过与医疗服务机构谈判控制医疗服务机构的医疗费用，然后限定被保险者在这些指定的医疗服务机构就诊。

医药药品及其使用质量不仅会影响医疗服务质量，其价格也会影响医保成本；医生的诊疗行为、医院的药品采购机制和医保管理部门的参与会影响药品的生产、流通、定价等药品供应保障环节；医保管理方式会影响医生的医疗行为和医院对医疗行为的管理，起到控费、规范医疗行为的作用。一是医保系统和医疗系统之间的互动。通过医保系统和医疗系统之间的互动，完善医保系统的改革，有利于有效控制医院医药费用，进而在宏观层面大幅减少医保基金的花费。而医

保支付制度反过来对医疗机构又产生影响。医保支付制度的优化，不仅可以促进医疗机构对于成本费用的有效控制和避免医疗资源的使用浪费，还可以提升医疗诊断的专业性以及群众对于医疗服务的满意度。建立健全医保与医院的协商制，从而可以进行医疗服务诊疗合理定价，弥补由医保单方面定价的弊端。医保在参与过程中，要本着兼顾医院和药企的合理利润以及考虑患者的安全及就诊环境原则，协商医院服务和医药药品等项目的合理定价。在大力发挥医保政策的主导作用下，医保系统通过开展单病种付费或次均费用限额付费制度，医疗系统内部费用可以得到有效控制，可大幅减轻患者就医承受的经济负担。二是医保系统和医药系统之间的互动。在医药改革中的药品采购和药品配送环节，医保发挥着重要作用，药品议价权和定价权的有力执行，使医药流通中产生的费用得到有效控制。医保直接向药品供应商支付采购费用，由药品供应商统一进行配送，不仅可以减少第三方的流通开支，还能从源头上杜绝药品回扣和根治流通中容易产生的寻租乱象等其他不正当的获利行为。而医药系统中药品价格的回落以及相关费用的减免，又可以切实节省医保基金的支出，落实并完善"医保支付价"制度，不仅可以使医保费用得到有效控制，同时有利于倒逼药品企业对自身药品进行研发与自我革新，公开药品招标采购的流程更加透明与便捷化。三是医疗系统和医药系统之间的互动。作为药品的最大使用方，医院在进行药品购买和使用的过程中，要确切执行药品至医院流通"二票制"制度，以及有关部门加强医院对药品的限价采购管理。要真正做到医药药品价格回落，特别是药价虚高的药品价格大幅回归，还需要发挥医疗制度的作用，让医疗参与到医药的定价。反过来，药品费用的大幅度降低，使得医务系统医疗成本得到有效降低，这为将医务性收入转为医务人员薪酬提供了空间。

要实现"三医联动"，务必加强制度建设。首先，完善政府职能沟通协商制度。医疗、医保与医药涉及不同的管理部门，"三医联动"的成效需要健全的沟通协商制度来为其保驾护航，促进各部门之间的沟通协商模式多样化和平台合理化，用制度安排的标准化加强沟通协商的有效性和便捷性。其次，建立医疗、医保与医药自律机制。通过"明确目标—联动治理—激励策略—保障支撑"的路径，借鉴发达国家的现代医院制度建设经验，综合我国国情，合理打造具有我国特色的新时代先进医院，对医院的利润空间进行合理规划，对医院的医务性收入和开支及其分配进行有效监管。有效控制药品及其相关设备采购成本有利于提高医院与医生在诊疗过程中的积极性与专业性，让医院及其医生专心于能治病、治好病，才能避免多检查、多开药、多挂床等不正当获利行为的发生。最后，加强分级诊疗制度建设力度和实施深度。发达国家的长期实践证明，分级诊疗制度的实施对于优化医疗资源配置具有重要作用。积极推动"基层首诊、双向转诊、急慢分治、上下联动"的分级诊疗制度。适当控制大医院的门诊规模，合理分流门诊人次数，避免造成大医院就诊压力过大及资源匮缺现象，积极推进大医院托管社区、大医院引流社区等措施，让基层医疗机构诊断成为居民患病首选。但在我国现实中，分级诊疗制度实施的最大阻碍与主要困难是基层医疗机构服务能力的欠缺、医疗资源的匮乏以及群众信赖度的不足。要进一步优化基层医疗机构医疗设备和医药配给结构，提高基层医疗人员专业能力和服务水平，同时增强群众对基层医疗机构治疗前的信心和治疗后的满意度建设，为实现双向转诊的有效治疗和有力实施提供不竭动力。

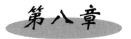

第八章

实现基本医疗卫生服务
均等化的制度保障

基本医疗卫生服务供给结构的优化改善、医疗卫生服务供给质量的稳步提升、医疗卫生资源可及性和供给制度运行效率的有效提高必须要有相适应并相对完善的制度进行全方位的保障。本章从公共卫生防疫体系、均等化评估制度、财政转移支付、市场化改革、激励约束机制及法律制度体系等方面探讨实现基本医疗卫生服务均等化的制度保障。

第一节 健全公共卫生防疫体系

现代社会中，工业化和城市化的进程已经成为社会进步的主旋律，人口的流向牵动着城乡发展的神经，区域间的联系与发展往往以人口的流动和往来为先导。人口的紧密集中和快速流动往往会成为公共卫生和公共安全的潜在威胁。世界各国在经济、政治和文化等方面的联系日益紧密，交通体系迅速发展，人口流动速度迅速加快，活动范围不断扩大，加剧了传染性疾病的传播，给传染性疾病的预防控制工作带来巨大挑战。2003 年"非典"、2009 年 H1N1 流感、2013 年 H7N9 禽流感疫情、2020 年新冠肺炎疫情等公共卫生事件充分表明，在区域人口流动的情况下，如果没有及时有效的防疫措施，个体或小范围的传染病很可能发展成为区域性、全国性乃至世界范围内的公共卫生事件。因此，扮演着公众健康"守门员"角色的公共卫生防疫体系，在实现基本医疗卫生服务均等化过程中显得尤为重要。

公共卫生防疫体系是公众健康的防御系统，在公共卫生安全事件爆发之前的防控预警阶段发挥着关键作用，其体系中的各项布控措施能够有效防止大范围、大规模的传染性疾病暴发，避免出现后期不可控的公共卫生安全事件，从而达到保护人群健康的目的。健全的卫生防疫系统与公共卫生制度的配合互补，能够及时拉响公共卫生应急警报，有效应对公共卫生防治危机。我国公共卫生防疫体系经过多年发展，防疫能力不断提升。但在历次的公共卫生安全事件爆发时，我国公共卫生防疫体系仍然显露出诸多问题，特别是在突发公共卫生应急管理方面，我国公共卫生防疫体系的治理能力还有很大的提升空间。突发公共卫生应急治理体系由国家政府相关部门、医疗机构、企业、社会组织和民众共同组成，公共卫生安全事件的前期工作需要国家政府和医疗机构协力合作进行科学决策，需要企业和社会组织在防疫过程中对医疗设备与资源进行有效补给，也需要民众积极配合，进行自觉科学的防疫。多方合作能够使突发公共卫生应急治理体系充分发挥作用，从而促进公共卫生防疫体系高效运作，防止公共卫生安全事件集中性、规模性地爆发。我国传染病防治的相关机构和防疫警报系统在相关方面也发挥着重要作用。但从社会综合治理、民众健康需求的角度来看，还缺少一套完善的公共卫生监测体系、传染病直报和预警防范体系、重症隔离资源管理体系。第一，预防监测公共卫生防疫体系比较薄弱，对传染病的预防监测能力较弱，在处理公共卫生应急事件上处于被动地位。预防监测公共卫生防疫系统是防止卫生疾病集中传染的第一道"关卡"，其作用在于病情暴发前实时动态监测和病情发生时的及时科学诊治，从而防止传染病情出现进一步人传人等公众扩散现象。由于首要部门的应急处理能力较弱、相关部门之间的协调性较差，预防检测公共卫生安全系统面对突如其来的暴发性疾病时无法很好地发挥作用，这是导致传染性疾病发生集中扩散和暴发的重要原因。第二，公共卫生防疫资源的分布失衡，其表现为区域间的公共卫生防疫资源分布不均。我国幅员辽阔，人口众多，区域之间和城乡之间经济社会发展差距较大，优质的医疗卫生资源主要集中在我国东部经济发达的地区，而中西部欠发达区域医疗资源普遍匮乏。尽管我国东部部分城市中公共医疗卫生资源供给存在空间溢出效应，但区域间的供给效率差异仍十分明显。由于医疗资源匮乏，欠发达地区在科学防疫和诊疗工作中束手束脚，难以有效应对突发公共卫生事件。相对于欠发达地区，大中城市经济发达，基础设施配套相对完善，在医疗卫生人力资源配置、物质资源储备、设备资源使用等方面具有绝对优势。在我国基层医疗卫生服务体系中，社区和农村医疗卫生服务力量较为薄弱，基层公共卫生事件一旦爆发，就会因为缺乏专业的人才管理和科学的处理措施，造成局面失控，疾病规模扩散。第三，公共卫生信息不畅。在发生公共卫生突发事件时，部分地方政府碍于面子和政绩往往选择知情不报、知情不公、重情轻报的做法。由于信息披露不及时和精确度失准，以及个别媒体的"渲染"报道，经常导致病情谣言四起，引发群众恐慌，阻碍了社会组织和民众进行理性、科学防疫。坚持公共卫生信息透明化建设，保障公共卫生信息的及时性和精准性，不仅是公共卫生信息渠道运作畅通的有效保障，更是科学防疫体系高效运作的有力保证。最后是防疫通报体系有待精简。相关部门在应对公共卫生紧急事件时，采取措施的程序较为烦琐，面对新型未知的重大传染性病疫，应急部门需向上级层层汇报，最后由最高领导者进行决策。烦琐的汇报程序在严重病疫防范治理上容易产生时间差，给疾病大规模、大范围传染留下余地，造成不可逆的社会损失。因此，科学高效、及时简便的防疫预警通报体系配合与之相适应的紧急事件应急措施，在公共卫生安全事件爆发之前能够发挥重要作用，为病情的前期诊断、防疫布控工作争取机会。

公共卫生防疫体系是一个独立的治理系统，应该包含以下几个方面：第一，公共卫生防疫预警机制。习近平总书记在中央全面深化改革委员会第十二次会议上指出，疾病的预防和控制体系需要进一步改革和完善，贯彻执行以预防为主的卫生与健康工作方针，不能松弛和懈怠，要强化预警功能，要重视病情，避免小病酿成大疫。要统筹规划，从地方到中央都要建立起高效及时的预警报告制度和紧急行动预案，避免因为紧急病情上报程序烦琐而造成防控不及时问题。对于危害公众健康的潜在传染性疾病，更要采取具有针对性的疫情预警措施，提高防控流程的科学化与透明化。公共卫生危机预警系统能够准确预测各种潜在公共卫生危机的爆发，提供科学预防信息，安排预警组织，采取应急措施。公共卫生危机预警系统的运作流程较复杂，首先对公共卫生现状分类设置预警阈值，然后根据各种潜在公共卫生危机的前兆特征进行动态监测并获得相关监测数据，接着对监测信息和监测数据进行甄别和分类，并将筛选出的数据和信息与设置的预警阈值进行比较，而后根据比较结果和预测结果来评估公共卫生危机发生的可能性和危害程度，最后根据危机爆发可能性和危害程度及时发出警报，最终实现危机提前防控，有效防止公共卫生问题扩散。政府的卫生行政部门通常能够获得公共卫生危机监测的第一手信息，并且可以通过数据科学评估卫生事件的发展态势，从而判断是否向社会发出防疫预警信号。若预警数据已接近原先设置好的预警阈值并在未来有持续发展的可能，卫生部门和医疗机构应及时采取病情通报制度向政府相关部门报备，从而帮助政府相关部门制定合理的应急预案、采取科学防疫措施，最终在公共卫生事件爆发之前将其扼杀，避免大规模公共卫生安全事件的发生，保护公众健康安全。第二，公共卫生防疫的设施以及保障系统。各级政府要科学规划、统一调配防疫隔离场所和配套设施，确保疫情发生时，病人可以马上得到集中隔离和专业治疗，避免扩散传染。保障公共卫生防疫设施的合理调配和高效使用是各级政府科学布控的重要前提。移动医疗科学实验室在公共卫生防疫中也能起到重要作用。移动医疗科学实验室的有效搭建，能够更加便利地监测、了解病情并针对病情给予最及时的诊断和预防，即便在基层社区，也能通过移动医疗科学实验室对病情进行全方位监控。第三，疫情紧急征用机制。如果出现公共卫生应急事件，政府有权力根据公共卫生应急预案，临时征用酒店宾馆、学校、体育场馆等公共设施作为医院以及隔离点的补充用于隔离疑似患者和密切接触者，为控制传染源提供强有力的场所和资源配置保障，从而形成优质高效的传染病防范、重症隔离管理体系。有效的公共卫生防疫预警机制是疫情紧急征用机制的实施前提，优质的疫情紧急征用机制是公共卫生防疫预警机制的"第二道防线"。政府和相关部门在发出公共卫生防疫预警之后，疫情紧急征用工作应及时、有序、高效地展开。对紧急隔离治疗场所和医疗物资的合理调配在传染源的防治、重症隔离管理、病情监管防控方面发挥着基础性作用，是打好疫情防控战的"第一枪"。第四，公共卫生联防联控机制。公共卫生防疫涉及面广，完善的公共卫生联防联控机制需要政府、医疗卫生机构、企业、民间组织和民众共同参与。我国人员众多，大部分城市中人口极为密集，人口流动性大，一旦公共卫生安全事情发生便会对公众产生重大威胁，因此完善的联防联控机制能够切实保障公众的卫生健康安全。对新冠肺炎疫情的联防联控、群防群治为我们完善公共卫生防疫体系提供了宝贵的经验。政府部门在防疫布控工作中占据主导地位，医疗卫生机构在诊断病情和控制传染上出力，而企业和民间组织在医疗物资调配环节发挥着重要作用，民众的积极配合和自主防疫同样是消灭疫情的基础性因素。搭建透明高效的防疫布控信息平台，是政府防疫的重要职责，其公共卫生信息的及时发布，对社会公众的防疫具有导向作用。而医疗卫生机构应通过移动科学实验室和医疗临时公共设施，在提供诊疗服务的同时，实时发布病情动态和科学防疫策略。企业和民间组织依据政府及相关部门的通报信息，配合相关部门和医疗机构的防疫工作，全力调配、补给防疫物资。深入开展民众卫生运动，大幅提高公民公共卫生健康防疫意识。特别是要充分发挥制度优势，强化军民联合卫生防疫体系建设，推动军民卫生防疫力量优化组合、优势互补。在疫情暴发时期，我国军队的医疗组成力量在抗疫前线能够发挥不可或缺的作用。军队专业的医护人员在疫情防控、病情诊疗、疫苗研发等环节发挥关键作用，军队储存的医疗物资也能为社会抗疫提供有效补给，从而形成军民卫生防疫信息互通、保障设施互动、卫生资源互用的机制，推动公共卫生防疫体系的优化完善。

第二节　建立基本医疗卫生服务均等化评估制度

明确基本医疗卫生服务均等化指标体系和程度标准，然后根据此标准对现实均等状况进行综合评估，并根据评估结果和可及性标准进行调整，是实现基本医疗卫生服务均等化的必要条件。基本医疗卫生服务均等化的推进需要有合理的均等化评估制度和科学的评价指标。此类指标可以很好地衡量基本医疗卫生服务均等化的效果和质量，不仅为基本医疗卫生服务均等化的推进提供了方向，同时也促进了基本医疗卫生服务供给效率的提高。目前，我国对基本医疗卫生服务均等化的评价有多种思路。由于思路不同，基本医疗卫生服务均等化采用的方法和选用的指标存在差异，评估结果也会有所不同。我国正处于社会主义初级阶段，人口众多，地域辽阔，区域、城乡间差异明显。因此，在考量我国基本医疗卫生服务均等化的内容标准和程度标准时，需要结合我国基本国情和民众的公共卫生服务现状，同时要参考国际发达国家基本医疗卫生服务标准化模式与均等化经验。基本医疗卫生服务改革的重点和目的是，促进基本医疗卫生服务供给体系的优化，让民众享受更好的基本医疗卫生服务。促进基本医疗卫生服务均等化，需要优化基本医疗卫生服务的供给体系，提高医疗卫生服务质量。建立有效的基本医疗卫生服务的供给质量和数量等指标体系，为基本医疗卫生服务均等化的评估衡量提供重要依据，是实现基本医疗卫生服务均等化的必要举措。在我国，经济社会发展相对落后地区的经济和物资资源较为匮乏，基本医疗卫生服务水平低下，从而无法达到既定的评估标准。而建立一个科学合理的标准化卫生服务体系，能够通过达标评估刺激医疗卫生服务水平相对落后的地区推进服务体系改革，提升服务能力和供给效率。缩小与发达地区的差距，缓解我国基本医疗卫生服务区域间分配不均的困境，是提高我国基本医疗卫生服务均等化水平的有效方法。我国《国家基本公共卫生服务规范》（第三版）已经明确城乡居民健康档案管理、健康教育、预防接种等十一项国家基本公共卫生服务项目及其具体指标和服务记录相关规定。《国家基本公共卫生服务规范》是我国促进基本医疗卫生服务均等化的一项利器，但它规定的基本公共卫生服务内容和项目范围还比较有限。

基本医疗卫生服务均等化的评估体系涉及面广、项目繁多且程序复杂，需要进行全方面、深层次的系统性建设。随着经济社会和相关制度的发展，公众对公共卫生健康的需求迅速增加，相应地，基本医疗卫生服务供给能力也要随之提高。基本医疗卫生服务的不断优化，使基本医疗卫生服务的指标体系呈现出动态的变化趋势。既定不变、照搬照抄的基本医疗卫生服务均等化评估制度不适用于我国动态的基本医疗卫生服务指标体系，基本医疗卫生服务均等化的评估制度必须根据我国具体情况不断修改完善。而我国的基本国情决定了我国基本医疗卫生服务均等化建设不可能一蹴而就，必须经历一个循序渐进的过程。因此我国在建立健全基本医疗卫生服务均等化评估制度的过程中，应分阶段、分类型构建均等化评估指标，分步骤、分层次完善基本医疗卫生服务均等化评估体系建设。

随着经济社会的不断发展与各项法律制度的不断完善，基本医疗卫生服务均等化评估制度体系也应随之调整。评估制度体系的完善是推进我国基本医疗卫生服务均等化的又一保障。根据部分发达国家和金砖国家的建设经验，基本医疗卫生服务均等化评估体系制度的建设要适应经济社会的发展和公共卫生服务的需求，若出现"超前"或"滞后"问题，则会对本国的基本医疗卫生服务供给产生不利影响。目前，我国的主要矛盾是人民日益增长的美好生活需要和不平衡不充分的发展之间的矛盾，公众对于基本医疗卫生健康的需求囊括于对美好生活的需要，而发展不平衡不充分问题亦体现于基本医疗卫生服务供给之中。结合我国现状，推动基本医疗卫生服务均等化的评估制度建设任重而道远。一是因为，我国面临着公共医疗卫生资源有限性的约束；二是因为，我国区域差距大，使得绩效指标评估存在偏差；三则是因为不同阶段社会公众对公共医疗卫生服务的偏好存在差异。

因此，在我国基本医疗卫生服务均等化评估制度建设中必须坚守原则。首先，坚持以人为本的价值取向。我国基本医疗卫生服务建设是一项服务于民生的重大事业，其目的是充分满足人的健康需求，保障人的健康权利，而坚持以人为本的价值取向就是满足公众健康需求的核心出发点。我国幅员辽阔、人口众多，区域之间和城乡之间对基本医疗卫生服务的需求存在明显差异。因此，在基本医疗卫生服务供给的过程当中，需要综合考虑各群体的公共卫生需求，在此基础上注重供给手段的人性化和供给方式的科学化。基本医疗卫生服务均等化评估指标的构建，要综合考虑其对居民共性需求和异质性需求的满足状况。其次，坚持公平和正义。以调整城乡医疗卫生服务内容和促进服务衡量标准统一为目标，来确定城乡之间大致均衡的供给标准。城乡间由于医疗物资、医疗设施和专业人才等方面的不对等，造成基本医疗卫生服务的内容和服务标准不对等。城市医疗卫生物资充沛、人员充足，提供的医疗卫生服务更为多元和精准；农村医疗卫生物资匮乏、人员紧缺，提供的医疗卫生服务较为基础单一，应该积极促进城市卫生服务带动农村卫生服务。确定城乡之间大致均衡的供给标准，并非实行简单的"抽肥补瘦"，也不是简易的"同量增长"，而是要充分考虑城乡间医疗卫生水平存在的差异以及城乡间基本医疗卫生服务指标体系中的共性和异质性，同时从基本医疗卫生服务的质量和数量着手，采取推动城乡医疗卫生服务均衡化发展的措施。在保证城市经济和医疗卫生事业健康发展的同时，要大力释放农村生产力，着力提高农村基本医疗卫生服务的供给水平，进一步完善医疗援助政策和农村医护人员激励政策，推动城市专业人才和医疗资源向农村流动，加强城乡基本公共卫生服务互动，推进城乡基本公共卫生服务事业均衡发展。要客观认识并利用城乡基本医疗卫生服务均衡化发展对均等化评估体系建设的积极作用。再次，坚持医疗卫生事业发展与经济社会发展相适应的原则。基本医疗卫生服务均等化指标的确定和体系的完善，必须与经济发展水平、社会政治制度相适应，超前或滞后的发展指标和建设体系最终都会对社会、公众造成不可逆的不良影响。要考虑政治、社会、经济、历史文化传统等多种因素，在避免"一刀切"弊端的同时，也要避免指标制定的随意性和盲目性问题。公众基本医疗卫生的需求存在客观的异质性，而我国基本医疗卫生服务的最终目的并非消除需求的异质性，而是坚持以人为本的基本原则，综合考量地域差异和公众卫生健康需求的异同，推动基本医疗卫生服务事业发展均衡化。基本医疗卫生服务均等化指标的确立不仅要着眼于缩小历史原因造成的区域间医疗卫生资源在存量上的差距，同时还必须兼顾区域间医疗卫生资源增量的均等化。

提高医疗卫生领域的发展效率，要兼顾基本医疗卫生服务投入和基本医疗卫生服务的产出，医疗卫生服务的效率可以很好地反映基本医疗卫生服务是否符合最初设立的原则和目标，判断其是否有效满足了公众的卫生健康需求。因此，要根据基本医疗卫生服务的供给效率和公众需求的结果反馈，及时调整并完善基本医疗卫生服务供给手段和指标评价体系，从而进一步优化基本医疗卫生服务均等化评估制度体系。依据各项均等化标准，综合各地经济社会发展、公众卫生健康需求偏好和基本医疗卫生服务供给状况，科学合理地评估各级地方政府推进基本医疗卫生服务均等化建设的进度、成效和政策。对于基本医疗卫生服务没有达到均等标准的地区或群体，需通过财政转移支付或其他手段帮助其达到相应标准。

第三节　完善均等化为导向的财政转移支付制度

我国地区间财政能力差异较大，东西部财政能力不平衡和城乡财政能力不平衡问题同时存在，这是我国历史因素造成的，也是我国基本医疗卫生服务供给失衡、均等化措施实施效果不佳的表现。转移支付制度可以通过财政手段，促进区域之间和城乡之间的均衡化发展，是实现我国基本医疗卫生服务均等化的有效手段。放眼国际社会，各国转移支付制度及其支付手段，都是随着社会经济的不断发展和法律制度的不断完善而逐步建立健全的。同样，我国转移支付制度也需要随着社会经济的进步不断完善。资金分配信息透明度低、转移支付结构不合理、资金使用监管力度不足是我国转移支付制度中一直存在的问题。在基本医疗卫生服务的事权和责任划分方面，省级以下各级政府没有规范统一的标准和约束，部分政府财政负担沉重，逐步下放事权，将任务落到基层，但基层政府更没有足够的精力和财力向社会提供优质高效的基本医疗卫生服务。为了实现区域基本医疗卫生服务均等化，政府间的转移支付首先要对事权和支出责任进行明确划分，而后实行以一般转移支付为主、专项转移支付为辅的转移支付模式。以"群众健康托底"为方向，结合特殊政策，提高基本医疗卫生服务转移支付在财政转移支付中的比例，促进财政转移支付结构的优化。尤其是要增强向相对落后地区、偏远地区、贫困地区的基本医疗卫生服务的财政转移支付力度。依据公平和效率原则，采用公式法实施转移支付，对基本医疗卫生服务转移支付投入进行预期测算，以减少资金分配的随意性和盲目性，从而使地方能够及时地将转移支付资金纳入预算。以促进基本医疗卫生服务均等化为导向的转移支付要注重均衡性，要根据区域的实际情况和地区差异，利用支付预测、估算等方式促进转移支付均等化。以一般转移支付为主、专项转移支付为辅的转移支付模式，决定了专项转移支付只能在合理范围内发挥一定的辅助作用。项目繁多且针对性较弱、规模过大且效用率低下、资金分散且监管力度不足等弊端在我国财政专项转移支付中长期存在，尤其是在我国基本医疗卫生服务专项转移支付领域。科学规划基本医疗卫生服务专项转移支付项目，严格把控基本医疗卫生服务专项转移支付资金规模，明确专项转移支付项目的外溢性、突发性和非固定性等特征，依法对专项转移支付项目进行有序清理和优化整合，提高专项转移支付项目的针对性、规范性和高效性。着力优化基本医疗卫生服务专项转移支付定期绩效评估体系，对项目规模不合理、资金分配效率低下和未能达到预期效果的专项转移支付采取及时调整预算、强制退出等措施。利用政府监管、社会监督等方式加强对专项转移支付项目的把控，防止出现资金违规挪用、项目低效规划等弊端，提升专项转移支付项目效用和公众满意度。加快我国以推进基本医疗卫生服务均等化为导向的财政转移支付制度的改革优化，借鉴发达国家中财政转移支付先进制度的运行经验。但从国际经验来看，忽略我国基本国情，照搬照抄西方的先进制度不仅不会促进我国财政转移支付制度的发展，还会影响甚至阻碍改革的进程。只有在充分考虑我国基本国情，统筹区域和城乡发展，综合考量我国基本医疗卫生制度的基础之上，进行系统学习和有机借鉴，才能有效促进我国基本医疗卫生服务转移支付制度的优化完善。应以基本医疗卫生服务均等化作为明确导向，理顺上下级之间和地区之间的财政关系，完善我国的转移支付制度体系。

首先，中央政府和地方政府的职责和权力要进行更为合理的划分，明确各级对于财政转移支付的事权和责任。中央财政不仅要宏观把控全国基本医疗卫生服务，还要统筹规划、科学调配地方和中央的财政支出。各地区基本医疗卫生服务的必要支出则由本级地方政府负责统一配置。科学的财政转移支付规模需要中央和地方政府合理的责任划分，包括中央与地方政府事权的适度上移和财权的适度下放。事权适度上移，是指将某些有关收入分配以及具有外部性的基本公共卫生服务提供统一交由中央政府负责。中央和地方政府应该根据基本医疗卫生服务转移支付项目对各自的权责进行具体、科学的划分。若具有外部性的基本医疗卫生服务完全交由地方政府提供，将会造成地方政府的激励效应下降，由于地方政府普遍拥有自利偏好倾向，导致财政资金短缺的欠发达地区为了完成任务不惜采取举债措施。而将此类项目统一交由中央政府处理，能够统筹科学规划，更好地体现公平正义的原则，同时结合对欠发达地区实行的特殊政策，优化财政转移支付结构，实现财政转移支付的效用最大化，进而提高基本公共卫生服务供给效率。财权适度下放，是指将中央的某些财政管理权限下放给地方政府，微调分税制度，增加地方政府自有收入。这样一来，地方政府的财政收入增加，使其有能力根据区域自身公共卫生需要提供更好的基本医疗卫生服务，同时减少对中央政府的依赖程度。对于欠发达地区，可以根据区域内财政收支缺口情况，调整中央与地方共享税的比例，这样既可以提高地方政府征税的积极性，也能够有效减少大规模财政转移支付造成的高额交易成本。公共卫生的区域外溢性显著，各省市政府的职责存在交错和制约现象。由中央政府统一调配，可以消除地方政府在财政方面的后顾之忧。坚持财力与事权相匹配的原则，中央与地方政府在财政转移支付制度上权责清晰。双方事权有重叠的部分，应根据事先明确好的权责分担比例履行各自的职责。如果事权属于地方政府，地方政府应该按照规定承担相应的支出责任，如果出现地方政府财力不足，无法为其事权承担责任的状况，应该由中央政府出资，以一般性转移支付的方法对地方政府给予支持。突发性公共卫生安全事件和救济类公共卫生事件出现时，中央政府应该通过专项转移支付对地方政府予以资金支持。

其次，强化一般性转移支付机制。我国落后地区、偏远地区和贫困地区长期存在基本医疗卫生服务财政转移支付规模较小、效率较低、资金分配不合理等问题。应建立健全一般性转移支付稳步增长机制，以"群众健康兜底"为重点，扩大这些地区基本医疗卫生服务财政转移支付的规模，提高其供给效率，为这些地区制定倾斜的财政支付制度，实现各区域间基本医疗卫生服务转移支付的增量均衡增长，进而推进基本医疗卫生服务的均等化。要实现健康公平就不能单纯根据居民所获得的医疗服务进行筹资，也要考虑居民的支付能力。不同群体的基本医疗卫生服务需求具有异质性，对基本医疗卫生服务的支付能力也存在较大差距。低收入群体的经济负担较重，对基本医疗卫生服务的支付能力有限，而倾斜性的转移支付政策应该综合考虑该类群体的经济能力和需求差异，在其经济承受范围内提供高标准的基本医疗卫生服务。低收入群体的医疗卫生筹资应该由政府来承担，政府应当以保障公民卫生健康为导向，在低收入群体的基本医疗卫生服务领域加大财政转移支付力度。在财政转移支付的实施上，要坚持公平和效率等原则，统筹区域之间的发展，综合考虑政府行政状况、医疗卫生供给差异和居民健康卫生需求，采用均衡化公式测算法和供需相结合因素法进行额度测算和效果预估，消除资金分配的盲目性和项目规划的随意性，一般性转移支付的有效实施有赖于科学的测算和预估制度。切实提高转移支付手段的规范性，确保转移支付资金来源的稳定，对基本医疗卫生服务资金的供给同样能发挥有效的保障作用。中央政府理应采用一般性转移支付的手段，确保财政持续投入到基层医疗机构、基本医疗保险制度和基本药物，实现"人人享有基本医疗卫生服务"的目标。

再次，完善专项转移支付制度。专项转移支付项目多样，按照职能范围，可以分为特殊项目补助、外溢性项目补助和突发事件项目补助。特殊项目补助指的是中央为实现医疗卫生服务特殊目标而实施的专项补助。外溢性项目补助是某区域利用专项补助提供的基本医疗卫生服务。突发事件项目补助是指，如因 2003 年"非典"疫情、2020 年新冠肺炎疫情等突发性公共卫生安全事件给予的专项补助。专项转移支付应当以保障公民公共卫生健康为原则，以推动基本医疗卫生服务均等化为导向，兼顾公平和效率，依据财政情况建立一套标准的申请程序。目前，我国基本医疗卫生服务专项转移支付中存在项目混杂、资金配置不当、效率低下等问题，推进专项转移支付制度体系优化改革刻不容缓。依据基本医疗卫生服务专项转移支付项目的性质，应逐步取消其竞争性领域的转移支付项目，严格把控其在救济类、应急类等领域的专项转移支付项目，避免因公共卫生安全事件的突发性和紧急性导致专项转移支付项目规划混乱和资金配置效率低下等问题。国家应利用专项转移支付，促进基层和农村医疗卫生机构的医疗卫生服务水平快速提升，借鉴国际社会的先进经验，结合我国国情和农村的发展状况，设置专门的转移支付项目和资金，着力改善基层和农村医疗卫生机构的基础设施、人才建设和医疗设备等卫生服务条件，转移支付资金重点要向农村特殊人群、贫困人群倾斜。地方政府是农村医疗卫生事业最直接的负责人，而地方政府往往因为资金紧缺而没有足够的转移支付资金来为农村提供良好的基本医疗卫生服务。农村医疗的基础设施和医疗设备急需改善，农村特殊人群享受到的医疗服务也有很大的提升空间，应当设立专项资金，加大在这些方面的资金投入力度，提高中央政府对地方政府在这三个项目之间的转移支付力度，通过政策加强对农村地区的特殊照顾，确保基层和农村群众可以享受更加低廉便捷、专业可靠的基本医疗卫生服务。加大欠发达地区在专项转移支付项目中的预算支出比例，确保对欠发达地区的投入资金稳步增长，全面优化提高欠发达地区的基本医疗卫生资源、医用设备和人才保障，提高农村地区和弱势群体获得健康保障的能力。提高当前基层医疗卫生机构的准入门槛，新培育一批优秀的医务人员扎根农村，对于现有的基层机构要加大建设资金投入，以提高农村基层医务人员服务专业水平为导向，加大专项转移资金在人才培养和职业教育方面的建设投入，促进农村基层专业医务人员结构优化和服务改善。同时，利用专项转移支付项目，提高基层及农村卫生机构医务人员的工资薪酬和福利待遇，提高医务人才下基层、留基层的积极性。虽然中央政府的财政转移支付手段可以有效平衡各地的财政资源，但却无法保证地方政府将财政性转移支付真正用于基本医疗卫生服务事业。因此，应建立相关专项转移支付实施制度，监督地方政府将专项转移支付资金用于基本医疗卫生服务均等化建设。结合区域实情，制定各区域专项转移支付中基本医疗卫生服务建设部分实施标准，并结合基本医疗卫生服务均等化评估制度体系，对其地方政府绩效进行严格考核。此外，以基本医疗卫生服务均等化为目标的财政转移支付不仅仅要依靠中央转移支付资金来实现，还要根据地方政府财政的支出结构和实施力度进行完善。促进地方政府的财政专项转移支出结构优化，提高基本医疗卫生服务支出占比，保证基本医疗卫生服务投入资金稳步增长，加强中央政府和地方政府之间的沟通合作，实现专项转移支付效用最大化。此外，专项转移支付的补助对象在获得补助后，要严格按照规定根据事先申请好的专项用途和受托项目配用资金，并按预期方案和执行情况定期向中央提交专项转移资金的使用情况报告，自觉接受中央和各部门的监督。

最后，全面深化财政转移支付制度改革。加强完善分税制建设，通过分税制改革促进基本医疗卫生服务财政转移支付制度优化。财政转移支付的范围和界限要依靠事权、财权的合理划分，完善的分税制体系可以促进中央与地方政府间的财权对接，提高财政的使用效率，进而确定合理的基本医疗卫生服务的资金规模和支付结构。加强财政转移支付制度法律体系建设，引入高标准的法律依据和法律政策。针对财政转移支付的申报标准、审批程序、测算方式和使用结构加强法律规范。纵向财政转移支付往往给中央和地方政府带来沉重的负担，应理性借鉴发达国家财政转移支付的运作模式，结合我国国情和区域发展差异，探索出一套适合我国的横向转移支付模式。统筹区域经济社会发展，鼓励发达地区向欠发达地区的定向援助，积极探索地方政府间的利益合作点和区域共同发展渠道，加强区域政府间的互联互通，切实减轻中央政府在专项转移支付上的财政压力。地方政府要依法规范其财政转移支付实施程序，在年初依据科学测算方法确定合理的财政转移支付资金使用规模并及时纳入年初预算。加强财政转移支付的透明化和科学化建设，无论是一般性财政转移支付，还是专项财政转移支付，其项目批准、资金调配和各财政实施阶段都要自觉接受中央政府和社会的有力监督，落实好政务公开透明建设。

第四节　完善基本医疗卫生服务均等化的市场化改革机制

经济学的传统经典理论认为，由于基本医疗卫生服务具有非排他性、非竞争性、外溢性、显著的规模经济效应等特征，市场机制难以在基本医疗卫生服务领域发挥作用。因此，应由政府通过税收和财政实现基本医疗卫生服务的供给。然而，公共选择理论和经济自由主义理论则指出：由于有限信息、官僚主义、软预算约束、垄断等问题的存在，也会有政府失灵现象。推动政府和市场机制在基本医疗卫生服务领域的合作，构建并完善以基本医疗卫生服务均等化为导向的市场化改革的机制是国际社会的研究热点。西方发达国家较早在基本医疗卫生服务均等化的推进过程中引入了市场化因素，并按一系列的市场化思路进行实践探索，积累了较为丰富的基本医疗卫生服务市场化改革经验。我国在推进基本医疗卫生服务均等化和市场化改革领域起步较晚，可以在结合我国国情的基础之上，充分借鉴发达国家的探索经验，在基本医疗卫生服务供给市场可及性领域坚持以"政府主导"和"政府主体"为基本原则，引入市场竞争机制，降低市场准入门槛，减少政府供给盲点，有效提高基本医疗卫生服务市场供给效能。

在基本医疗卫生服务市场可及性领域合理引入市场机制，有助于拓宽基本医疗卫生服务供给渠道、增强基本医疗卫生服务综合供给能力。然而，不管是从发达国家的实践历程，还是从我国的现状来看，基本医疗卫生服务在消费上存在非竞争性和非排他性，同时，基本医疗卫生服务均等化对于社会的发展和个人发展具有正外部性，且事关国民福利的提高和社会的和谐稳定。因此，政府在基本医疗卫生服务的统筹科学供给方面仍要占主导的地位，同时要积极推动基本医疗卫生服务供给主体的多元化和供给方式的多样化，多元参与机制和多样供给方式可以更有效地满足公众共性与异质性卫生健康需求，从而提高基本医疗卫生服务供给效率，推进基本医疗卫生服务均等化。

建立和完善基本医疗卫生服务市场化改革体系，事先一定要厘清政府、市场与社会的关系和三者在基本医疗卫生服务供给体系中所承担的职责。基本医疗卫生服务的特殊性和外部性决定了在基本医疗卫生服务的供给体系中必须由政府发挥主导作用，同时也要充分发挥市场机制与社会的力量。基本医疗卫生服务市场化，适度放开市场准入，可以迅速释放改革红利。根据不同领域、不同项目的性质和特点，以满足公众基本医疗卫生健康需求为导向，鼓励各种社会组织、市场主体参与医疗卫生事业，提供基本医疗卫生服务，逐步形成"政府排头兵、社会主力军、公办民办协同并进"的中国特色基本医疗卫生服务供给模式，针对基本医疗卫生服务普遍存在的市场效率低、产品质量差、服务费用高等问题进行综合整治，更好地推进我国基本医疗卫生服务均等化。

基本医疗卫生服务供给按照职能的不同，可以分为生产职能和提供职能。在生产职能领域，政府应将体系中具有市场可及性的部分生产职能交由市场承担，而政府在此生产过程中主要做好引导、扶持和监管工作，推动基本医疗卫生服务资源高效生产。在提供职能领域，政府要积极发挥主导作用，统筹科学规划基本医疗卫生服务的供给，同时充分发挥市场机制的作用。但在推进过程中，要特别注重政府职责和市场职能的划分，市场在基本医疗卫生服务体系中不能解决所有问题，用之不当反而会适得其反。基本医疗卫生服务体系具有复杂性，不同领域的作用机理和运行机制都不一样，一定要把握哪些方面能够市场化，又应该以什么样的方式市场化，要分领域、分阶段、分效果逐一进行效果预测，不能用一个方案解决所有问题，更不能一蹴而就完成基本医疗卫生服务均等化的市场化改革。

首先，市场化改革要打造"服务型政府"。由于政府在基本医疗卫生服务供给中起着主导作用，"服务型政府"可以为基本医疗卫生服务市场化改革保驾护航。以人为本，将为公共利益服务作为一切政府活动的出发点和落脚点是打造服务型政府的基本理念，切实维护好、分配好公共利益是服务型政府的重要职能。同时，政府可以在资源配置中为公众创造福利，建立并实施一套符合我国国情和切实满足公众利益的公共服务体系。在政府机构服务型建设中，政府不应事事包揽，而是要更好地为基本医疗卫生服务市场化改革的市场生产领域服务，扩宽市场生产渠道，促进市场生产方式多样化和集资模式多元化，切实推进职能转变，将生产经营者转变为监督管理者，从而保证基本医疗卫生服务的生产效率和提供质量。强化政府行政重心上移、管理重心下移、服务重心前移的职能服务意识，切实保障市场高效运作，维护市场主体合理利益。通过政府购买、委托管理和组织承包等契约式服务渠道，形成风险共担、利益共享、政社合作、政民共举的全新服务供给格局，优化基本医疗卫生服务市场化改革体系。

其次，合理引入竞争机制，促进供给主体的多元化和供给方式的多样化。基本医疗卫生服务领域中，政府要加强与私营部门的合作，充分发挥协同效应，提高基本医疗卫生服务的供给效率。要将市场竞争机制引入公共卫生服务供给领域，在该领域中充分发挥社会与市场的力量，在避免政府单一供给模式弊端的同时，降低政府的公共卫生服务供给负担，进而促进基本医疗卫生服务均等化。通过引入市场竞争机制，促进私营部门之间的良性竞争和公共部门、私营部门间的合作，提高基本医疗卫生服务的质量和效率。以追求自身利益最大化的私营部门，一般会采取质量优化、技术创新、服务升级等方式来稳固并提高自身在市场竞争中的核心竞争力，通过提高自身提供基本医疗卫生服务供给的水平和质量，在竞争市场占据一席之地。公共部门、私营部门的协同合作和公平竞争也可以提高基本医疗卫生服务供给质量。公共部门和私营部门的协同合作机制可以通过技术共享、信息共享、服务共建等方式实现。在基本医疗卫生服务供给领域中，可以采取公开招标、委托外包等方式将公共部门和私营部门一同纳入于市场竞争体系，通过公平公正的评判机制，合理地选择基本医疗卫生服务项目的供给主体。公众作为基本医疗卫生服务的享用者，有权选取基本医疗卫生服务项目的供给主体，规范合理的选取机制亦能促进公共部门、私营部门之间的良性竞争，从而提高基本医疗卫生服务的供给质量。基本医疗卫生服务供给主体多元化和供给方式多样化建设可以有效推进基本医疗卫生服务市场化改革。构建以政府为主导，各私营主体和社会组织为主力军的多元化供给格局，离不开政府相关政策的支持和引导。通过对私营部门的能力审核、资格审查、经营评测和声誉评估等市场准入程序促进私营部门的优胜劣汰和有序竞争，不仅可以巩固私营部门在基本医疗卫生服务领域内的主体地位，还可以将政府的部分生产职能转移到私营部门及社会组织手中。通过委托外包等市场化方式在政府部门和私营部门间建立平等公正、互利共享的合作平台。政府不仅是私营部门在基本医疗卫生服务供给过程中的服务者，同时也是监管者。不管是服务承包的形式，还是特许经营的形式，政府都应通过合理的激励和约束机制对私营部门的供给手段和供给模式进行规范，让公众参与基本医疗卫生的评价和监督。一旦服务质量与供给效果无法满足公众卫生健康的预期，政府有权依法对基本医疗卫生服务市场供给主体采取惩戒措施，或者重新选定市场供给主体。因为市场准入制度在保障符合准入资质的私营部门平等、公正地进入市场方面具有重要作用，基本医疗卫生服务供给主体多元化的实现离不开合理规范的市场准入制度。准入条件、资格评测的统一，有利于推动市场机制的公平竞争，戒除市场准入的歧视现象，有效避免企业的寻租行为。简化行政审批流程，切实降低私营企业在获得市场准入过程中的交易成本和时间成本，充分发挥私营企业在服务供给中的作用。推动私营企业市场准入的透明化、科学化、公正化建设，打破服务供给主体的垄断格局和行政壁垒。

再次，社会力量在基本医疗卫生服务供给领域中可以发挥重要作用。培育、支持社会组织，合理引入社会资本，可以促进基本医疗卫生服务均等化的实施。在基本医疗卫生服务领域的市场化改革体系中，社会组织在促进服务供给主体多元化建设中发挥着关键作用。此外，不管是在数次公共卫生安全事件的解决过程中，还是在日常的医疗卫生服务中，社会组织都在凑集应急医疗物资、日常医疗产品补给方面做出重要贡献。因此，引导社会组织实现基本医疗卫生服务高效供给，可以为我国推进基本医疗卫生服务均等化打下坚实基础。培育和发展社会组织离不开政府的有力支持，目前我国政府对于物资的收购对象仍是以企业为主，社会组织在政府购买的众多参与对象中地位较低，使得社会组织经常因为政策支持力度的缺失和资金流通的不充分，面临生存困难。政府应针对此类问题，在政策上对社会组织给予大力支持。应在基本医疗卫生服务领域破除购买对象单一的局面，社会组织相较于传统的政府主办机构和事业单位处于明显的弱势地位，"服务型政府"应充分利用政策扶持和财政购买，支持、壮大社会组织，提高社会组织的供给力量和购买地位，解决社会组织维持困难、服务供给无路等问题。发展社会组织，不单单要在政府服务购买上充分发挥其作用，也要在基本医疗卫生服务质量评测和基本医疗卫生服务均等化评估体系中提高社会组织的参与度。社会组织作为基本医疗卫生服务的供给者，同时有满足公众基本医疗卫生服务需求的能力，可以更好地掌握公众公共卫生健康需求的变化，从而促进基本医疗卫生服务供给方式多样化。社会组织主要有慈善资金、保险资金、社会资本等，因为其具有形式多样化、活动自主化特征，可以填补政府和企业在基本医疗卫生服务供给中的空白和薄弱领域。公民日益增长的基本医疗卫生服务需求大大加重了政府的财政支出负担，而财政投入的缺乏又降低了基本医疗卫生服务供给效率，面对这一问题，需要合理引入社会资本加以解决。确保基本医疗卫生服务供给资金的稳定，可以有效引入社会资本，从而供给高质量的基本医疗卫生服务。合理放宽市场准入条件，降低市场准入门槛，积极促进直接、间接的收购、承包形式，让社会资本和民间力量更好地参与基本医疗卫生服务事业，弥补资金来源过度依靠政府而产生的不足。

最后，基本医疗卫生服务市场化改革离不开其监管机制的强化。基本医疗卫生服务是事关公众民生的大事，而基本医疗卫生服务市场化改革涉及如何利用市场和社会的力量，提升基本医疗卫生服务供给效率，促进供给方式优化。在公平与正义原则下，需要对市场行为进行监管，监管的实现不单要靠政府的各个监管机构，还应依靠社会力量、行业协会和新闻媒体。同时明确市场监管机构的行政职责，将监管权力合理地约束在一定范围之内，避免对基本医疗卫生服务市场化改革过度监管。除政府机构外，各类企业、社会组织和公众要充分发挥对市场的监管作用。各类企业、社会组织和公众有权制定、修改市场准入的规章，监督资格审查的流程，选择享受服务的方式。广播电视、公众网络等新闻媒体可以充分发挥社会舆论的力量，通过日常监督和报道市场主体在基本医疗卫生服务供给领域中的行为，来保障基本医疗卫生服务的公平性和效果满意度，避免因基本医疗卫生服务市场化产生违法乱纪、企业寻租、政府腐败等问题。除此之外，社会公众作为基本医疗卫生服务的享受者和服务质量的评判者，也有义务向社会舆论机构、政府行政机关和各项基本医疗卫生服务市场化供给主体说明自身享受过程中遇到的问题并提出合理要求。

第五节　强化基本医疗卫生服务均等化的激励与约束机制

我国长期以来将经济硬指标作为政府政绩考核的主要内容，部分地方官员逐渐形成以 GDP 为基础的考核模式，而医疗、社会保障等公共服务由于短时间的投入所产生的增长效应并不显著，政府对公共服务没有予以足够的重视。因此，应当提高公共服务在政绩考核中的占比，优化公共服务激励机制。满足人民日益增长的美好生活需要体现了新时代以人民为中心的思想理念，是民生建设中的重要内容，应该将民众福利和社会公平纳入政绩评价体系，作为官员升迁考核的参考内容。以此避免官员只顾经济发展而不顾民生建设，调动政府对民生建设服务工作的积极性，促进政府在推动基本医疗卫生服务均等化过程中发挥主导作用，通过增强内生动力持续提高基本医疗卫生服务的质量和水平。

当前威胁我国老百姓健康的疾病不仅有传染性的病毒、艾滋病、乙肝、结核病等，还有多发的高血压、癌症、糖尿病等。这些疾病的治疗费用高昂、病情错综复杂，不仅给病患的家庭带来了巨大的经济负担，也给病患及其家属带来沉重的心理压力，阻碍了社会民生建设和公共卫生事业建设。这些健康问题和经济问题单纯依靠个人和家庭的力量很难从根本上解决，必须通过一系列制度保障措施，全方位调动社会的力量，强化政府在基本医疗卫生服务供给中的激励和约束机制。

首先，消除政府在基本医疗卫生服务供给领域中的行政垄断，落实管办分离、职权清晰、全面防漏的管理体制，为医疗卫生服务独立监管和全面监管奠定基础。政府行政部门和监管部门职能交错、职权不清晰给我国基本医疗卫生服务事业的发展造成了困难，行政部门职责不清、遇事不明，权限覆盖面过大，行政手段不科学，而监管部门亦因为独立性低无法保证监督管理工作如期展开。行政的垄断性和监管独立性的欠缺共同造成了"管办不分"的问题，使基本医疗卫生服务的供给效率大打折扣。强化地方政府在基本医疗卫生服务供给中的激励和约束机制，应该建立健全首要问责机制，完善基层治理制度，在对地方政府的政绩评价体系中充分考虑公众对基本医疗卫生服务的满意度。相关行政和监管部门领导需要对基本医疗卫生事务负首要责任，要落实将基本医疗卫生事务作为相关行政和监管部门领导的考核指标和惩戒依据。要加强对欠发达地区政府的政绩激励，鼓励地方政府根据辖区的具体状况促进地方基本医疗卫生服务全面化、系统性改革。在经济发达和医疗水平较高的地区，要向更高层次、更高标准看齐，促进基本医疗卫生服务供给结构体系的优化升级。针对基本医疗卫生服务供给效率极低的地区，实行主要负责人问责制度，依法采取相关的惩戒措施。建立健全政府对于基本医疗卫生服务的政务公开制度，提高政府在基本医疗卫生领域行政的科学性和服务优质性。

其次，健全基层民众公共卫生需求表达机制。尤其是在我国基层的基本医疗卫生服务供给中，民众公共卫生服务需求表达途径不健全、表达渠道不通畅等问题十分严重。目前，我国农村基本医疗卫生服务供给实行自上而下的强制性供给方式，基本医疗卫生服务供给的数量及结构基本上由基层政府的利益偏好决定，广大底层民众被排斥在公共卫生服务决策之外，不能有效表达自己的公共卫生需求偏好，从而导致基本医疗卫生服务效率低下，服务质量参差不齐，医疗服务供给结构混乱。由"自上而下"向"自下而上"转变的民众公共卫生健康需求表达机制，可以很好地改善目前基本医疗卫生服务供给决策程序，保障群众行使公共决策参与权，提高对基本医疗卫生事业的参与度，破除基本医疗卫生服务的强制性、有失偏好性的供给局面。要进一步加强基层社区、农村委员会和基层人民代表大会制度建设，使辖区居民和农民，尤其是贫困人口、弱势群体能够通过直接或间接的渠道充分表达对基本医疗卫生服务的需求和意见。

最后，充分发挥民众和社会舆论对基本医疗卫生服务领域工作的参与和监督作用。公众可以利用社会舆论充分表达对基本医疗卫生服务的需求，政府部门和组织机构亦能通过社会舆论机制来回应和满足公众对于公共卫生健康服务的需求和意见，让社会舆论成为政府和公众之间有效沟通的桥梁，促进基本医疗卫生服务供给效率的提升。在我国，广播电视、报刊网络等大众传播渠道共同承担着社会舆论职责，在帮助公众表达对基本医疗卫生服务供给的需求和意见时发挥着重要作用。但媒体呈现较多的是对政府的正面报道，而忽视了民众对于服务需求意见的表达，难以做到下情上达。建立健全社会舆论的沟通平台和表诉渠道，对于解决民众在医疗卫生领域的供求矛盾和政府供给效率低下问题，实现基本医疗卫生服务均等化意义重大。提高社会公众对基本医疗卫生事业的决策意识和监督意识，拓宽公众社会舆论表达的渠道和机制，同时加强社会舆论的规范化、有序化建设，切实维护好民众的合理收益需求。将经济社会发展进程中不断变化和升级的公众需求作为基本医疗卫生服务供给方案选择的依据。建立健全公众导向型的决策机制和实时有效的监督机制，确保公众从受益者和监督者的角度出发，反馈基本医疗卫生服务供给建议，从而在政策制定的源头上保障并促进基本医疗卫生服务均等化目标的实现。充分发挥网络、新闻媒体的作用，使公众可以通过政府官方的微信公众号、微博、门户网站甚至手机 App 等平台对基本医疗卫生服务领域进行监督。医药企业是辅助政府提高基本医疗卫生服务供给效率的主力军，应进一步完善医药企业对于基本医疗卫生服务供给的有序参与机制。

第六节　健全基本医疗卫生服务均等化的法律制度体系

依法治国是发展社会主义市场经济的客观需要，利用完备的法制体系来规范经济行为是化解政府干预失效、市场失灵最有效的途径。法治社会建设和法律制度优化改革，可以更好地保障公民的基本权利和基本自由。健康权是公民的基本权利，不同性别、种族、地域及年龄段的社会成员都应享有同等的健康权利，维护人民健康，实施"公民健康兜底"的公共卫生健康政策是政府的责任和义务。我国宪法明确规定公众在年老、疾病和丧失劳动能力的情况下，可以通过自身权利，根据自身健康的需求向国家和社会寻求物质的帮助。国家应全力满足公民的合理需求，确保社会保险、社会救济和医疗卫生事业的健康发展。保障公民的健康权，必须要推进基本医疗卫生服务均等化法律体系建设，切实提高基本医疗卫生服务供给的公平性和可及性。因此，结合我国国情和卫生健康发展状况，加强基本医疗卫生服务法律制度体系全面化建设和系统性改革，是我国推进基本医疗卫生服务均等化的重中之重。

政府、制度和法律能够发挥系统耦合作用，共同促进基本医疗卫生服务均等化。政府通过构建公平可及、便捷高效的基本医疗卫生体系来实现基本医疗卫生服务的有效供给；采取法律的形式界定基本医疗卫生服务供给主体的责任与义务，并在基本医疗卫生制度改革中明确界定政府自身和各类服务供给主体的功能定位；通过各类行政措施，防止医疗卫生服务供给市场失灵和监管不力；依据基本医疗卫生服务的公平性原则对其利益进行配置，为公民平等享有基本医疗卫生服务提供确切保障。全面建设小康社会应将"人人享有基本医疗卫生服务"纳入其中，基本医疗卫生制度的建立健全，全民健康水平的提高是党的十七大提出的重要目标。党的十九大报告进一步指出，健康是促进人的全面发展的必然要求，为基本医疗卫生服务均等化的推进提供了有力指导。

实现基本医疗卫生服务均等化，切实保证公民的基本健康权利，需要在综合考量我国国情和卫生健康发展状况的基础之上，构建一套符合我国发展需要的基本医疗卫生服务公平法律制度。借助法律的力量，从理念到行为、从目标到措施，规范政府和医疗机构的行为。发达国家和地区由于基本医疗卫生服务均等化发展较早，基本医疗卫生保障制度建设相对较为完善。充分借鉴发达国家和地区保障制度建设的经验，在医疗保险基金的征集、医疗保障资源的管理和公共卫生安全救济的使用方面，结合我国国情进行优质化改革，从而确保基本医疗保障制度的贯彻落实。医疗卫生法律的实施不仅可以促进公平，提高医疗卫生服务的公平性和可及性，还可以避免市场机制带来的一些问题，减少负外部性。2019 年12 月最新出台的《中华人民共和国基本医疗卫生与健康促进法》，以保障公民平等享有基本医疗卫生服务、切实提高公民健康水平为目标，从法律层面明确基本医疗卫生服务、医疗卫生机构、医疗卫生人员、药品供应保障、健康促进、资金保障等方面的重大问题。同时，要总结防控新冠肺炎疫情等公共卫生安全事件的经验教训，强化公共卫生法治保障。

首先，恪守民主与法制、科学与公正、集中与分权相结合的立法理念。提高公众参与基本医疗卫生服务立法决策的便捷度，将贫困人口、弱势群体等重点关注对象的服务需求传达给政府。在立法过程中，基本医疗卫生服务供给主体职责以及基本医疗卫生服务均等化的绩效评估，既要以有效促进基本医疗卫生服务均等化为目标"尽力而为"，也要综合考量我国现实经济社会发展现状和公共卫生健康发展水平"量力而行"。基本医疗卫生服务均等化是一个长期的、动态的过程，这决定了基本医疗卫生服务法律制度亦是一个持续推进、逐步优化的过程，要避免出现政府因过分追求均等化政绩而出现"好高骛远型行政"。

其次，坚持国际经验与我国国情相结合。发达国家对基本医疗卫生服务供给体系的法制保障较为充分，德国和加拿大最为突出。德国对于本国的医疗卫生服务体系的均衡分布、国民所享受服务的均衡待遇和政府与社会民间组织的分工协同合作，都具有行之有效的法律制度体系进行保障。发达国家的探索历程和实践经验充分表明，区域间、城乡间的基本医疗卫生服务的供给失衡以及公平性的欠缺是推进基本医疗卫生服务均等化的重大阻碍。要从我国国情出发，在保证制度的公平性和科学性的前提下，在服务的均衡化供给、公平性建设方面建立健全相关法律体系，加大基本医疗卫生服务法律体系的覆盖面，持续推进基本医疗卫生服务均等化。

附　　录

表 A1 –1　　　　　　　　2003 年各省份基本医疗卫生服务供给效率

区域	省份	区域前沿	共同前沿	区域	省份	区域前沿	共同前沿
东北地区	辽宁	0.591	0.549	黄河中游	陕西	0.723	0.493
	吉林	0.624	0.535		山西	0.731	0.515
	黑龙江	0.613	0.526		内蒙古	0.698	0.520
北部沿海	北京	0.733	0.757		河南	0.615	0.526
	天津	0.601	0.615	长江中游	安徽	0.668	0.481
	河北	0.562	0.586		江西	0.702	0.469
	山东	0.596	0.602		湖北	0.751	0.502
东部沿海	上海	0.751	0.751		湖南	0.733	0.515
	江苏	0.627	0.627	西南地区	广西	0.564	0.403
	浙江	0.595	0.595		云南	0.577	0.393
东南沿海	福建	0.712	0.609		贵州	0.525	0.376
	广东	0.679	0.606		重庆	0.697	0.529
	海南	0.523	0.378		四川	0.642	0.445
西北地区	新疆	0.697	0.382				
	甘肃	0.727	0.397				
	青海	0.769	0.371				

表 A1 – 2　　　　　　　**2004 年各省份基本医疗卫生服务供给效率**

区域	省份	区域前沿	共同前沿	区域	省份	区域前沿	共同前沿
东北地区	辽宁	0.587	0.551	黄河中游	陕西	0.725	0.496
	吉林	0.616	0.535		山西	0.731	0.517
	黑龙江	0.610	0.525		内蒙古	0.699	0.522
北部沿海	北京	0.724	0.759		河南	0.617	0.528
	天津	0.596	0.616	长江中游	安徽	0.672	0.481
	河北	0.558	0.588		江西	0.701	0.472
	山东	0.589	0.603		湖北	0.753	0.504
东部沿海	上海	0.752	0.752		湖南	0.735	0.517
	江苏	0.624	0.626	西南地区	广西	0.566	0.406
	浙江	0.600	0.597		云南	0.580	0.395
东南沿海	福建	0.708	0.607		贵州	0.527	0.378
	广东	0.681	0.604		重庆	0.700	0.531
	海南	0.516	0.381		四川	0.643	0.447
西北地区	新疆	0.682	0.384				
	甘肃	0.721	0.395				
	青海	0.766	0.372				

表 A1－3　　　　　　　　　**2005 年各省份基本医疗卫生服务供给效率**

区域	省份	区域前沿	共同前沿	区域	省份	区域前沿	共同前沿
东北地区	辽宁	0.589	0.553	黄河中游	陕西	0.728	0.491
	吉林	0.618	0.539		山西	0.735	0.517
	黑龙江	0.612	0.527		内蒙古	0.701	0.521
北部沿海	北京	0.726	0.766		河南	0.619	0.530
	天津	0.598	0.618	长江中游	安徽	0.674	0.486
	河北	0.562	0.592		江西	0.702	0.471
	山东	0.594	0.605		湖北	0.751	0.504
东部沿海	上海	0.754	0.756		湖南	0.737	0.516
	江苏	0.626	0.628	西南地区	广西	0.568	0.406
	浙江	0.612	0.596		云南	0.582	0.396
东南沿海	福建	0.712	0.609		贵州	0.531	0.377
	广东	0.683	0.606		重庆	0.702	0.533
	海南	0.518	0.380		四川	0.642	0.449
西北地区	新疆	0.684	0.386				
	甘肃	0.723	0.395				
	青海	0.768	0.374				

表 A1 - 4   2006 年各省份基本医疗卫生服务供给效率

区域	省份	区域前沿	共同前沿	区域	省份	区域前沿	共同前沿
东北地区	辽宁	0.595	0.556	黄河中游	陕西	0.734	0.494
	吉林	0.624	0.542		山西	0.737	0.519
	黑龙江	0.614	0.530		内蒙古	0.703	0.523
北部沿海	北京	0.728	0.769		河南	0.621	0.532
	天津	0.603	0.621	长江中游	安徽	0.676	0.488
	河北	0.564	0.595		江西	0.704	0.473
	山东	0.596	0.608		湖北	0.753	0.506
东部沿海	上海	0.756	0.759		湖南	0.739	0.518
	江苏	0.628	0.631	西南地区	广西	0.572	0.408
	浙江	0.614	0.599		云南	0.584	0.398
东南沿海	福建	0.714	0.612		贵州	0.535	0.378
	广东	0.685	0.609		重庆	0.704	0.535
	海南	0.520	0.383		四川	0.643	0.454
西北地区	新疆	0.686	0.389				
	甘肃	0.725	0.398				
	青海	0.772	0.379				

表 A1 - 5　　　　　　　2007 年各省份基本医疗卫生服务供给效率

区域	省份	区域前沿	共同前沿	区域	省份	区域前沿	共同前沿
东北地区	辽宁	0.598	0.561	黄河中游	陕西	0.736	0.496
	吉林	0.626	0.545		山西	0.739	0.521
	黑龙江	0.616	0.533		内蒙古	0.705	0.525
北部沿海	北京	0.732	0.772		河南	0.623	0.534
	天津	0.600	0.626	长江中游	安徽	0.678	0.490
	河北	0.566	0.598		江西	0.706	0.475
	山东	0.598	0.611		湖北	0.755	0.508
东部沿海	上海	0.758	0.762		湖南	0.741	0.521
	江苏	0.631	0.634	西南地区	广西	0.574	0.412
	浙江	0.616	0.602		云南	0.586	0.402
东南沿海	福建	0.716	0.615		贵州	0.537	0.384
	广东	0.687	0.612		重庆	0.706	0.537
	海南	0.522	0.386		四川	0.645	0.456
西北地区	新疆	0.688	0.392				
	甘肃	0.727	0.401				
	青海	0.774	0.382				

表 A1 - 6   2008 年各省份基本医疗卫生服务供给效率

区域	省份	区域前沿	共同前沿	区域	省份	区域前沿	共同前沿
东北地区	辽宁	0.601	0.563	黄河中游	陕西	0.739	0.498
	吉林	0.628	0.548		山西	0.741	0.523
	黑龙江	0.618	0.536		内蒙古	0.707	0.527
北部沿海	北京	0.734	0.775		河南	0.625	0.536
	天津	0.602	0.629	长江中游	安徽	0.682	0.494
	河北	0.568	0.601		江西	0.708	0.477
	山东	0.611	0.614		湖北	0.757	0.510
东部沿海	上海	0.760	0.765		湖南	0.743	0.523
	江苏	0.633	0.637	西南地区	广西	0.576	0.414
	浙江	0.618	0.605		云南	0.588	0.404
东南沿海	福建	0.718	0.618		贵州	0.539	0.386
	广东	0.689	0.615		重庆	0.708	0.539
	海南	0.525	0.389		四川	0.647	0.458
西北地区	新疆	0.693	0.395				
	甘肃	0.729	0.404				
	青海	0.770	0.386				

表 A1 – 7　　　　　　　　2009 年各省份基本医疗卫生服务供给效率

区域	省份	区域前沿	共同前沿	区域	省份	区域前沿	共同前沿
东北地区	辽宁	0.604	0.566	黄河中游	陕西	0.742	0.502
	吉林	0.631	0.553		山西	0.743	0.525
	黑龙江	0.622	0.539		内蒙古	0.709	0.529
北部沿海	北京	0.736	0.778		河南	0.626	0.538
	天津	0.604	0.632	长江中游	安徽	0.684	0.496
	河北	0.570	0.604		江西	0.713	0.479
	山东	0.613	0.617		湖北	0.759	0.512
东部沿海	上海	0.764	0.769		湖南	0.745	0.525
	江苏	0.635	0.640	西南地区	广西	0.578	0.416
	浙江	0.620	0.608		云南	0.592	0.406
东南沿海	福建	0.720	0.621		贵州	0.541	0.388
	广东	0.691	0.618		重庆	0.712	0.541
	海南	0.527	0.392		四川	0.649	0.463
西北地区	新疆	0.695	0.398				
	甘肃	0.732	0.406				
	青海	0.772	0.389				

表 A1 -8　　　　　　　**2010 年各省份基本医疗卫生服务供给效率**

区域	省份	区域前沿	共同前沿	区域	省份	区域前沿	共同前沿
东北地区	辽宁	0.607	0.570	黄河中游	陕西	0.745	0.504
	吉林	0.634	0.556		山西	0.745	0.527
	黑龙江	0.624	0.544		内蒙古	0.711	0.531
北部沿海	北京	0.740	0.781		河南	0.628	0.540
	天津	0.606	0.635	长江中游	安徽	0.686	0.498
	河北	0.572	0.607		江西	0.715	0.481
	山东	0.615	0.622		湖北	0.761	0.514
东部沿海	上海	0.766	0.772		湖南	0.747	0.527
	江苏	0.630	0.643	西南地区	广西	0.585	0.420
	浙江	0.622	0.611		云南	0.594	0.408
东南沿海	福建	0.722	0.624		贵州	0.543	0.390
	广东	0.694	0.621		重庆	0.714	0.543
	海南	0.529	0.395		四川	0.652	0.465
西北地区	新疆	0.697	0.401				
	甘肃	0.734	0.409				
	青海	0.775	0.341				

表 A1－9　　　　　　2011 年各省份基本医疗卫生服务供给效率

区域	省份	区域前沿	共同前沿	区域	省份	区域前沿	共同前沿
东北地区	辽宁	0.609	0.571	黄河中游	陕西	0.746	0.507
	吉林	0.633	0.557		山西	0.745	0.527
	黑龙江	0.624	0.542		内蒙古	0.711	0.531
北部沿海	北京	0.738	0.781		河南	0.628	0.540
	天津	0.606	0.635	长江中游	安徽	0.686	0.498
	河北	0.572	0.607		江西	0.715	0.481
	山东	0.615	0.621		湖北	0.761	0.514
东部沿海	上海	0.766	0.774		湖南	0.747	0.527
	江苏	0.637	0.643	西南地区	广西	0.580	0.418
	浙江	0.622	0.611		云南	0.594	0.408
东南沿海	福建	0.722	0.624		贵州	0.543	0.390
	广东	0.693	0.621		重庆	0.714	0.543
	海南	0.529	0.399		四川	0.651	0.465
西北地区	新疆	0.697	0.411				
	甘肃	0.734	0.413				
	青海	0.777	0.396				

表 A1 -10　　　　　　　**2012 年各省份基本医疗卫生服务供给效率**

区域	省份	区域前沿	共同前沿	区域	省份	区域前沿	共同前沿
东北地区	辽宁	0.618	0.576	黄河中游	陕西	0.748	0.509
	吉林	0.638	0.562		山西	0.747	0.529
	黑龙江	0.626	0.545		内蒙古	0.713	0.534
北部沿海	北京	0.743	0.785		河南	0.631	0.543
	天津	0.608	0.638	长江中游	安徽	0.689	0.503
	河北	0.578	0.612		江西	0.717	0.483
	山东	0.617	0.624		湖北	0.763	0.516
东部沿海	上海	0.768	0.777		湖南	0.749	0.529
	江苏	0.639	0.646	西南地区	广西	0.582	0.42
	浙江	0.624	0.614		云南	0.598	0.413
东南沿海	福建	0.724	0.628		贵州	0.545	0.392
	广东	0.695	0.624		重庆	0.715	0.546
	海南	0.531	0.409		四川	0.654	0.469
西北地区	新疆	0.699	0.412				
	甘肃	0.736	0.416				
	青海	0.779	0.399				

表 A1 – 11　　　　　　　　2013 年各省份基本医疗卫生服务供给效率

区域	省份	区域前沿	共同前沿	区域	省份	区域前沿	共同前沿
东北地区	辽宁	0.620	0.579	黄河中游	陕西	0.746	0.511
	吉林	0.648	0.566		山西	0.740	0.531
	黑龙江	0.632	0.548		内蒙古	0.711	0.536
北部沿海	北京	0.745	0.788		河南	0.636	0.545
	天津	0.613	0.642	长江中游	安徽	0.692	0.508
	河北	0.578	0.614		江西	0.719	0.485
	山东	0.619	0.627		湖北	0.755	0.516
东部沿海	上海	0.773	0.782		湖南	0.741	0.531
	江苏	0.649	0.647	西南地区	广西	0.584	0.422
	浙江	0.706	0.621		云南	0.610	0.415
东南沿海	福建	0.726	0.631		贵州	0.547	0.394
	广东	0.701	0.630		重庆	0.708	0.548
	海南	0.533	0.412		四川	0.659	0.471
西北地区	新疆	0.701	0.415				
	甘肃	0.733	0.418				
	青海	0.783	0.402				

表 A1 – 12　　　　　　　2014 年各省份基本医疗卫生服务供给效率

区域	省份	区域前沿	共同前沿	区域	省份	区域前沿	共同前沿
东北地区	辽宁	0.623	0.582	黄河中游	陕西	0.748	0.514
	吉林	0.651	0.569		山西	0.742	0.533
	黑龙江	0.634	0.551		内蒙古	0.713	0.538
北部沿海	北京	0.747	0.791		河南	0.638	0.547
	天津	0.615	0.645	长江中游	安徽	0.694	0.512
	河北	0.585	0.617		江西	0.721	0.487
	山东	0.621	0.630		湖北	0.757	0.518
东部沿海	上海	0.775	0.785		湖南	0.743	0.533
	江苏	0.651	0.650	西南地区	广西	0.586	0.424
	浙江	0.708	0.624		云南	0.612	0.417
东南沿海	福建	0.728	0.634		贵州	0.549	0.396
	广东	0.703	0.633		重庆	0.710	0.550
	海南	0.535	0.415		四川	0.661	0.473
西北地区	新疆	0.703	0.418				
	甘肃	0.735	0.421				
	青海	0.785	0.405				

表 A1 –13   **2015 年各省份基本医疗卫生服务供给效率**

区域	省份	区域前沿	共同前沿	区域	省份	区域前沿	共同前沿
东北地区	辽宁	0.630	0.588	黄河中游	陕西	0.753	0.518
	吉林	0.658	0.575		山西	0.747	0.537
	黑龙江	0.641	0.557		内蒙古	0.718	0.542
北部沿海	北京	0.754	0.797		河南	0.643	0.551
	天津	0.622	0.651	长江中游	安徽	0.699	0.516
	河北	0.592	0.623		江西	0.726	0.491
	山东	0.628	0.636		湖北	0.762	0.522
东部沿海	上海	0.782	0.791		湖南	0.748	0.537
	江苏	0.658	0.656	西南地区	广西	0.591	0.428
	浙江	0.715	0.630		云南	0.617	0.421
东南沿海	福建	0.735	0.640		贵州	0.554	0.400
	广东	0.710	0.639		重庆	0.715	0.554
	海南	0.542	0.421		四川	0.666	0.477
西北地区	新疆	0.710	0.424				
	甘肃	0.742	0.427				
	青海	0.792	0.411				

表 A1 – 14   **2016 年各省份基本医疗卫生服务供给效率**

区域	省份	区域前沿	共同前沿	区域	省份	区域前沿	共同前沿
东北地区	辽宁	0.629	0.585	黄河中游	陕西	0.723	0.493
	吉林	0.657	0.572		山西	0.731	0.515
	黑龙江	0.641	0.554		内蒙古	0.698	0.520
北部沿海	北京	0.754	0.794		河南	0.615	0.526
	天津	0.622	0.648	长江中游	安徽	0.668	0.481
	河北	0.587	0.62		江西	0.702	0.469
	山东	0.628	0.633		湖北	0.751	0.502
东部沿海	上海	0.782	0.788		湖南	0.733	0.515
	江苏	0.658	0.653	西南地区	广西	0.564	0.403
	浙江	0.715	0.627		云南	0.577	0.393
东南沿海	福建	0.735	0.637		贵州	0.525	0.376
	广东	0.710	0.636		重庆	0.697	0.529
	海南	0.542	0.418		四川	0.642	0.445
西北地区	新疆	0.710	0.421				
	甘肃	0.742	0.424				
	青海	0.792	0.408				

表 A1－15　　　　　2017 年各省份基本医疗卫生服务供给效率

区域	省份	区域前沿	共同前沿	区域	省份	区域前沿	共同前沿
东北地区	辽宁	0.638	0.591	黄河中游	陕西	0.728	0.497
	吉林	0.666	0.578		山西	0.736	0.519
	黑龙江	0.652	0.560		内蒙古	0.703	0.524
北部沿海	北京	0.763	0.801		河南	0.620	0.530
	天津	0.631	0.654	长江中游	安徽	0.673	0.485
	河北	0.596	0.626		江西	0.707	0.473
	山东	0.637	0.639		湖北	0.756	0.506
东部沿海	上海	0.791	0.794		湖南	0.738	0.519
	江苏	0.667	0.659	西南地区	广西	0.569	0.407
	浙江	0.724	0.633		云南	0.582	0.397
东南沿海	福建	0.744	0.643		贵州	0.530	0.380
	广东	0.719	0.642		重庆	0.702	0.533
	海南	0.551	0.424		四川	0.647	0.449
西北地区	新疆	0.719	0.427				
	甘肃	0.751	0.430				
	青海	0.801	0.414				

表 A1 – 16　　　　　　　　2018 年各省份基本医疗卫生服务供给效率

区域	省份	区域前沿	共同前沿	区域	省份	区域前沿	共同前沿
东北地区	辽宁	0.645	0.597	黄河中游	陕西	0.733	0.504
	吉林	0.673	0.584		山西	0.741	0.526
	黑龙江	0.659	0.566		内蒙古	0.708	0.531
北部沿海	北京	0.770	0.807		河南	0.625	0.537
	天津	0.638	0.660	长江中游	安徽	0.678	0.492
	河北	0.603	0.632		江西	0.712	0.480
	山东	0.644	0.645		湖北	0.761	0.513
东部沿海	上海	0.798	0.800		湖南	0.743	0.526
	江苏	0.674	0.665	西南地区	广西	0.574	0.414
	浙江	0.731	0.639		云南	0.587	0.404
东南沿海	福建	0.751	0.649		贵州	0.535	0.387
	广东	0.726	0.648		重庆	0.707	0.540
	海南	0.558	0.430		四川	0.652	0.456
西北地区	新疆	0.726	0.433				
	甘肃	0.758	0.436				
	青海	0.808	0.420				

表 A2 - 1　　　　　2003 年我国各省份基本医疗卫生服务均等化指数值

省份	指数值	省份	指数值	省份	指数值
北京	0.062	广西	0.197	湖南	0.180
天津	0.082	海南	0.184	陕西	0.172
河北	0.129	山西	0.173	甘肃	0.181
辽宁	0.158	内蒙古	0.160	青海	0.213
山东	0.141	吉林	0.155	宁夏	0.221
上海	0.070	黑龙江	0.160	重庆	0.164
江苏	0.147	安徽	0.206	四川	0.173
浙江	0.155	江西	0.187	云南	0.184
福建	0.150	河南	0.158	贵州	0.218
广东	0.136	湖北	0.166	新疆	0.194

表 A2 - 2　　　　　2004 年我国各省份基本医疗卫生服务均等化指数值

省份	指数值	省份	指数值	省份	指数值
北京	0.064	广西	0.200	湖南	0.178
天津	0.080	海南	0.184	陕西	0.170
河北	0.132	山西	0.175	甘肃	0.185
辽宁	0.159	内蒙古	0.162	青海	0.206
山东	0.138	吉林	0.150	宁夏	0.223
上海	0.072	黑龙江	0.162	重庆	0.160
江苏	0.148	安徽	0.209	四川	0.176
浙江	0.151	江西	0.183	云南	0.181
福建	0.146	河南	0.154	贵州	0.220
广东	0.138	湖北	0.167	新疆	0.197

表 A2 - 3　　　　　**2005 年我国各省份基本医疗卫生服务均等化指数值**

省份	指数值	省份	指数值	省份	指数值
北京	0.058	广西	0.192	湖南	0.184
天津	0.075	海南	0.178	陕西	0.172
河北	0.126	山西	0.178	甘肃	0.181
辽宁	0.152	内蒙古	0.156	青海	0.210
山东	0.134	吉林	0.150	宁夏	0.214
上海	0.068	黑龙江	0.159	重庆	0.162
江苏	0.142	安徽	0.201	四川	0.175
浙江	0.156	江西	0.184	云南	0.178
福建	0.140	河南	0.149	贵州	0.215
广东	0.131	湖北	0.158	新疆	0.188

表 A2 - 4　　　　　**2006 年我国各省份基本医疗卫生服务均等化指数值**

省份	指数值	省份	指数值	省份	指数值
北京	0.062	广西	0.185	湖南	0.168
天津	0.089	海南	0.173	陕西	0.157
河北	0.123	山西	0.161	甘肃	0.166
辽宁	0.162	内蒙古	0.152	青海	0.184
山东	0.132	吉林	0.146	宁夏	0.195
上海	0.071	黑龙江	0.137	重庆	0.147
江苏	0.142	安徽	0.184	四川	0.156
浙江	0.146	江西	0.171	云南	0.172
福建	0.136	河南	0.149	贵州	0.199
广东	0.134	湖北	0.158	新疆	0.186

表 A2 - 5　　　　2007 年我国各省份基本医疗卫生服务均等化指数值

省份	指数值	省份	指数值	省份	指数值
北京	0.054	广西	0.150	湖南	0.148
天津	0.076	海南	0.146	陕西	0.142
河北	0.112	山西	0.151	甘肃	0.154
辽宁	0.123	内蒙古	0.137	青海	0.159
山东	0.111	吉林	0.118	宁夏	0.168
上海	0.065	黑龙江	0.119	重庆	0.124
江苏	0.121	安徽	0.148	四川	0.142
浙江	0.120	江西	0.152	云南	0.150
福建	0.121	河南	0.153	贵州	0.168
广东	0.124	湖北	0.128	新疆	0.152

表 A2 - 6　　　　2008 年我国各省份基本医疗卫生服务均等化指数值

省份	指数值	省份	指数值	省份	指数值
北京	0.053	广西	0.146	湖南	0.143
天津	0.071	海南	0.141	陕西	0.137
河北	0.109	山西	0.147	甘肃	0.152
辽宁	0.116	内蒙古	0.130	青海	0.160
山东	0.108	吉林	0.112	宁夏	0.163
上海	0.062	黑龙江	0.115	重庆	0.120
江苏	0.115	安徽	0.140	四川	0.144
浙江	0.113	江西	0.154	云南	0.146
福建	0.119	河南	0.148	贵州	0.161
广东	0.117	湖北	0.122	新疆	0.148

表 A2 −7　　　　2009 年我国各省份基本医疗卫生服务均等化指数值

省份	指数值	省份	指数值	省份	指数值
北京	0.055	广西	0.141	湖南	0.141
天津	0.066	海南	0.137	陕西	0.138
河北	0.106	山西	0.148	甘肃	0.153
辽宁	0.110	内蒙古	0.128	青海	0.156
山东	0.105	吉林	0.110	宁夏	0.160
上海	0.064	黑龙江	0.112	重庆	0.115
江苏	0.109	安徽	0.132	四川	0.137
浙江	0.108	江西	0.151	云南	0.149
福建	0.116	河南	0.149	贵州	0.157
广东	0.112	湖北	0.120	新疆	0.149

表 A2 −8　　　　2010 年我国各省份基本医疗卫生服务均等化指数值

省份	指数值	省份	指数值	省份	指数值
北京	0.054	广西	0.143	湖南	0.138
天津	0.068	海南	0.130	陕西	0.131
河北	0.101	山西	0.141	甘肃	0.154
辽宁	0.102	内蒙古	0.118	青海	0.150
山东	0.098	吉林	0.105	宁夏	0.157
上海	0.059	黑龙江	0.110	重庆	0.107
江苏	0.101	安徽	0.124	四川	0.129
浙江	0.102	江西	0.147	云南	0.141
福建	0.107	河南	0.144	贵州	0.149
广东	0.113	湖北	0.121	新疆	0.140

表 A2 - 9　　　　　2011 年我国各省份基本医疗卫生服务均等化指数值

省份	指数值	省份	指数值	省份	指数值
北京	0.051	广西	0.136	湖南	0.135
天津	0.066	海南	0.127	陕西	0.126
河北	0.098	山西	0.134	甘肃	0.147
辽宁	0.090	内蒙古	0.119	青海	0.146
山东	0.096	吉林	0.095	宁夏	0.152
上海	0.052	黑龙江	0.102	重庆	0.102
江苏	0.090	安徽	0.118	四川	0.125
浙江	0.092	江西	0.139	云南	0.136
福建	0.109	河南	0.137	贵州	0.141
广东	0.110	湖北	0.114	新疆	0.136

表 A2 - 10　　　　　2012 年我国各省份基本医疗卫生服务均等化指数值

省份	指数值	省份	指数值	省份	指数值
北京	0.048	广西	0.121	湖南	0.123
天津	0.061	海南	0.121	陕西	0.121
河北	0.091	山西	0.129	甘肃	0.138
辽宁	0.085	内蒙古	0.111	青海	0.134
山东	0.091	吉林	0.091	宁夏	0.142
上海	0.047	黑龙江	0.092	重庆	0.092
江苏	0.081	安徽	0.112	四川	0.118
浙江	0.084	江西	0.131	云南	0.123
福建	0.101	河南	0.128	贵州	0.134
广东	0.103	湖北	0.104	新疆	0.128

表 A2 -11　　　　2013 年我国各省份基本医疗卫生服务均等化指数值

省份	指数值	省份	指数值	省份	指数值
北京	0.043	广西	0.114	湖南	0.114
天津	0.056	海南	0.105	陕西	0.106
河北	0.082	山西	0.114	甘肃	0.121
辽宁	0.078	内蒙古	0.103	青海	0.120
山东	0.083	吉林	0.082	宁夏	0.129
上海	0.044	黑龙江	0.084	重庆	0.080
江苏	0.073	安徽	0.101	四川	0.111
浙江	0.074	江西	0.118	云南	0.113
福建	0.093	河南	0.102	贵州	0.121
广东	0.096	湖北	0.097	新疆	0.117

表 A2 -12　　　　2014 年我国各省份基本医疗卫生服务均等化指数值

省份	指数值	省份	指数值	省份	指数值
北京	0.041	广西	0.097	湖南	0.098
天津	0.052	海南	0.097	陕西	0.096
河北	0.071	山西	0.096	甘肃	0.108
辽宁	0.067	内蒙古	0.089	青海	0.107
山东	0.072	吉林	0.077	宁夏	0.107
上海	0.044	黑龙江	0.074	重庆	0.075
江苏	0.066	安徽	0.091	四川	0.091
浙江	0.068	江西	0.098	云南	0.095
福建	0.078	河南	0.092	贵州	0.102
广东	0.081	湖北	0.087	新疆	0.099

表 A2 - 13　　　　2015 年我国各省份基本医疗卫生服务均等化指数值

省份	指数值	省份	指数值	省份	指数值
北京	0.038	广西	0.090	湖南	0.085
天津	0.050	海南	0.096	陕西	0.090
河北	0.063	山西	0.088	甘肃	0.101
辽宁	0.061	内蒙古	0.083	青海	0.096
山东	0.068	吉林	0.072	宁夏	0.089
上海	0.044	黑龙江	0.072	重庆	0.073
江苏	0.063	安徽	0.090	四川	0.084
浙江	0.062	江西	0.091	云南	0.089
福建	0.069	河南	0.080	贵州	0.096
广东	0.070	湖北	0.082	新疆	0.091

表 A2 - 14　　　　2016 年我国各省份基本医疗卫生服务均等化指数值

省份	指数值	省份	指数值	省份	指数值
北京	0.036	广西	0.087	湖南	0.079
天津	0.052	海南	0.096	陕西	0.087
河北	0.060	山西	0.080	甘肃	0.101
辽宁	0.058	内蒙古	0.081	青海	0.091
山东	0.066	吉林	0.066	宁夏	0.081
上海	0.043	黑龙江	0.069	重庆	0.073
江苏	0.060	安徽	0.089	四川	0.081
浙江	0.062	江西	0.091	云南	0.083
福建	0.061	河南	0.078	贵州	0.095
广东	0.063	湖北	0.082	新疆	0.091

表 A2 – 15　　　　　2017 年我国各省份基本医疗卫生服务均等化指数值

省份	指数值	省份	指数值	省份	指数值
北京	0.036	广西	0.085	湖南	0.070
天津	0.047	海南	0.094	陕西	0.084
河北	0.057	山西	0.078	甘肃	0.096
辽宁	0.053	内蒙古	0.075	青海	0.089
山东	0.063	吉林	0.063	宁夏	0.076
上海	0.042	黑龙江	0.067	重庆	0.071
江苏	0.059	安徽	0.085	四川	0.078
浙江	0.056	江西	0.087	云南	0.082
福建	0.055	河南	0.069	贵州	0.094
广东	0.059	湖北	0.080	新疆	0.088

表 A2 – 16　　　　　2018 年我国各省份基本医疗卫生服务均等化指数值

省份	指数值	省份	指数值	省份	指数值
北京	0.031	广西	0.089	湖南	0.068
天津	0.052	海南	0.089	陕西	0.085
河北	0.063	山西	0.074	甘肃	0.099
辽宁	0.054	内蒙古	0.078	青海	0.085
山东	0.063	吉林	0.066	宁夏	0.073
上海	0.046	黑龙江	0.062	重庆	0.076
江苏	0.063	安徽	0.082	四川	0.076
浙江	0.052	江西	0.081	云南	0.085
福建	0.055	河南	0.071	贵州	0.091
广东	0.053	湖北	0.077	新疆	0.089

参 考 文 献

［1］阿瑟·西塞尔·庇古著，金镝等译．福利经济学［M］．北京：华夏出版社，2017．

［2］艾丽．中国公共服务均等化研究［D］．武汉：武汉大学，2012．

［3］安体富，任强．公共服务均等化：理论、问题与对策［J］．财贸经济，2007（8）：48－53．

［4］蔡昉，陈凡，张车伟．政府开发式扶贫资金政策与投资效率［J］．中国青年政治学院学报，2001（2）：60－66．

［5］曹爱军．民生的逻辑：基本公共服务均等化研究［D］．南开大学，2014．

［6］曹洪民．中国农村开发式扶贫模式研究［D］．中国农业大学，2003．

［7］曹永福．我国医药卫生体制改革的价值取向及其实现机制研究［D］．山东大学，2011．

［8］常修泽．中国现阶段基本公共服务均等化研究［J］．中共天津市委党校学报，2007（2）：66－71．

［9］陈爱雪，刘艳．层次分析法的我国精准扶贫实施绩效评价研究［J］．华侨大学学报（哲学社会科学版），2017（1）：116－129．

［10］陈昌盛，蔡跃洲．中国政府公共服务：体制变迁与地区综合评估［M］．北京：中国社会科学出版社，2007．

［11］陈成文．牢牢扭住精准扶贫的“牛鼻子”——论习近平的健康扶贫观及其政策意义［J］．湖南社会科学，2017（6）：51－74．

［12］陈红宇．城乡基本公共服务均等化问题研究［D］．南京师范大学，2015．

［13］陈丽．落实基本公共卫生服务均等化策略研究［D］．华中科技大学，2012．

［14］陈凌建．中国农村反贫困模式：历史沿革与创新［J］．财务与金融，2009（6）：90－95．

［15］陈颂东．中国的转移支付制度与地区公共服务均等化［J］．经济经纬，2008（1）：20－23．

［16］陈小丽．基于多层次分析法的湖北民族地区扶贫绩效评价［J］．中南民族大学学报（人文社会科学版），2015，35（3）：76－80．

［17］陈仲常，张峥．我国公共财政支出效率及地区差异性分析——基于1995～2008年省际面板数据的实证研究［J］．经济问题探索，2011（8）：89－94．

［18］程谦．公共服务、公共问题与公共财政建设的关系［J］．四川财政，2003（12）：18－19．

［19］楚永生．参与式扶贫开发模式的运行机制及绩效分析——以甘肃省麻安村为例［J］．中国行政管理，2008（11）：48－51．

［20］褚亮．贫困人口医疗救助的经济学分析［D］．复旦大学，2009．

［21］崔惠玲，郭华平，李彦敏．我国卫生费用投入及分配的公平性分析［J］．上海经济研究，2003（6）：18－27．

［22］代英姿．公共卫生支出：规模与配置［J］．财政研究，2004（6）：32－36．

［23］丁元竹．基本公共服务均等化视角下的收入分配体制改革［J］．中国发展观察，2012（11）：6－9．

［24］丁元竹．基本公共服务均等化说易行难——国际视角下的均等化"得与失"［J］．中国社会保障，2011（6）：31－33．

［25］董晔璐．马克思主义公平理论视阈下当代中国基本公共服务均等化研究［D］．内蒙古大学，2016．

［26］樊胜根，张林秀，张晓波．中国农村公共投资在农村经济增长和反贫困中的作用［J］．华南农业大学学报（社会科学版），2002（1）：1－13．

［27］方晨曦，龙运书，吴传一．再释贫困［J］．西南民族学院学报（哲学社会科学版），2000（5）：71－74．

［28］冯海波，陈旭佳．公共医疗卫生支出财政均等化水平的实证考察——以广东省为样本的双变量泰尔指数分析［J］．财贸经济，2009（11）：49－53．

［29］冯占春，侯泽蓉，代会侠，郑舒文，时先锋．我国城乡卫生费用的公平性研究［J］．中华医院管理杂志，2006（10）：660－661．

［30］高和荣．医保统领"三医联动"改革的内在矛盾及消解［J］．南京社会科学，2019（6）：65－72．

［31］高和荣．以医疗为中心的"三医"联动改革：路径与策略［J］．南京社会科学，2018（7）：65－70．

［32］高梦滔，顾昕．城市医疗救助筹资与给付水平的地区不平等性［J］．南京大学学报，2007（3）：34－71．

［33］高萍．区域基本医疗卫生服务均等化现状、成因及对策——基于全国各省面板数据的分析［J］．宏观经济研究，2015（4）：90－97．

［34］高艳云，王曦璟．教育改善贫困效应的地区异质性研究［J］．统计研究，2016，33（9）：70－77．

［35］高志敏，王宪锋．民生为本：建立和完善农村社会保障制度的本质要求［J］．农业经济，2008（6）：29－31．

［36］葛凌霄，张亚斌．城乡基本医疗卫生服务均等化的实证分析——基于泰尔指数的测算［J］．生产力研究，2010（7）：113－115．

［37］耿嘉川，苗俊峰．医疗卫生财政支出的经济增长效应［J］．社会科学研究，2008（5）：59－62．

［38］龚娜，龚晓宽．中国扶贫模式的特色及其对世界的贡献［J］．理论视野，2010（5）：30－32．

［39］龚向光，胡善联．各省（自治区）卫生资源配置标准的公平性研究［J］．中国卫生经济，2005（5）：26－29．

［40］龚霄侠．西部民族地区反贫困：绩效评估与未来取向［J］．西北人口，2009，30（4）：117－121．

［41］古斯诺夫·施穆勒．一般国民经济学大纲［M］．北京：商务印书馆，2000．

［42］谷成．基于财政均等化的政府间转移支付制度设计［J］．财贸经济，2010（6）：40－45．

［43］顾雪非．进入深水区的医改更强调三医联动改革［J］．中国医疗保险，2017（1）：16－21．

［44］关信平．论现阶段我国贫困的复杂性及反贫困行动的长期性［J］．社会科学辑刊，2018（1）：16－19．

［45］管廷莲，吴淑君．浙江城乡基本公共服务均等化问题探讨［J］．浙江社会科学，2010（2）：121－124．

［46］管仲军，黄恒学．公共卫生服务均等化：问题与原因分析［J］．中国行政管理，2010（6）：56－60．

［47］郭士国．基本公共服务非均等化：成因、影响及对策分析［D］．吉林大学，2012．

［48］郭熙保．论贫困概念的内涵［J］．山东社会科学，2005（12）：49－54．

［49］郭小聪，代凯．供需结构失衡：基本公共服务均等化进程中的突出问题［J］．中山大学学报（社会科学版），2012，52（4）：140－147.

［50］郭小聪，代凯．国内近五年基本公共服务均等化研究：综述与评估［J］．中国人民大学学报，2013，27（1）：145－154.

［51］韩建民．西部农村贫困与反贫困路径选择［M］．北京：中国农业出版社，2012.

［52］韩俊，罗丹．中国农村卫生调查［M］．上海：上海远东出版社，2007.

［53］韩增林，李彬，张坤领．中国城乡基本公共服务均等化及其空间格局分析［J］．地理研究，2015，34（11）：2035－2048.

［54］郝子成，董兆举，王俊明，张永生，张志广．经济相对落后地区农村卫生服务现况分析［J］．现代预防医学，2007（4）：733－735.

［55］何莎莎，陈羲，冯占春．基于三角模糊层次分析法的基本公共卫生服务均等化效果评价研究［J］．中国卫生经济，2012（7）：43－46.

［56］何莎莎．农村基本公共卫生服务均等化问题研究［D］．华中科技大学，2012.

［57］和立道．我国公共卫生服务供给均等化现状分析［J］．石家庄经济学院学报，2009，32（4）：73－77.

［58］和立道．医疗卫生基本公共服务的城乡差距及均等化路径［J］．财经科学，2011（12）：114－120.

［59］胡均民，艾洪山．匹配"事权"与"财权"：基本公共服务均等化的核心路径［J］．中国行政管理，2009（11）：59－63.

［60］胡琳琳．我国与收入相关的健康不平等实证研究［J］．卫生经济研究，2005（12）：13－16.

［61］胡苏云．中国农村人口医疗保障：穷人医疗干预视角的分析［J］．中国人口科学，2006（3）：30－37.

［62］花永兰．西部民族地区农村剩余劳动力转移问题探析［J］．前沿，2010（13）：130－132.

［63］黄承伟．参与式扶贫规划的制定与实施案例研究——从龙那村看广西贫困村的扶贫规划［J］．贵州农业科学，2004（3）：79－82.

［64］黄海燕．对中国农村反贫困的思考［J］．人民论坛，2010（26）：172－173.

［65］贾康，孙洁．农村公共产品与服务提供机制的研究［J］．管理世界，2006（12）：60－66.

［66］江海燕，周春山，高军波. 西方城市公共服务空间分布的公平性研究进展［J］. 城市规划，2011，35（7）：72－77.

［67］江明融. 公共服务均等化问题研究［D］. 厦门大学，2007.

［68］江依妮. 中国政府公共服务职能的地方化及其后果［J］. 经济学家，2011（7）：78－84.

［69］姜金玲. 我国公立医院的公益性改革研究［D］. 对外经济贸易大学，2016.

［70］蒋辉. 惠州地区卫生资源公平性配置评价［J］. 中国卫生资源，2008（6）：281－282.

［71］金荣学，宋弦. 新医改背景下的我国公共医疗卫生支出绩效分析——基于 DEA 和 Mulmquist 生产率指数的实证［J］. 财政研究，2012（9）：54－60.

［72］康晓光. 中国贫困与反贫困理论［M］. 南宁：广西人民出版社，1995.

［73］赖力. 参与式扶贫与社区发展——贵州省两个扶贫发展项目的调查与思考［J］. 贵州财经学院学报，2009（4）：92－97.

［74］兰相洁. 公共卫生支出与经济增长：理论阐释与空间计量经济分析［J］. 经济与管理研究，2013（3）：39－45.

［75］李程宇，王蓉. 公共服务均等化改革的深化：重庆例证［J］. 重庆社会科学，2011（9）：89－94.

［76］李刚，周加来. 中国的城市贫困与治理——基于能力与权利视角的分析［J］. 城市问题，2009（11）：55－59.

［77］李杰刚，李志勇，朱云飞，赵志伟. 县域间基本公共卫生服务均等化：制约因素及公共政策——基于河北省的实证分析［J］. 财政研究，2013（11）：29－32.

［78］李京，杨帆，毛宗福. 湖北省县级医疗卫生资源配置公平与效率分析［J］. 统计与决策，2017（13）：114－117.

［79］李齐云，刘小勇. 财政分权、转移支付与地区公共卫生服务均等化实证研究［J］. 山东大学学报（哲学社会科学版），2010（5）：34－46.

［80］李齐云，刘小勇. 分税制、转移支付与地区财政差距研究［J］. 财贸经济，2009（12）：69－76.

［81］李卫平，石光，赵琨. 我国农村卫生保健的历史、现状与问题［J］. 管理世界，2003（4）：33－43.

［82］李伟，燕星池. 完善财政转移支付制度　促进基本公共服务均等化［J］. 经济纵横，2014（2）：17－21.

［83］李文政. 我国农村贫困治理的策略选择［J］. 宏观经济管理，2009（7）：36-38.

［84］李雪萍，刘志昌. 基本公共服务均等化的区域对比与城乡比较——以社会保障为例［J］. 华中师范大学学报（人文社会科学版），2008（3）：18-25.

［85］李振海，任宗哲. 西部地区基本公共服务均等化：现状、制度设计和路径选择［J］. 西北大学学报（哲学社会科学版），2011，41（1）：5-9.

［86］李争. 共享发展理念视阈下中国基本公共服务均等化研究［D］. 吉林大学，2018.

［87］梁波. 加快推进基本公共服务均等化的改革举措［J］. 理论探讨，2018（4）：34-40.

［88］林伯强. 中国的政府公共支出与减贫政策［J］. 经济研究，2005（1）：27-37.

［89］林长云. 我国政府卫生资金投入空间分布及公平性研究［D］. 吉林大学，2019.

［90］林万龙. 中国农村公共服务供求的结构性失衡：表现及成因［J］. 管理世界，2007（9）：62-68.

［91］林相森，艾春荣. 对中国医疗服务利用不平等问题的实证检验［J］. 中国人口科学，2009（3）：86-95.

［92］林阳衍，张欣然，刘晔. 基本公共服务均等化：指标体系、综合评价与现状分析——基于我国198个地级市的实证研究［J］. 福建论坛（人文社会科学版），2014（6）：184-192.

［93］凌茹，刘家望. 农村地区卫生资源配置公平性的实证研究——以湖南省为例［J］. 湖南社会科学，2013（1）：89-92.

［94］刘丹鹭. 长三角地区基本公共服务均等化的评估［J］. 南通大学学报（社会科学版），2018，34（6）：35-42.

［95］刘德吉. 基本公共服务均等化：基础、制度安排及政策选择［D］. 上海社会科学院，2010.

［96］刘广彬. 我国居民与收入相关的健康不平等实证研究［J］. 中国卫生政策研究，2008，1（3）：58-62.

［97］刘鸿渊，叶子荣. 主体属性与农村社区性公共产品供给合作行为研究——一个基本的理论分析框架［J］. 农村经济，2014（4）：3-6.

［98］刘钧，相琼. 我国社区卫生服务发展的现状、问题和对策［J］. 中央财经大学学报，2007（8）：21-25.

[99] 刘俊生，何炜．从参与式扶贫到协同式扶贫：中国扶贫的演进逻辑——兼论协同式精准扶贫的实现机制 [J]．西南民族大学学报（人文社科版），2017，38（12）：205 – 210.

[100] 刘尚希，杨元杰，张洵．基本公共服务均等化与公共财政制度 [J]．经济研究参考，2008（40）：2 – 9.

[101] 刘文静．中国城乡基本公共服务均等化研究 [D]．山东大学，2008.

[102] 刘细良，刘迪扬．我国区域基本公共服务均等化实证研究 [J]．统计与决策，2011（5）：96 – 98.

[103] 刘小青．新型农村合作医疗的社会保险性质探析——兼论合作医疗中"合作"的内涵 [J]．西部论坛，2014，24（2）：17 – 24.

[104] 刘宇翔．欠发达地区农民合作扶贫模式研究 [J]．农业经济问题，2015，36（7）：37 – 45.

[105] 路冠军．均等化取向下的农村公共卫生服务体系构建——基于皖北三县的调查与分析 [J]．农村经济，2007（11）：83 – 85.

[106] 吕炜，刘畅．中国农村公共投资、社会性支出与贫困问题研究 [J]．财贸经济，2008（5）：61 – 69.

[107] 吕炜，王伟同．我国基本公共服务提供均等化问题研究——基于公共需求与政府能力视角的分析 [J]．财政研究，2008（5）：10 – 18.

[108] 吕炜，赵佳佳．我国财政分权对基本公共服务供给的体制性约束研究 [J]．财政研究，2009（10）：11 – 14.

[109] 罗能艳．扶贫开发视角下贫困地区推进基本公共服务均等化研究 [D]．湖南大学，2018.

[110] 马俊贤．农村贫困线的划分及扶贫对策研究 [J]．统计研究，2001（6）：30 – 34.

[111] 马克思恩格斯全集：第25卷 [M]．北京：人民出版社，1974.

[112] 马克思恩格斯选集：第20卷 [M]．北京：人民出版社，1995.

[113] 马克思恩格斯选集：第3卷 [M]．北京：人民出版社，1995.

[114] 苗艳青．卫生资源可及性与农民的健康问题：来自中国农村的经验分析 [J]．中国人口科学，2008（3）：47 – 55.

[115] 南锐，王新民，李会欣．区域基本公共服务均等化水平的评价 [J]．财经科学，2010（12）：58 – 64.

[116] 倪红日，张亮．基本公共服务均等化与财政管理体制改革研究 [J]．管理世界，2012（9）：7 – 18.

［117］钮莹菡．政府扶贫与 NGO 扶贫的比较［J］．郑州航空工业管理学院学报（社会科学版），2007（6）：187－190.

［118］诺奇克．无政府、国家和乌托邦［M］．美国纽约基本丛书公司，1974.

［119］彭浩然，岳经纶．东莞医改与神木医改：地方社会政策创新的经验与挑战［J］．中山大学学报（社会科学版），2012（1）：165－172.

［120］乔俊峰．公共卫生服务均等化与政府责任：基于我国分权化改革的思考［J］．中国卫生经济，2009（7）：48－52.

［121］秦江梅．国家基本公共卫生服务项目进展［J］．中国公共卫生，2017，33（9）：1289－1297.

［122］世界银行．2000/2001 世界发展报告：贫困作斗争［M］．北京：中国财政经济出版社，2001.

［123］宋卫信．甘肃六十个贫困县扶贫绩效因子分析［J］．甘肃农业大学学报，2004（5）：595－600.

［124］宋文昌．财政分权、财政支出结构与公共服务不均等的实证分析［J］．财政研究，2009（3）：56－60.

［125］苏明、刘军民、贾晓俊．中国基本公共服务均等化与减贫的理论和政策研究［J］．财政研究，2011（8）：15－25.

［126］孙德超．地区基本医疗卫生服务均等化评价指标体系的构建［J］．中国行政管理，2013（9）：47－50.

［127］孙德超，徐文才．医疗卫生服务不均等的现实考察及均等化途径［J］．经济问题，2012（10）：42－45.

［128］孙德梅，王正沛，孙莹莹．我国地方政府公共服务效率评价及其影响因素分析［J］．华东经济管理，2013（8）：142－149.

［129］孙建军．我国基本公共服务均等化供给政策研究［D］．浙江大学，2011.

［130］田志华．实现我国基本公共服务均等化初探［J］．财会研究，2008（8）：12－14.

［131］童星、林闽钢．我国农村贫困标准线研究［J］．中国社会科学，1993（3）：87.

［132］汪三贵，刘明月．健康扶贫的作用机制、实施困境与政策选择［J］．新疆师范大学学报（哲学社会科学版），2019（5）：55－64.

［133］汪三贵．贫困问题与经济发展政策［M］．北京：农村读物出版社，

1994.

［134］汪三贵，曾小溪．后 2020 贫困问题初探［J］．河海大学学报（哲学社会科学版），2018，20（2）：7－13．

［135］王洪涛．中国西部地区农村反贫困问题研究［D］．中央民族大学，2013.

［136］王磊．我国政府间转移支付制度对公共服务均等化的影响［J］．经济体制改革，2006（1）：21－26．

［137］王谦．城乡公共服务均等化问题研究［D］．山东大学，2008.

［138］王荣党．农村反贫困度量指标体系与实证分析——以云南为例［J］．云南行政学院学报，2006（5）：156－160．

［139］王荣党．农村贫困线的测度与优化［J］．华东经济管理，2006（3）：42－47．

［140］王绍光，何焕荣，乐园．政策导向汲取能力与卫生公平［J］．中国社会科学，2005（6）：101－120．

［141］王伟同．中国公共服务效率评价及其影响机制研究［J］．2011（5）：19－25．

［142］王曦璟，高艳云．地区公共服务供给与转移支付减贫效应研究——基于多维贫困分析框架［J］．财经理论与实践，2017（3）：92－98．

［143］王小林．中国卫生服务筹资：公平与发展——基于儿童发展的视角［J］．南京大学学报（哲学·人文科学·社会科学版），2007（3）：42－53．

［144］王晓杰，张健．略论医疗保险政策的公平性选择［J］．学术交流，2006（7）：129－132．

［145］王晓洁．中国公共卫生支出均等化水平的实证分析：基于地区差别视角的量化分析［J］．财贸经济，2009（4）：68－79．

［146］王延中，冯立果．中国医疗卫生改革何处去——"甩包袱"式市场化改革的资源集聚效应与改进［J］．中国工业经济，2007（8）：24－31．

［147］王志锋，张天．中国基本医疗卫生服务均等化的地区比较及体制改革研究［J］．经济社会体制比较，2009（6）：32－39．

［148］王志雄．我国基本公共服务均等化研究［D］．财政部财政科学研究所，2011.

［149］魏福成，胡洪曙．我国基本公共服务均等化：评价指标与实证研究［J］．中南财经政法大学学报，2015（5）：26－36．

［150］魏后凯，邬晓霞．中国的反贫困政策：评价与展望［J］．上海行政学

院学报，2009，10（2）：56-68.

[151] 魏众、B. 古斯塔夫森. 中国居民医疗支出不公平性分析 [J]. 经济研究，2005（12）：28-43.

[152] 温娇秀，蒋洪. 我国基础教育服务均等化水平的实证研究——基于双变量泰尔指数的分析 [J]. 财政研究，2013（6）：69-72.

[153] 吴成丕. 中国医疗保险制度改革中的公平性研究——以威海为例 [J]. 经济研究，2003（6）：54-63.

[154] 吴理财. "贫困"的经济学分析及其分析的贫困 [J]. 经济评论，2001（4）：3-9.

[155] 吴青杨. 我国地方政府公共财政体制改革问题研究 [D]. 南京工业大学，2013.

[156] 武绍坤. 我国公立医院回归公益性改革的路径探究 [D]. 天津财经大学，2018.

[157] 鲜祖德，王萍萍，吴伟. 中国农村贫困标准与贫困监测 [J]. 统计研究，2016，33（9）：3-12.

[158] 向延平. 贫困地区旅游扶贫经济绩效评价研究——以湖南省永顺县为例 [J]. 湖南文理学院学报（社会科学版），2008，33（6）：58-60.

[159] 项中新. 均等化：基础、理念与制度安排 [M]. 北京：中国经济出版社，2000.

[160] 熊兴，余兴厚，王宇昕. 我国区域基本公共服务均等化水平测度与影响因素 [J]. 西南民族大学学报（人文社科版），2018，39（3）：108-116.

[161] 解垩. 城乡卫生医疗服务均等化的经济学理论要略 [J]. 中国卫生经济，2008（11）：5-9.

[162] 解垩. 城乡卫生医疗服务均等化研究 [D]. 山东大学，2009.

[163] 解垩. 与收入相关的健康及医疗服务利用不平等研究 [J]. 经济研究，2009，（2）：32-44.

[164] 解垩. 政府卫生投资的空间作用：互补抑或替代 [J]. 中国卫生经济，2008（4）：24-27.

[165] 徐祖荣. 社会组织与公共服务主体多元化——基于浙江的研究 [J]. 理论与改革，2009（1）：35-38.

[166] 亚当·斯密. 国富论 [M]. 武汉：中南大学出版社，2004.

[167] 鄢洪涛. 城乡基本医疗卫生服务差距测度与均等化发展对策研究 [J]. 湘潭大学学报（哲学社会科学版），2011，35（5）：16-21.

［168］严雅娜，谭建立．公共医疗卫生均等化的实证测度和影响因素探讨——2004～2013 年省级经验数据分析［J］．福建论坛（人文社会科学版），2016（12）：32－40.

［169］阎宇，孙德超．西方发达国家基本医疗卫生服务均等化路径选择的经验及启示［J］．河南师范大学学报（哲学社会科学版），2015（11）：81－86.

［170］杨国平．中国新型农村合作医疗制度可持续发展研究［D］．复旦大学，2008.

［171］杨胜利，段世江．京津冀医疗卫生资源配置的公平性［J］．河北大学学报（哲学社会科学版），2016，41（2）：63－69.

［172］杨宜勇，刘永涛．我国省际公共卫生和基本医疗卫生服务均等化问题研究［J］．经济与管理研究，2008（5）：11－17＋32－39.

［173］杨永梅．我国基本医疗卫生服务均等化问题研究［J］．哈尔滨商业大学学报（社会科学版），2009（2）：96－99.

［174］杨智．全面小康目标下甘肃农村反贫困研究［D］．兰州大学，2016.

［175］叶初升，张凤华．政府减贫行为的动态效应——中国农村减贫问题的 SVAR 模型实证分析（1990－2008）［J］．中国人口·资源与环境，2011，21（9）：123－131.

［176］叶俊．城镇化建设对省域基本医疗卫生服务均等化的影响——以中部六省数据为例［J］．中南财经政法大学学报，2016（1）：45－53.

［177］尹恒，康琳琳，王丽娟．政府间转移支付的财力均等化效应——基于中国县级数据的研究［J］．管理世界，2007（1）：48－55.

［178］尹栾玉．基本公共服务：理论、现状与对策分析［J］．政治学研究，2016（5）：83－96.

［179］尹晓玲．双轨公共服务供给模式构建与政策选择［D］．兰州大学，2017.

［180］游新彩，田晋．民族地区综合扶贫绩效评价方法及实证研究［J］．科学经济社会，2009，27（3）：7－13.

［181］余宇新，杨大楷．我国医疗资源配置公平性的理论与实证研究［J］．经济体制改革，2008（6）：64－74.

［182］虞崇胜，张星．民生与民主——转变经济发展方式条件下党的合法性基础转型［J］．探索与争鸣，2011（5）：37－40.

［183］约翰·罗尔斯著，何怀宏等译．正义论［M］．北京：中国社会科学出版社，2014.

［184］约瑟夫·E. 斯蒂格利茨. 社会主义向何处去——经济体制转型的理论与证据［M］. 长春：吉林人民出版社，1998.

［185］曾红颖. 我国基本公共服务均等化标准体系及转移支付效果评价［J］. 经济研究，2012，47（6）：20－32.

［186］曾志红. 我国农村扶贫资金效率研究［D］. 湖南农业大学，2013.

［187］翟绍果. "三医"联动的逻辑、机制与路径［J］. 探索，2017（5）：78－83.

［188］翟绍果，严锦航. 健康扶贫的治理逻辑、现实挑战与路径优化［J］. 西北大学学报，2018（3）：53－68.

［189］詹姆斯·M. 布坎南著，穆怀朋译. 民主财政论——财政制度和个人选择［M］，北京：商务印书馆，1993.

［190］张恒龙，陈宪. 构建和谐社会与实现公共服务均等化［J］. 地方财政研究，2007（1）：13－17.

［191］张华. 中国城镇化进程中城乡基本公共服务均等化研究［D］. 辽宁大学，2018.

［192］张开云，张兴杰，李倩. 地方政府公共服务供给能力：影响因素与实现路径［J］. 中国行政管理，2010（1）：92－95.

［193］张立荣，曾维和. 当代西方"整体政府"公共服务模式及其借鉴［J］. 中国行政管理，2008（7）：108－111.

［194］张鹭鹭等. 区域内城乡居民医疗服务需要、需求及其影响因素分析［J］. 中国卫生经济，2002（3）：36－39.

［195］张启春. 区域基本公共服务均等化与政府间转移支付［J］. 华中师范大学学报（人文社会科学版），2009，48（1）：39－45.

［196］张荣林，钱雨，刘松松. 我国地方政府医疗卫生财政支出行为实证分析［J］. 华东经济管理，2012（4）：131－135.

［197］张文礼，谢芳. 西北民族地区基本公共服务均等化研究——基于宁夏基本医疗卫生服务均等化的实证分析［J］. 西北师大学报（社会科学版），2012，49（3）：121－127.

［198］张玉强，李祥. 我国集中连片特困地区精准扶贫模式的比较研究——基于大别山区、武陵山区、秦巴山区的实践［J］. 湖北社会科学，2017（2）：46－56.

［199］张元红. 农村公共卫生服务的供给与筹资［J］. 中国农村观察，2004（5）：50－59.

［200］章也微. 城乡统筹发展的公共卫生筹资机制研究［J］. 农村经济，2005（3）：74－76.

［201］赵昌文，郭晓鸣. 贫困地区扶贫模式：比较与选择［J］. 中国农村观察，2000（6）：65－71.

［202］赵春蕾. 我国基本公共服务均等化路径研究［J］. 经济纵横，2015（12）：18－21.

［203］赵敬丹，李娜. 中国农村反贫困过程中政府作用研究［J］. 辽宁大学学报（哲学社会科学版），2011，39（1）：155－157.

［204］赵强社. 城乡基本公共服务均等化制度创新研究［D］. 西北农林科技大学，2012.

［205］赵晓晨. 中国和发展中国家的贫困根源及其消除［J］. 生产力研究，2002（2）：41－43.

［206］赵晓亮. 我国农村医疗卫生服务视角下的财政分权研究［D］. 中央财经大学，2016.

［207］郑宝华，张兰英. 中国农村反贫困词汇释义［M］. 北京：中国发展出版社，2004.

［208］郑功成. 中国的贫困问题与 NGO 扶贫的发展［J］. 中国软科学，2002（7）：9－13.

［209］郑文升，蒋华雄，艾红如，罗静，王晓芳. 中国基础医疗卫生资源供给水平的区域差异［J］. 地理研究，2015，34（11）：2049－2060.

［210］郑英宁，唐娟莉，朱玉春. 我国农村公共服务效率评价：基于 DEA 方法［J］. 2008（12）：98－103.

［211］周钦，田森，潘杰. 均等下的不公——城镇居民基本医疗保险受益公平性的理论与实证研究［J］. 经济研究，2016，51（6）：172－185.

［212］周瑞超，邝雨. 基于模糊综合评判的数据包络分析模型对投入因素的评价［J］. 广西财政高等专科学校学报，2004（6）：32－36.

［213］朱乾宇. 政府扶贫资金投入方式与扶贫绩效的多元回归分析［J］. 中央财经大学学报，2004（7）：11－15.

［214］朱晓卓，徐伟静. 公共产品属性视角下基本医疗卫生服务制度构建的政府责任分析［J］. 中国初级卫生保健，2015（2）：56－62.

［215］庄玮，张向阳，安尼瓦尔·阿木提，李豫凯. 城乡居民医疗卫生服务需求与健康支出对比分析：以新疆为例［J］. 中国卫生事业管理，2015，32（1）：41－44.

［216］左停等. 摆脱贫困之"困"：深度贫困地区基本公共服务减贫路径［J］. 南京农业大学学报（社会科学版），2018，18（2）：32 – 44.

［217］Adam Wagstaff Eddy van Doorslaer. Measuring and Testing for Inequality in the Delivery of health Care ［J］. *Journal of Human Resources*，2000，22（35）：78 – 92.

［218］Anselin L. *Spatial Econometrics*：*Methods and Models* ［M］. Dordrecht：Kluwer Academic Publishers，1998.

［219］Arrow K. J. Uncertainty and the Welfare Economics of Medical Care ［J］. *Journal of Health Politics Policy & Law*，1963，53（5）：941 – 973.

［220］Ataguba J. E.，McIntyre D.. Paying for and Receiving Benefits from Health Services in South Africa：Is the Health System Equitable? ［J］. *Health Policy and Planning*，2012，27（1）：35 – 45.

［221］Bernard A.，Durlarf N. Interpreting Tests of the Convergence Hypothesis ［J］. *Journal of Econometrics*，1996（71）：161 – 173.

［222］Carlina G.，Mills L. Are U. S. Regional Income Converging? A time series analysis ［J］. *Journal of Monetary Econmics*，1993（32）：335 – 346.

［223］Castro – Leal F.，Dayton J.，Demery L. et al. Public Spending on Health Care in Africa：Do the Poor Benefit? ［J］. *Bulletin of the World Health Organization*，2000，78（1）：66 – 74.

［224］Cooper R. N.. Imagine There's No Country：Poverty，Inequality and Growth in the Era of Globalization by Surjit S. Bhalla ［J］. *General Information*，2002，55（12）：55 – 81.

［225］D. Bergvall，C. Charbit，D. J. Kraan，O. Merk，Intergovernmental Transfers and Decentralised Public Spending ［J］. *OECD Journal of Budgeting*，2006，5（4）：111 – 158.

［226］Dollar，David，Kraay，Aart. Growth is Good for the Poor ［J］. *Social Science Electronic Publishing*，2000，7（3）：195 – 225.

［227］Dor A.，Gertler P.，Gaag J. V. D. Non-price Rationing and the Choice of Medical Care Providers in Rural Cote Reservoir ［J］. *Journal of Health Economics*，1987，6（4）：291 – 304.

［228］Geert Jennes. Has Belgian Fiscal Decentralization Reduced the Size of Government and the Budget Deficit? ［J］. *Vlaans Instituut voor Economie en Samenleving Discussing Paper*，2014，（11）：324 – 349.

［229］Hay A. M. Concepts of Equity，Fairness and Justice in Geographical Studies

[J]. *Transactions of the Institute of British Geographers*, 1995, 20 (4): 500 – 508.

[230] Hsiao, William C. L. The Chinese Health Care System: Lessons for Other Nations [J]. *Social Science and Medicine*, 1995, 41 (8): 1047 – 1055.

[231] Humphries H. , Doorslaer E. V. . Income-related Health Inequality in Canada [J]. *Social Science & Medicine*, 2000, 50 (5): 663 – 671.

[232] John Boyle, David Jacobs. The Intacity Distribution of Services: A Multivariate Analysis [J]. *The American Political Science Review*, 1982, 76 (2): 371 – 379.

[233] Keppel K. G. , Pearcy J. N. , Wagener D. K. . Trends in racial and ethnic-specific rates for the health status indicators: United States1990 – 1998 [J]. *Healthy People Statistical Notes*, 2002, 22 (23): 102 – 121.

[234] Kraay A. . When is Growth Pro-poor? Evidence from a Panel of Countries [J]. *Journal of Development Economics*, 2006, 80 (1): 210 – 227.

[235] Krishnasamy G. E. . Musa Hammed Productivity Growth Analysis in OECD Countries: Application of Meta Frontier Functions [J]. *Journal of the Korean Economy*, 2009 (10): 225 – 244.

[236] Lairson D. , Hindson P. and Hauquitz A. . Equity of Health Care in Australia [J]. *Social Science Medicine*, 1995, 41 (4): 475 – 482.

[237] Le Grand J. . Inequalities in Health: Some International Comparisons [J]. *European Economic Review*, 1987, 31 (1): 182 – 191.

[238] Lewis A. . Economic Development with Unlimited Supplies of Labour [J]. *The Manchester School of Economic and Social Studies*, 1954, 22 (2): 139 – 191.

[239] Matawie K. M. , Assaf A. A Meta Frontier Model to Assess Regional Efficiency Differences [J]. *Journal of Modelling in Management*, 2008 (3): 268 – 276.

[240] Mclafferty S. . Urban Structure and Geographical Access to Public Services [J]. *Annals of the Association of American Geographers*, 2015, 72 (3): 347 – 354.

[241] Mtei G. , Makawia S. , Ally M. et al. . Who Pays and Who Benefits from Health Care An Assessment of Equity in Health Care Financing and Benefit Distribution in Tanzania [J]. *Health Policy and Planning*, 2012, (27): 23 – 34.

[242] Nelson M. A. Decentralization of the Sub-national Public Sector: an Empirical Analysis of the Determinants of Local Government Structure in Metropolitan Areas in the U. S. [J]. *Southern Economics Journal*, 1990 (2): 443 – 457.

[243] Norman Daniels. *Just Health Care* [M]. New York: Cambridge University Press, 1985.

［244］Pannarunothai S. , Mills A. . The Poor Pay More：Health-related Inequality in Thailand ［J］. *Social Science & Medicine*, 1997, 44 (12)：1781 – 1790.

［245］Patrick Francois. Public Service Motivation' as An Argument for Government Provision ［J］. *Journal of Public Economics*, 2000 (78)：275 – 299.

［246］P. Egger, M. Koethenbuerger, M. Smart, Do Fiscal Transfers Alleviate Business Tax Competition? Evidence from Germany ［J］. *Journal of Public Economics*, 2010, 94 (3)：235 – 246.

［247］Powell M. , Boyne G. . The Spatial Strategy of Equality and the Spatial Division of Welfare ［J］. *Social Policy & Administration*, 2002, 35 (2)：181 – 194.

［248］Psacharopoulos G. Unequal Access to Education and Income Distribution ［J］. *De Economist*, 1977, 125 (3)：383 – 392.

［249］Raffaele Fargnoli. Austria's Fiscal Rules：Climbing the Mountain Towards Effective Fiscal Relations ［J］. *ECFIN Country Focus*, 2014, 1 (11)：164 – 178.

［250］Ravallion M. . Growth, Inequality, and Poverty：Looking beyond Averages ［J］. *Policy Research Working Paper Series*, 2001, 29 (11)：1803 – 1815.

［251］R. Levaggi, Decentralized Budgeting Procedures for Public Expenditure ［J］. *Public Finance Revile*, 2002, 30 (4)：273 – 295.

［252］Robin W. Boadway, A. R. Paul, Hobson Mochida, Nobuki, Fiscal Equalization in Japan：Assessment and Suggestions ［J］. *The Society of Economics*, 2001, 66 (4)：24 – 57.

［253］R. W. Boadway, F. R. Flatters, Efficiency and Equalization Payments in a Federal System of Government：A Synthesis and Extention of Recent Results ［J］. *Canadian Journal of Economics*, 1982, 15 (4)：613 – 633.

［254］Salmon, L. M. *Partners in Pubic Service：The Scope and Theory of Government—Nonprofit Relations* ［M］. New Haven：Yale University Press, 1987.

［255］Sheret M. Evaluation Studies Equality Trends and Comparisons for the Education System of Papua New Guinea ［J］. *Studies in Educational Evaluation*, 1988, 14 (1)：91 – 111.

［256］Son H. H. , Kakwani N. . Global Estimates of Pro – Poor Growth ［J］. *World Development*, 2008, 36 (6)：1048 – 1066.

［257］Stephen Morris, Matthew Sutton, Hugh Gravelle. Inequity and Ine-quality in the Use of Health Care in England：An Empirical Investigation ［J］. *Social Science & Medicine*, 2005, 60 (6)：1251 – 1266.

［258］Tsui K. Y. Local Tax System, Intergovernmental Transfers and China Local Fiscal Disparities ［J］. *Journal of Comparative Economics*, 2005, 33 (1): 173 – 196.

［259］Van Doorslaer E. , Wagstaff A. , Bleichrodt H. et al. . Income-related Inequalities in Health: Some International Comparisons ［J］. *Journal of Health Economics*, 1997, 16 (1): 93 – 112.

［260］Vernon Henderson. Urbanization in Developing Countries ［J］. *The World Bank Research Observer*, 2002, 33 (1): 89 – 114.

［261］Violeta Ruiz Almendral. Sharing Taxes and Sharing the Deficit in Spanish Fiscal Federalis ［J］. *Journal of Tax Reserach*, 2012, 10 (1): 803 – 1815.

［262］Wagstaff A. , Van D. E. , Van d B. H. et al. . Equity in the Finance of Health Care: Some International Comparisons ［J］. *Journal of Health Economics*, 2000, 19 (5): 553.

［263］Warner M. , Hefetz A. . Applying Market Solutions to Public Services: An Assessment of Efficiency, Equity, and Voice ［J］. *Urban Affairs Review*, 2016, 38 (1): 70 – 89.

后　　记

　　本书是国家社会科学基金项目"基本医疗卫生服务均等化：减贫效应及实现路径"（项目编号：16BJL106）和福建省高等学校新世纪优秀人才支持计划项目"福建省医疗卫生服务均等化减贫效应及实现路径研究"〔（闽教科〔2018〕47号）〕的最终研究成果。在课题研究和本书撰写过程中，课题组成员付出了艰辛的努力。在此谨向薛靖、朱鹏颐、杨飞龙、陈煌鑫、黄浩、张丽钦、林航、周文静、张霖、吴凡等表示感谢。

　　本书由邹文杰教授负责研究思路、研究框架以及统筹工作，课题组成员参与写作。具体分工如下：导言，邹文杰；第一章，邹文杰、薛靖；第二章，邹文杰、陈煌鑫；第三章，邹文杰、林航；第四章，邹文杰、张丽钦；第五章，邹文杰、黄浩；第六章，薛靖、陈煌鑫；第七章，邹文杰、张霖；第八章，邹文杰、吴凡。感谢福建师范大学经济学院和经济科学出版社对本书出版的大力支持！

邹文杰

2021 年 2 月 1 日